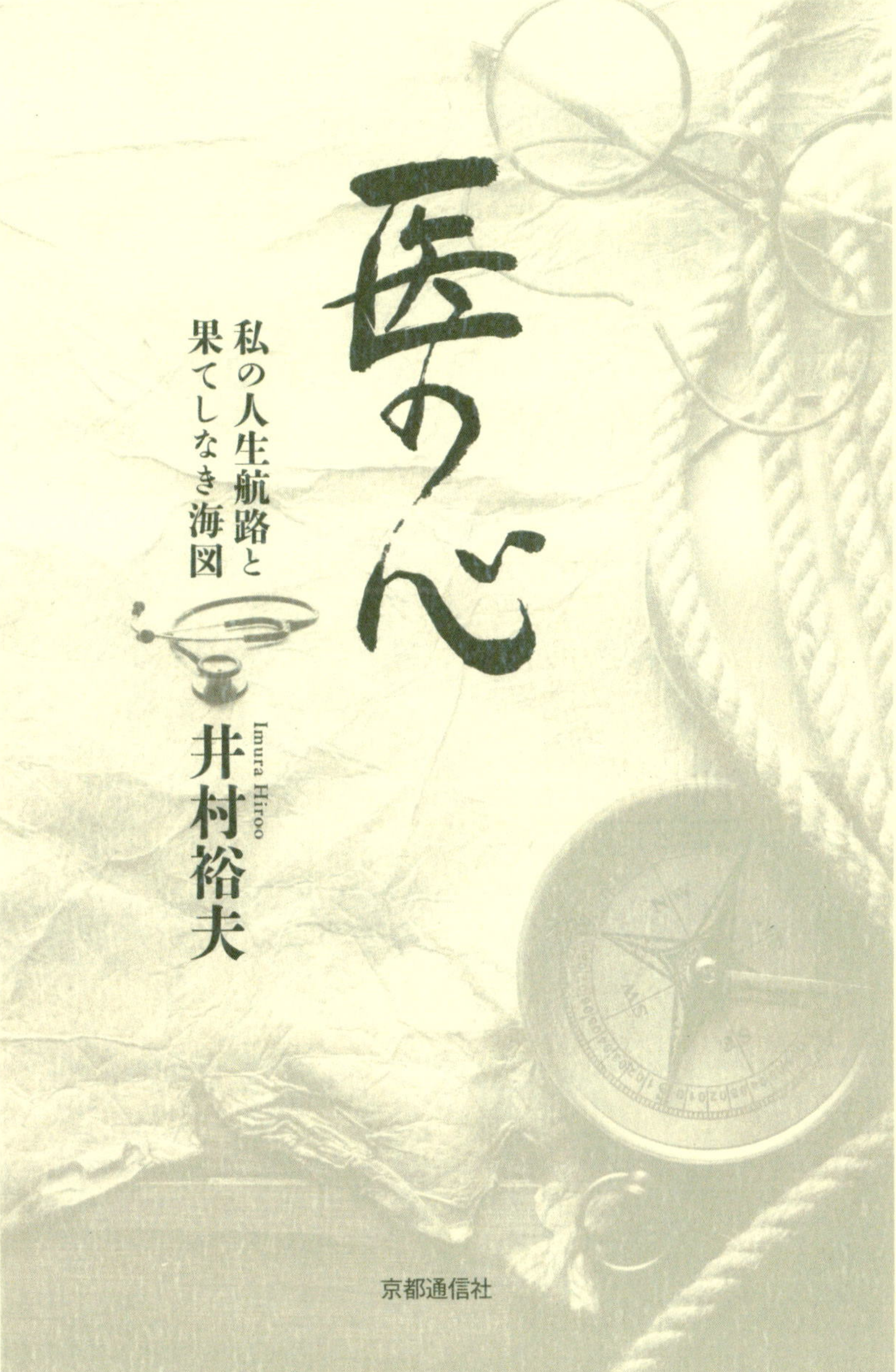

医の心

私の人生航路と果てしなき海図

井村裕夫
Imura Hiroo

京都通信社

はじめに

生命は、生物が生きていく本源とも言うべきもので、それには外から物質を取り込み代謝すること、子孫を残すことという生物学的定義がある。その生命を「いのち」と言い換えると、日本語では少し異なったニュアンスが浮かび上がってくる。

私は医師として多くの人の生死に関わってきたが、常に「いのち」の重さを感じてきたように思う。生命と呼ぶ一般的なものでなく、「いのち」には一人ひとりにとってかけがえのない人生の重みを感じたからである。

「いのち」という言葉を使うと、またそこには美しさ、いとおしさ、たくましさなどを感じる。路傍の小さな花の可憐さ、寒風をついて咲く梅の花の厳しい美しさと強さは、やはり「いのち」への特別な気持ちから生まれるものであろう。

本書の第一部、「いのちの断章」は、晩年を迎えた私が「生命」と「いのち」について考えたことを、思いつくままに書き綴ったものである。医学のなかにある科学的側面「生命」と、人間的な側面「いのち」について、そしてまた日常生活のなかで感じるさまざまな生物の「生命」あるいは「いのち」について、感じたことを思いつくままに書いたものである。

とはいえ、「生命」と「いのち」は、本来同じものであるので、本書のなかでも必ずしも正確に使い分けていないところもあるかもしれない。

こうした日常の心象風景の他に、いまは故人となった先輩、友人たちの忘れがたい思い出も書き綴った。これは「いのち」という観点から、人生で出会った忘れがたい人びとへのオマージュとして取り上げたものであるが、次の第三部につながるものでもある。

第二部は、私が歩んだ道を履歴書風に書いたものである。人生を船旅にたとえるなら、辿った跡はやがて消え去る、か細いひとすじの航跡である。それを書くことにどれだけの意味があるかわからないが、私を育て、支えてくれた多くの人たち、家族、先輩、友人、共同研究者、仕事上のたくさんの同僚などへの感謝の気持ちを伝えたいという側面もあった。こうして書いてみると、じつに多くの人たちの支援を受けたことによっていろいろな仕事ができたことを実感させられる。そうした一人ひとりのご支援に心から感謝したい。

本来は二部までで終わるつもりであったが、熱心な編集者の奨めで、座談会の記事、出版した書籍の概要、私の年譜、日本内分泌学会九〇周年記念式典での講演要旨なども含むこととなった。少し奇妙なオムニバスになってしまったが、このことが本書の特徴でもあるし、同時に私の人生のまとめにふさわしいのかもしれない。

第二部　私の医歴書　ひとすじの航跡

第三部　仲間たちと語りあう　「人生一〇〇年時代」にむけて

第一部

いのちの断章

- おもいつくままに
- 忘れ得ぬ人たち

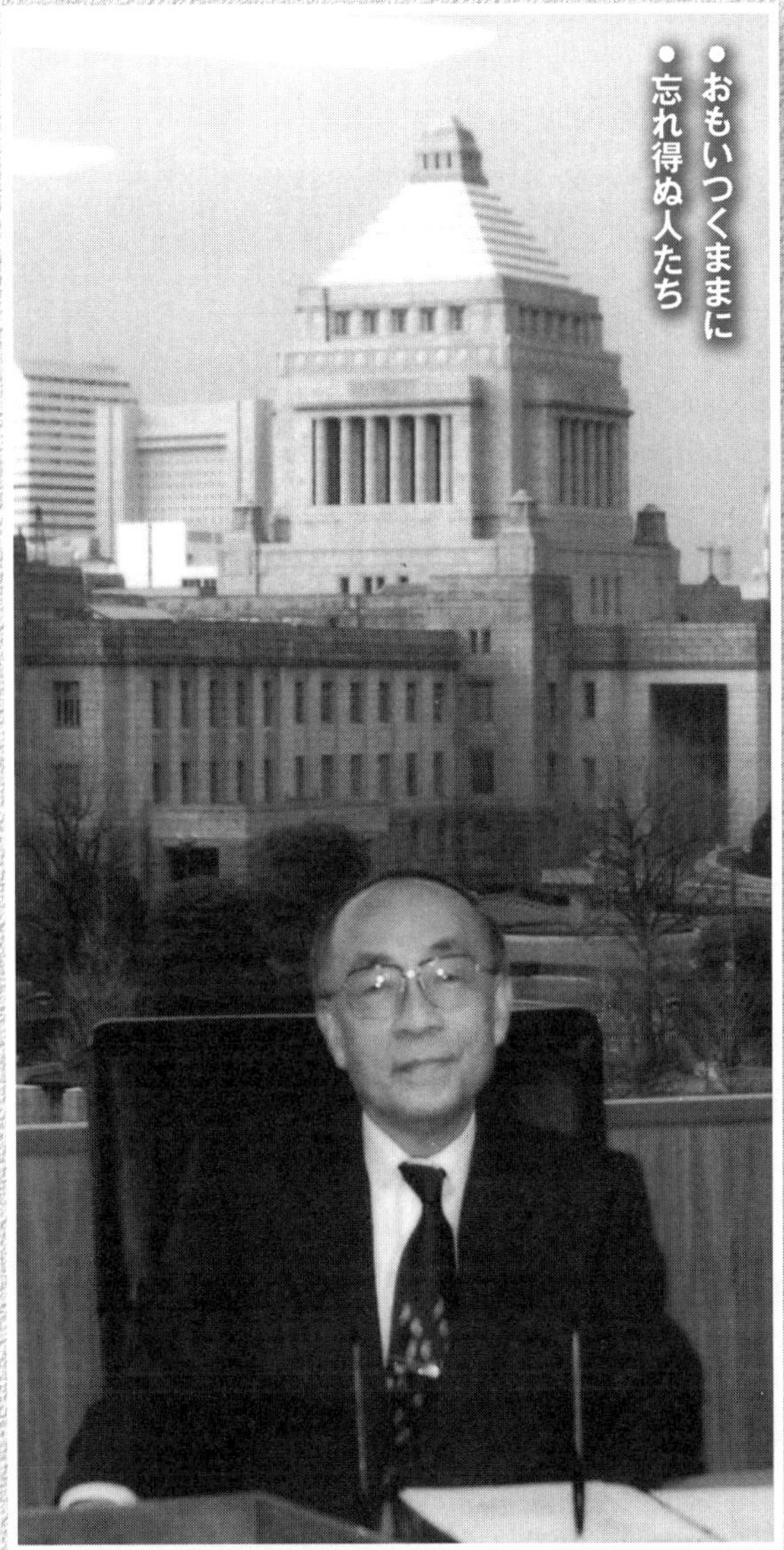

総合科学技術会議の議員を務めていたころ

おもいつくままに

思い起こしてみると、ずいぶん忙しい生活を送ってきたと思う。大学の臨床医学の教室では、教育、研究、そして診療をしなければならない。大学における診療は、理念としては教育と研究のためであるが、医療を求めてこられる患者さんには、医師として最高の医療を提供することが求められる。それらのどの一つをとってもたいへんであって、当然一人でできることではない。

したがって大学では講座制や診療科制を採用し、組織として教育、研究、診療を実施する体制がとられている。アメリカでは、小さな単位が集まって内科学、外科学などの教室が構成される、フラットな組織である。しかし、ドイツに学んで造られた日本の大学の講座制は、ヒエラルヒーがあって、講座主任がすべての責任を負わねばならない。私も内科教授を務めているころには、研究生も含めると一〇〇人くらいの組織であった。したがって、講座の管理運営もまた骨の折れる仕事であった。研究を終えた人たちの留学や就職の世話もしなければならなかったし、病院の人事の相談にも乗らないといけなかった。

そのうえ、学内の委員会、学外の政府などの委員会、日本国内だけでなく国際学会の役職なども、かなり大きな負担であった。不器用な私には、趣味を持ったり、ゆっくりと旅行を楽しんだりする余裕はなく、仕事一筋で働き続けてきたと言える。

そんな私に転機が訪れたのは、一九九一年のことであった。思いがけなく京都大学の総長に選ばれて、現場を離れることになってしまったのである。それもまたきわめて忙しい仕事であったが、教室員の研究指導がなくなって、その面では少し楽になった。その後も総合科学技術会議の議員などの公職が続いたが、時間の余裕ができたときに、現役の時代には原著論文と教科書以外の文章を書いたことはほとんどなかった私が、やや一般向けの本を何冊か出版した。

第二九回日本医学会総会の会頭を務め終えた二〇一五年、長年務めた神戸医療産業都市のための先端医療振興財団の理事長職からも身を引いた。まだいくつも公職は残っているが、少し落ち着いて読書をしたり、考えたりする時間が生まれた。といってもあまり教養もなく、読書家でもない私が考えることは、医学についてか、医学が対象とする「いのち」についてである。ここ一、二年の間に思いついたことを、順序も不同で書いてみたい。

現代医学が獲得したもの、失ったもの

日本医学会総会の開催にあたってプログラム委員会を組織し、なにを取り上げるべきかを委員の人たちと議論した。それを聞きながら、私はあらためて、ここ半世紀ほどの間の医学の目覚ま

しい進歩に感嘆せざるを得なかった。六〇年前、私が医師になったころは、聴診器、簡単なレントゲン検査、若干の血液検査の結果、それに病歴や身体所見から診断せざるを得ない時代であった。当然、問診は丁寧になり、わずかな身体所見も見落とすまいと注意深く診察した。当時は、慢性腎不全（尿毒症）や白血病など、まったくといってよいほど治療法のない病気も少なくなかった。それでもしばしば病床を訪れ、病む人と言葉を交わすのが医師の務めであった。

それから半世紀余りの間に、ヒトゲノムが解読され、人体を構成する細胞の機能の理解も深まり、病気の成立機構が徐々に解明され、その診断・治療への応用も飛躍的に発展した。ＣＴやＭＲＩ等の画像診断や内視鏡などの技術も進歩して高度なものとなった。体内で起こっている病変を形態的にとらえるだけでなく、機能的な変化を知ることも、ある程度できるようになった。病気の診断の精度もはるかに高くなったのである。

薬物、細胞を用いる再生医療、臓器や組織の移植手術などの治療も発展し、確実性を増してきた。このような知識と技術の進歩に併行して医学の専門分化が進み、カテーテルを使った介入（インターベンション）治療や内視鏡手術などの高度の専門技術者が登場することとなった。半世紀前と比べると、診断も治療もはるかに精度の高いものとなり、その内容も複雑となった。

しかし、人は体と心を持った存在である。もちろん動物にも心はあるが、大きい脳を発展させ、言語、学問、芸術などを生み出した人の心は広いディメンジョンを持っており、その内容は現代の技術をもってしても計り知ることはできない。いきおい医師は、客観的にデータの出せる体に関心をもち、とらまえることが難しい心を軽視してしまう傾向になる。そこに現代医学の一つの重要な問題点がある。

診断の結果、問題がない場合はよいが、深刻な病気がある場合に、そのことをどのように伝えるか、そして患者をどのように支えるか、これは決して容易なことではない。とくに不治の病があるとき、それでも最後まで治療を続けるか、それとも苦痛を緩和しながら安らかに最期の時を迎えてもらうかは、きわめて難しい選択となる。医学が単なる科学ではなく、アート（技術）であると言われるゆえんはここにある。医師の側に、「医の心」とでもいうべき、真摯で温かい態度が求められるからである。科学としての医学が進み、すぐれた技術が活用できるようになればなるほど、医師と患者との間隔が遠のいてしまう傾向があることに、医療関係者は注意しなければならない。

日本医学会総会は、こうした医学の進歩を概観するとともに、進歩の結果生じた問題を議論する会合である。一九〇二年（明治三五）に連合医学会として発足してから四年に一度ずつ開催されている、世界にあまり例のないユニークで大きな学会である。

私が会頭を務めた第二九回は、「医学」、「医療」、「きずな」と大きく三分野に分け、とくにきずなの分野には一般の方にも参加してもらって議論した。医療従事者と受診する人たちとの相互理解、心の交流なしに、これからの医療は成り立たないと考えたからである。同じように、医学、薬学、看護学の学生には開催までの三年間にわたっていくつかのテーマについて議論してもらい、その成果を発表してもらったが、たいへん好評であった。「医の心」を大切にする若い医療者が育ってほしいと願っている。

生老病死と医学——生を中心に

「生老病死」は仏教の用語で、人生の四つの「苦」を表す言葉である。苦といっても本来は苦しみではなく、「人生において避けがたいこと」の意味であるらしい。医学はそのすべてに関わっており、しかも医学の進歩は生老病死のすべてを変容させている。最近は、分娩時の麻酔事故が問題となっているので、まずは生から少し考えてみたい。

人生の始まり、かつてのそれは出産であった。出産、それは新しいいのちがこの世に生まれる厳粛で感動的な一瞬である。産声ほど、人に感動と喜びをもたらすものはないであろう。出産には事故が起こることもあるだけに、それは母親にも周囲の人たちにも、安堵の気持ちをもたらすものである。第二次世界大戦の終わりころまで、お産はそのほとんどが自宅で、産婆の手によってなされてきた。それだけに出産時の事故による死亡も、かなり多かったと考えられる。

「しゃぼん玉 飛んだ 屋根まで飛んだ 屋根まで飛んで こわれて消えた しゃぼん玉消えた 飛ばずに 消えた 生まれてすぐに 飛ばずに消えた 風 風 吹くな しゃぼん玉 飛ばそ」。この童謡は、生まれて間もなく亡くなった娘への、野口雨情の鎮魂の歌である。そのころは、「飛ばずに消えたしゃぼん玉」が、かなりあったのである。

一九四七年には、当時の進駐軍の指導のもと、「保健婦助産婦看護婦令」が施行され、出産は産科医の監督下に置かれるようになり、病院での分娩が急速に増加した。これによって出産時の事故は減少したが、別の問題も生じている。安全を重視するあまりの帝王切開の増加、陣痛促進剤の過度の使用、麻酔の導入による無痛分娩の増加などである。

分娩は、たしかに産婦には大きな苦痛をもたらすものである。しかし、それによって母親の子どもへの愛がより深いものになるし、生まれたばかりの子どもに添い寝することによって、その愛はいっそう強くなると考えられる。自然分娩で産道を通ることが、子どもにどのような影響をもたらすのか、それはまだよくわっていない。それでも最近は、子どもの腸内細菌の種類が、帝王切開の場合と自然分娩の場合とでは異なることが明らかになって注目されている。そのほか心理的な影響もあるという意見もあるが、それはこれから検討すべき課題である。麻酔による無痛分娩も現在は世界で拡がりつつあるが、同様の視点からの研究が必要であろう。

「人生の始まりは出産である」と長い間考えられてきた。しかし現在では、理論的には「生命は受精とともに始まる」と言えるし、その後の発生の過程もかなりの程度明らかになっている。約四〇週にわたる胎児期の発達過程も、画像診断やその他の方法によって、人においても観察が可能となった。従来の概念では出生とともに始まった生の医学は、胎生期までを含むことになったのである。例えば不妊の場合、従来は神仏に祈るほか方法はなかった。しかし現在では体外授精、あるいは顕微鏡下で精子を卵子に入れる顕微授精が一定の割合で成功するようになった。

現在の日本では、二一人に一人が体外受精によって生まれている。不妊のカップルにとって、大きな福音であることに疑いはない。しかしこれにともなって、さまざまな難しい問題が起こっていることも事実である。例えば体外受精の場合、ある程度多くの受精卵を作って保存し、成功しなかった場合には保存していた受精卵を使えるようにしている。もし授精が生の始まりなら、不要になった受精卵をどうするのか、それを胚性幹細胞の研究や再生医療に使うことに問題はないのか、などである。

また、体外受精の方法を使って、染色体異常や先天異常のある受精卵を排除することに倫理的な問題はないのか、異常な遺伝子をゲノム編集などの技術を用いて修正することに問題はないかなどの疑問も起こっている。科学の進歩はとどまるところを知らない。

しかし、医学は総合的な人間の科学であり、倫理や社会の立場から判断しなければならない。現在生きている人だけでなく、将来の人類の幸福をも考えねばならない。科学が進めば進むほど、医学は難しい判断を迫られることになると言えよう。これは「生老病死」のすべてに共通する問題で、医学にはより広い視野のもとで科学の成果を取り込む慎重さが求められる。

進化医学は役に立たないのか

医学は、人の病気の成因を明らかにし、診断、治療、予防法を確立することを目的としている。したがって、最終的には人を対象とする研究が必要であるが、言うまでもなく、いきなりそれを人で実施することはできない。そこで多くの場合、まず動物で研究を行い、そのうえで人での研究に入ることになる。当然のことながら、ヒトに近い動物としてラット、マウス、ウサギなどの哺乳動物が選ばれることが多い。哺乳動物以外の動物が医学研究の対象になることは、比較的まれである。したがって私自身、長い研究生活のなかで、哺乳動物以外の生物には、まったくといってよいほど関心を寄せてこなかった。

そんな私に変化が起こったのは、一九九五年のことであった。それはアメリカへ出張したときのことであった。サンフランシスコの空港で少し待ち時間があったので、本屋に入って科学のコーナーに行ってみると、『エボリューショナリー・メディスン《“Evolutionary Medicine”》』という本が、眼にとまった。題名は直訳すれば進化医学であるが、それが医学のどのような分野なのかと少し怪訝に思って本を手にとると、それはM・ラッペ《Marc Lappé》という方が書かれたもので、病気の成因や治療を生命進化の立場から考えなおしてみようという趣旨の本であった。さっそく一部購入し、その旅行の間、機中でだいたい読んでしまった。

「目からうろこが落ちる」というのはこういうことか、これが読後の私がまずいだいた感想である。特別に新しいことが書かれていたわけではない。これまでとは違った窓から、病気の本態を覗き込んでみようという試みであった。当時はとくにエイズをはじめ、新興再興感染症が問題になっていたころであったので、感染症やアレルギーに多くのページが割かれていた。しかし、進化の視点から考えるという切り口は新鮮であった。

当時の私は京都大学の総長を務めていて、かなり多忙な日々を送っていた。それでも、この本を契機として、進化医学という新しい分野の動向には、ある程度関心をもち続けることができた。そして、一九八〇年代から精神科医であるR・M・ネッシ《Randolph M. Nesse》と進化生物学者であるG・C・ウィリアムズ《George C. Williams》が共同研究を始め、C・R・ダーウィン《Charles R. Darwin》の自然選択の原理を導入して人間の病気や行動を理解しようとするダーウィン医学の重要性を提唱していることを知った。間もなく二人の著書、『エボリューション・アンド・ヒーリング――ザ・ニュー・サイエンス・オブ・ダーウィニアン・メディスン』《“Evolution and Healing: The New Science of Darwinian Medicine”》（一九九五）を入手することができた。この本ではラッペさんの本よりも少し幅広く病気を取り上げて、進化生物学の立場から論じていた。そしてこの二人が中心となって、人間行動進化学会《Human Behavior and Evolution Society》が発足していることも知った。

一九九八年に京都大学を退官してから、時間に少し余裕ができたので、この分野の進歩をできるだけ多くの人に知ってもらおうと私は、『人はなぜ病気になるのか——進化医学の視点』という本を上梓した。進化生物学の進歩は著しく、その成果が病気の成因理解を深めるうえで役立っていることを知ってほしいと考えたからである。ところが、この本を出した後になって、先に述べたネッシとウィリアムズの本は英国版の題名で、アメリカで出版された同じ本の題名は『人はなぜ病気になるのか』《“Why We Get Sick”》であることを知った。はからずも私は同じ題名を使ってしまったことになる。

間もなくマスコミの人から、「進化医学によってどんな新しい治療法が生まれたのか」、「進化医学は現代の医学にとって代わるものか」、などという質問を受けて戸惑ってしまった。進化の視点から見れば、人になぜ病気が多いのか、なぜ感染症を克服できないのか、なぜ糖尿病が増え続けているのか、そういうことをよりよく理解し、対策に役立てることができる。しかし、「日常の医療に直接役立つものではない」。そう答えると、とたんに興味を失ってしまったようである。

どうもわが国では、科学的な興味よりも、現実的な利益が優先するらしい。しかし進化医学は、病気のより深い理解のみでなく、医学研究の未来を考えるうえで役立つことがある。例えば、がん細胞はなぜ正常細胞を圧迫してまで増殖するのか、化学療法でいったん発育を抑えてもなぜ再発するのか。このことを進化医学の立場から理解しようとする最近の動きがその例である。新しいがん治療の戦略も、そこから考えていこうという提案もなされている。医学には、まだ我々が気づいていない意外な視点があるように思う。

不思議な、しかし精巧な人体の構造と機能

医学部に入学した学生は、まず正常な人体の構造と機能を学ぶ。そして、人体はきわめて精巧に作られており、また微妙な調節の仕組みを持っていることに驚く。まさに神が創ったとしか考えようがないほど、その構造とはたらきは精妙である。しかし間もなく動物実験で、マウスもラットも、基本的にはきわめてよく似た体の構造と機能を持っていることを知る。したがってそれらは、神ではなくて自然が造形したものであることを理解する。

しかし、自然がどのようにしてこれだけ精巧な機械、あるいは機械以上の機能をそなえた有機体を作ることができたのか。これに答えるのはやはり進化生物学しかないであろう。

生物は、自分と同じ個体をコピーして、いのちを次の世代につないでいく。このとき遺伝子の全体、ゲノムが複製されるが、この複製は完ぺきなものではなくてミスが入る。このミスによって、同じ種であっても個体によってゲノムに微妙な相違が生じる。この多様性こそが、一つの種

が環境の激変に際しても、いのちをつないでこれた秘密である。

多くの個体が死に絶えても、環境の変化に強い一部の個体が生き残ることができれば、種の滅亡は避けられる。環境の変化こそが、精妙な構造と機能をそなえた個体を作り上げた造物主であったのである。

それにしても、これだけ巧妙に仕組まれた体を作るのには、きわめて長い時間を要したはずである。私たちの脳が感じることのできる時間、それを生物学的な体感時間と呼んでよいかもしれないが、せいぜい数百年というところであろう。一〇〇〇万年となると、ちょっと想像できないほどの長い時間である。ところが、生物は三五億年以上も命をつないでいるのである。この時間はまったくもって想像できないほど長い。

しかし、すべてを時間だけで説明することはできないであろう。もう一つ重要なのは、途方もなく大きい自然選択の圧力である。三五億年ほどの間には、地球全体がほぼ完全に凍結した全球凍結が、少なくとも二回はあったと言われている。巨大隕石の衝突、酸素濃度の変化、巨大地震など、環境の激変が何度も起こっていることも確実である。それらが選択圧となってはじめて、精妙な生物の体が形づくられたと考えられる。我々の遠い祖先は、想像すらできない過酷な自然のもとで、懸命にいのちをつないできたわけである。

それなのに、なぜ人には病気が多いのであろうか。これを考えることは、進化医学の一つの命題である。こういうときによく使われるのが、「進化はデザイナーではなく、修理屋である」という言葉である。我々の精妙な体は、修理を重ねることによって、あるいは建て増しすることによって形成されたもので、はじめからデザインされたものではない。したがって、どうしても無理があるという論理である。

例えば、呼吸のための気道と食物の通り道とは、咽頭の下部で交差しており、これが誤嚥《ごえん》の原因となる。生物が地上に進出して肺を作るとき、魚類の時代の浮袋を使ったためだと考えられる。そこで、食物を気道に入れないように、喉頭に蓋をする反射が形成された。ところが、この反射は高齢者では低下し、誤嚥が起こりやすくなる。私自身も歳をとってきたので、このことを痛切に経験している。高齢者の死因として、肺炎が多い理由の一つともなっている。

いま一つは、人が短期間で生活環境を一変させたことである。豊富な食物、運動しないですむ車を多くの人が手に入れたのは、日本ではたかだか四、五〇年前のことである。現生人類がアフリカで生まれたと考えられる二〇万年前を一日の午前〇時とすると、この四、五〇年は二四時間の〇・一秒にも相当しない短い期間である。哺乳動物が出現した時点から計算すると、時間で表すことすらできないほどである。

人類は文明を発展させることによって、多くの病気を増やしてきた。そして、今後も生み出すであろうことは確実である。

つながるいのち、つながらないいのち

あるテレビの番組で、カナダを流れる川でのサケの産卵のようすを見て、驚くと同時に感銘を受けた。その年は干ばつが続いて川の水量が少なく、産卵のために途中の湖まで戻ってきた鮭がなかなか遡上できなかった。ようやく少し雨が降ると、少ない水量にもかかわらず鮭の群れがいっせいに川を上り始めた。体の半分くらいが水面から出ており、かなり困難な遡上であった。そして産卵の場所づくりのため、尾びれも胸びれもボロボロになりながら、いっせいに産卵し、親サケのいのちは絶えた。いのちを次の世代に懸命につなごうとする、生き物の感動的な情景であった。

自らの体を傷つけてまで、いのちをつなごうとするこの行動がどのようにして生まれたのであろうか。それはおそらく、脳の中に先天的にプログラムされた本能的なものと考えられる。そうしたプログラムをそなえた個体が生殖に成功し、それがしだいに集団の間に拡がったと理解できる。しかし、いのちをつないでいこうとする行動は、脳のない植物でも、単細胞生物でも認められる。果たしてそれらの習性は、どのように遺伝子の中に組み込まれているのであろうか。

生命がこの地球上にいつ、どのようにして生まれたのかは明らかになっていない。それは三八億年くらい前に生まれた原始生命体に始まっていると考えられる。そして現在の地球上の生命体は、すべてその子孫であることは確実である。なぜなら細菌から人間まで、遺伝子の構造と機能は原則的に同じであり、共通の仕組みでいのちを維持しているからである。私どもが、その祖先を次々と遡っていけば、最終的には原始生命体に行きつくはずである。三八億年ほど前に生まれた生命は、地球のさまざまな天変地異を乗り越えて、今日まで続いてきたわけである。

例えば地球全体がほぼ凍結するような気候の変化、小惑星の衝突、大陸の分裂移動などで、生命体の大絶滅が起こったことも確実である。それにもかかわらず、生き残った生命体が懸命に子孫を作り、環境に適応して進化してきた。生命には、それを次の世代へとつなごうとするきわめて強い意思のようなものがあるのではないかと思ってしまう。それはサケでも、細菌でも、そして人間でも、同じではないかと考えざるを得ない。

しかし最近、多くの国で、人のいのちのつながりに蔭りがみえている。晩婚化、未婚化が進み、出生率が低下して、わが国などは人口減少社会に入ってきたからである。これが起こった理由の一つは、避妊法が進歩して本能的な欲求の充足と子づくりとを分けることができるようになったことであろう。しかしそれ以外に、人類社会が大きく変貌して多様な生き方が可能になったこと、人生の目標が変わってきたこと、その結果として子育ての負担を重く感じるようになったこと、などの社会的・心理的要因も見逃すことができない。大きく進化した脳が、いのちをつないでいこうとする本能に変化を生じさせているのではないか、と気がかりになる。

二〇一五年現在、日本の生涯未婚率、つまり五〇歳で一度も結婚していない人の率は、男子で二四・二パーセント、女子で一四・九パーセントに達している。『厚生労働白書』では、それが二〇三五年には男子二九・〇パーセント、女子一九・二パーセントに達すると推計している。結婚という社会的な契約のようなものが失われつつあるのは欧米でも同じであるが、日本では未婚のまま子どもを持つことは少ない。結婚する率の低下は、そのまま少子化につながる。

長い生命進化の歴史、それはそのままいのちを懸命につないできた歴史であるが、それがなぜいま、多くの国でつながらなくなってきたのであろうか。生物のある種が衰亡するときは、必ず出生率が低下する。その理由はなんであるのか、まだ解明されていない研究すべき課題である。

生命体の誕生

いのちについて、もう少し書いておきたい。それはいのちを持つ生命体が、いつ、どのようにして始まったかということである。

最初の生命の痕跡は、グリーンランドの南端に近いイスアというところで見つかった。それは三七億五〇〇〇年くらい前の鉱石の炭素同位体比が生物の炭素同位体比と同じであることから、東北大学の研究者などによって推定されたものである。少し難しい話になるが、炭素には質量の異なる同位体^{12}C、^{13}C、^{14}Cがあり、生物ではその比に特徴があることから、なんらかの生物が存在したと推測されたのである。次いで三五億年前の岩石から、細胞と推定できる化石が発見された。このあたりが、現在考えられている生命体誕生の時期である。ところが、最近になってもう少し古いとする説も浮上してきた。東京大学を中心とする研究グループが、カナダのラブラドル半島で採取した三九億五〇〇〇年前の岩石から生物の体内に多い、もっとも軽い炭素の割合が高い世界最古とみられる生命の死骸の痕跡を発見したと、二〇一七年九月に発表したのである。

問題は、この生命体が地球上で誕生したのか、それとも宇宙から隕石に乗って地球にやってきたのかである。後者はパンスペルミア《Panspermia》説と呼ばれ、生命体は宇宙に広く存在していて、その芽胞が地球にやってきたと主張する。ちょっとSFのような学説である。現在、火星の探索が進んでいるが、火星には水が存在した痕跡が認められている。火星は重力が弱いので、隕石などが衝突すると生命体を含んだ火星の破片が飛び出して、それが地球に達したとする考え方も、ある程度は納得できる。

しかし多くの学者は、生命は地球上で生まれたと考えており、海底にある熱水の噴出孔の鉱物の表面が、生命誕生の場であるとする説が唱えられている。たしかに鉱物には多数の小室があり、それが細胞膜の形成を助けたのかもしれない。しかし、この考え方にも難点がある。それは熱水の噴出孔はかなり高温であることから、生命の根幹ともいうべき遺伝情報の担い手であるＲＮＡやＤＮＡが、とくに不安定なＲＮＡが存在したとは考えにくいからである。

この疑問に答えを出すためには、人工的に生命体を作らなければならない。この合成生物学というきわめて野心的な研究分野が、現在育ちつつある。果たして人の手で、生命を作ることができるのであろうか。現在はＤＮＡ鎖を合成し、これを既存の細菌に導入して発現させる段階である。これがどこまで進むのであろうか。

この問題に関連して、現在の知識ではまだ答えられない謎がある。その一つは、生命の誕生という出来事が、長い地球の歴史のなかでただ一度きりの出来事であったということである。現在地球上に生きている生命体は、細菌から人間まですべて共通の仕組みで、それぞれの体を構成している。遺伝情報がゲノムの上にあり、それがタンパク質に翻訳されて体を構成するという、いわゆるセントラル・ドグマである。このことは、生命の誕生が一回きりであったことを強く示唆している。もし、人の手で生命を作り出せるとしたら、長い地球の歴史のなかで、もっと違った原理に基づく生命体がなぜ生まれなかったのであろうかという疑問が生じる。

いま一つ理解できないことは、生命の連続性である。すでに述べたように動物でも植物でも、そして細菌でも、すべての生物は懸命になって子孫を作り、いのちをつないでいる。その強烈な意志のようなものは、どうして生まれたのであろうか。

いのちの不思議さを、つくづくと感じずにはいられない。

神の言語

一九八〇年代になって、遺伝子を構成している塩基配列を読むことができるようになり、ヒトゲノム全体を解読しようとする提案が科学者から出るようになった。キリスト教の創生神話では、神は自らの体に似せて人を造ったという。現在でも、まだこの教えを信奉している人たちがいる。

しかし科学の進歩によって、人も他の生物と同様に、長い進化の過程で造られたものであることは確実となった。そして生物の設計図がゲノムに書き込まれていることは、まずウイルス、細菌などのゲノムの解析によって明らかにされてきた。もし人のゲノムを解読できれば、人体の構造を理解し、病気の成因を明らかにできるに違いないと考えられるようになった。それはまさに、神の言語を読み解くことであると言ってもよかった。

しかし、一九八〇年代の技術では、これはアポロ計画に匹敵するほどの大事業であると予想されていた。一九八八年のことであったと思う。当時、先進七か国の科学技術と生命倫理に関する会合が毎年一回あり、その年はローマで開催された。そのときのテーマはヒトゲノムの解読で、私は臨床の立場から議論することを政府から求められて出席した。

そのときに特別講演をしたのが、いまは古典的な方法となってしまったが、ＤＮＡの塩基を解読するマクサム・ギルバート《Maxam-Gilbert》法を開発し、一九八〇年にノーベル賞を受賞したＷ・ギルバート《Walter Gilbert》

であった。その席で、「世界各国が協力して研究すれば、ヒトゲノムの解読はいつごろまでに可能になると考えるか」という質問に、彼は、「早くて二〇一五年ころ、機能の解析には二一世紀末までかかるかもしれない」と答えた。それほどの大事業と考えられていたのである。

しかし、現実には二〇〇〇年にはドラフト（下書き）を明らかにでき、二〇〇三年に標準的なヒトゲノム配列が決定された。技術開発の速度は、半導体の「ムーアの法則」のように、その必要が高まればきわめて急速に進むものである。当時の私は総合科学技術会議の議員を務めていたので、時の総理大臣にゲノムとはなにかを講義したことを思い出す。「ついに我々は、神の言語を解読できるのだ」という、熱気のようなものが世界を覆っていた時代であった。

その少し前の一九九九年には、新しい千年紀を迎えるにあたって、当時の小渕恵三総理大臣から「ミレニアム・プロジェクト」を実施するため、その構想について当時の科学技術会議に意見を求められた。私は、検討中であったゲノム医学や再生医学、植物科学などの新しい研究センターの設立とともに、ゲノムと疾患感受性の解明を目指した「疾患遺伝子プロジェクト」と「イネゲノム・プロジェクト」を立ち上げることを提案し、採択された。

日本はいち早く「一塩基多型」（一つの塩基、例えばゲノムのアデニンがグアニンに置換された部位）を指標とし、その多型と病気との関連を調べる全ゲノム関連解析に挑むことになったのである。

しかし、当時の技術とヒトゲノムについての知識はともに十分ではなく、必ずしも短期間に期待したほどの成果を上げ得なかった。

その後、マイクロアレイを用いる技術が開発され、またヒトゲノムへの理解が進み、全世界でさまざまな疾患に関連する一塩基多型の厖大なデータが蓄積された。これは多数の一塩基多型を指標として、疾患と関連のある多型を見出すことができれば、その近傍に疾患遺伝子があるはずだという発想で計画された研究である。しかし、多くの疾患の遺伝について有力な多型が見出せず、「見つからない遺伝性《missing heritability》」という言葉が、よく用いられるようになった。神の言語の解読は、なかなか一筋縄ではいかないわけである。

考えてみれば、これは当然かもしれない。ヒトゲノムに存在する遺伝子の数は二万を少し超える程度で、ショウジョウバエや線虫とあまり変わらない。ヒトは限られた遺伝子を巧みに使って、きわめて複雑な体へと進化したわけである。ゲノムは「設計図」と考えてきたが、実は「建築材料のカタログ」であったのである。これをどのように使うのか、その使い方が神の言語としてゲノムにどこまで書かれているのか、それはまだわかっていない。

エピジェネティクス《epigenetics》と呼ばれる遺伝子の使い方の解明を目指す研究が、現在進みつつある。しかしエピジェネティクスはきわめて複雑な機構で、解明にはまだ時間がかかるであろう。神の言語には、まだまだ奥深いものがあるはずである。

生まれか育ちか

人とチンパンジーは、六〇〇万年ほど前に枝分かれした親戚である。しかしゲノムに違いがあって、その違いは二パーセント以下と小さいが、人からチンパンジーのような子どもが生まれることは決してない。それでは人の個人差はどうであろうか。背の高い人、低い人、運動の得意な人、そうでない人などが、どこまで遺伝子で決まるのか、環境の影響がどこまではたらくのか。言い換えれば、それは生まれか、育ちかの問題となる。

背の高さなど、かなりの程度が遺伝で決まる形質もある。それでも戦後経済が発展して、子どもの身長は高くなったことから考えると、環境の影響も小さくはない。頭の良さ、性格となるといっそう難しい。結局、形質によって程度に違いはあるが、遺伝と環境とが複雑にはたらきあって決まるものであると言えよう。

ヒトゲノムの解読作業とあい前後して、多くの生物のゲノムが解読され、ゲノムの上にある遺伝子のおよその数が明らかになった。単細胞生物の出芽酵母で五七七〇、線虫で一万九一〇〇ということがわかってくると、複雑な身体のヒトの遺伝子数に関心が移った。くわしいことは忘れたが、ある専門家の集まる国際学会で予測の投票をしたところ、四万から一〇万であろうという予測結果であったという記事を見たことがある。ところが、いざ解読が終わると、遺伝子の数は二万二〇〇〇程度で、線虫やトラフグとあまり変わりはない。進化の過程で、生物は遺伝子の数を増やすのではなく、その使い方を変えることによって生き残り、そしてヒトは大きな脳を発達させたのであろう。だからこそ、急に起こる環境の変化にも生物は対応できたと考えられる。

第二次世界大戦の末期、ナチスドイツ支配下のオランダできわめて厳しい飢餓が起こり、一万人以上の餓死者が出たとされている。オランダではこの飢餓の前後に生まれた子どもの追跡調査を現在も続けているが、飢餓のときに母親の体内にいた子どもが青年期になると統合失調症やパーソナリティ障害に罹患することが多いこと、さらに中年になると糖尿病、肥満、心筋梗塞になることが多いことが明らかになった。

イギリスでは、出生時の体重が小さい人に中年になってからの高血圧、心疾患などの多いことが、多数の人のデータから報告された。その後、多くの調査研究から、胎生期または生後の早期の環境が後年の健康に影響を及ぼすことは確実であると考えられるようになった。現在では、これはＤＯＨａＤ《Developmental Origin of Health and Disease》学説と呼ばれるようになった。ＤＯＨａＤを日本語に翻訳することは難しいが、人の健康と病気は、その人の発達の過程の影響を受けるという意味である。現在は国際学会もでき、専門の学術雑誌も刊行されている。

この学説からすると、日本の現状は憂慮すべき状態である。ここしばらく低体重出生児が増え続け、先進国のなかでもっとも多いからである。若い女性が容姿を気にしてダイエットすること、産科で出産を軽くするために体重増加を抑える傾向が強いこと、小さく産んで大きく育てるのがよいとする間違った考え方が続いていること、などが主要な原因であると私は考えていたが、どうもそれだけではないらしい。コンビニの発達などによって、簡単に食品が手に入ること、低収入の若い人が増えていること、栄養の知識が乏しいことなど、十分でバランスのよい食事がとれないことが主要な理由であるらしい。しかも、妊娠してもすぐには産科医を受診しない人もかなりあると聞いている。次の世代、ただでさえ少ない子どもたちをどのように育てるのか、我々は真剣に考えないといけない。結論は、「生まれも育ちも大切である」ということである。

子育て

私がアメリカに留学したのは一九六三年のことである。当時のアメリカでは、子どもの虐待が少なくなく、カンファレンスでよく問題になっていた。虐待があると発育が遅れるのはホルモン分泌の異常によるものかどうか、議論されたことを思い出す。そのときの私には、かわいい自分の子をなぜ虐待するのか、どうしても理解できなかった。

哺乳動物は一定期間の胎生期を経て子どもを産むが、子どもの数は一般に少ないので懸命に育てることになる。とくに母親は、授乳を通して子どもとの間に緊密な愛情関係を作り出す。下垂体から分泌されるホルモン、オキシトシンが重要な役割を演じていると考えられ、愛情ホルモンあるいは幸福ホルモンなどと呼ばれる。オキシトシンは授乳によって分泌が促進され、同時に脳にはたらいて母子のつながりを緊密なものにするのである。親子関係とくに母子関係は、生物学的にも裏付けされた強固なものなのである。

しかし他方では、社会性動物である人間では、子どもをしつけ、社会性を身につけさせる努力をしなければならない。それは時として、また文化によってきわめて厳しいものとなる。しつけと虐待とは紙一重の面もあって、かねてから虐待と言える状態も一定程度あったと考えられる。その実数がどの程度増えているかは、私にはわからない。マスコミの報道のせいもあるかもしれないが、おそらく増加しているのであろう。その理由の一つは、子育ての環境の変化である。

私がアメリカに行って驚いたのは、核家族化が徹底していることであった。親子がそれぞれ配偶者を失って同じ町に住んでいても、多くの場合は別居しており、その理由が当時の私には理解できなかった。それから五〇年を経て、日本でも核家族化が進んだし、離婚も増えて片親の世帯も多くなった。大家族だと父母や姉妹が子育てを助けてくれたり、親子間に緊張があっても、大家族が緩衝地帯になったりした。しかし、核家族あるいは片親の家族になると、だれも助ける人がいない。これは従来の人類が、あまり経験してこなかった状況であると考えられる。

人類の近い仲間であるチンパンジーやゴリラは、四年に一回くらい出産して子育てをする。これら霊長類に比べて脳が大きくなった人の赤ん坊は、より未熟な状態で生まれる。子育てはいっそう困難であるのに、二年に一回くらいの間隔で出産することが多い。森林を離れて危険の多いサバンナに出た人類は、より多くの子どもを作る必要があったのではないかと考えられる。

人だけに閉経という現象があるのは、「自らは出産をやめて孫の子育てを手伝うためであった」という説もある。いわゆる、祖母仮説《grandmother hypothesis》である。また祖母以外にも、多くの親戚が手伝ったのではないかとも考えられる。チンパンジーの研究で知られる京都大学の松沢哲郎博士によると、アフリカの狩猟採集民のなかには現在でも集団で子育てをする習慣のある人たちがいるという。両親だけでなく、周囲の支援によって子育てをしてきたなごりではなかろうか。それが急に変わってしまったことに、現在の問題があるのかもしれない。

いのちの乱舞――植物園の四季

私たちは晩年になって京都の下鴨に小さな家を建て、長年住み慣れた一乗寺から引っ越した。高齢の夫婦が住むためにバリアー・フリーにし、温度調節を重視した機能的な家とした。妻は風格のない家だと言って笑うが、私は気に入っている。住み心地もよいが、静謐な環境で、植物園に近いことも魅力だからである。

暇な時間があると、植物園の中を散歩することにしている。車も自転車も気にすることなく、ゆったりとした気分で四季折々の植物を楽しむことができる。ちょっと人の手が入り過ぎているが、それでも植物のたくましい息吹を感じることができる。

考えてみれば、植物の生の営みも、なかなか厳しいものがある。動くことができないので、種は落ちたその場所で懸命に適応して生きねばならない。十分な土がないこともあるし、水に恵まれないこともある。日陰を好む樹種であればよいが、そうでなければ光合成のための紫外線が不十分なこともある。そうした環境にも適応していのちをつないでいる植物を見ると、いじらしさとたくましさを感じてしまう。

一〇年余り前のことであるが、屋久島を訪ねたことがあった。老齢の屋久杉の木に、何種類もの寄生性の植物がとりついているのを見て、生存競争の激しさに驚いてしまった。他の植物と競合することも常であろう。なかには、木肌に巻きついて、屋久杉を絞め殺してしまう植物もあるという。動物の世界にも似た生存競争のおぞましさすら感じてしまった。

それに比べると、植物園の植物は幸せである。水は十分に与えられるし、養分などを分けあうことになる雑草も取り除かれる。日当たりにも配慮されているので、枝ぶりもよいものが多い。ちょっと過保護になり過ぎているかもしれないが、それだけに良家の子女のように素直である。

春になると梅が咲き、やがて何種類かの桜が美しさを競う。花壇の花が一斉に咲くと昆虫が集まり、鳥の鳴き声も聞こえるようになる。芝生では小さな子どもが戯れているし、結婚式の写真の前撮りのために盛装した新郎新婦が、花と美しさを競っている。ベンチでは、老夫婦が黙ってその風景を眺めている。そこは、いのちが息吹き、乱舞する世界である。しかも植物園では、それらを安心して眺めることができる。これが、私のような年寄りにはよいのかもしれない。

ときには植物の激しい生存競争のことや、花粉の媒介者である昆虫と花の一億年にもわたる共進化の厳しい歴史が頭をよぎることがある。それでも、多くの場合はぼんやりと花と緑の世界にひたっていられるのが、植物園のよいところであろう。

桜

植物園について書いたので、桜にも触れておきたい。

春、桜の時期になると、京都は観光客でごった返す。京都には、たしかに桜の名所が多い。とくに明治期に琵琶湖疏水がつくられて後、蹴上のインクラインの坂の上付近から疏水の水の一部を水路閣を経由させて北部に引く水路や岡崎の運河付近は、すべて桜の名所になっている。西田幾多郎がよく散歩したと言われる「哲学の道」も、その一つである。私の下鴨の自宅の近くにもその水路は延びており、やはり桜の名所となっている。

京都には、古くから桜の木は多かったと考えられる。「見わたせば 柳桜を こきまぜて 都ぞ春の錦なりける」という和歌が『古今和歌集』にあるから、そのように考えてよいであろう。

しかし、現在の私たちが見る桜のほとんどはソメイヨシノで、これは明治期以降に植えられたものであることは間違いがない。というのも、ソメイヨシノは江戸後期に、偶然か意図的かはわからないが、交配種として人工的に作られたものだからである。そのため、実を作ることはない。したがって、現在の日本各地のソメイヨシノは、ほぼすべて接ぎ木によってつくられたクローンであると考えられる。そういえば、一斉に咲きそろい、少し雨風がくるとぱっと一斉に散ってしまうあたりに、クローンの特徴と弱さがみられるのではなかろうか。しかし、そういったところが、日本人に好まれる理由となっていることも興味がある。

ところで琵琶湖疏水は、明治中期に東京遷都によって寂れた京都を復興するために、府民が予算の半分を負担して完成させた大工事であった。これが完成すると、経済的には苦しいなかで、たくさんの桜をその水路わきに植えた当時の人たちの心意気には、感嘆せざるを得ない。私自身は調べていないが、桜の植樹には、実は長い時間がかかったのかもしれない。疏水の水路沿いを桜で飾りたいという人たちの願いが受け継がれてきた結果であろうとも考えられる。

高齢になった最近の私には、桜を見るともう少し違った感懐もわいてくる。それは、「年年歳歳花相似たり　歳歳年年人同じからず」という、劉希夷の「白頭を悲しむ翁に代わりて」という漢詩の一節を思い起こすからである。

最近は毎年のように、友の訃報を聞く。もちろん桜にも寿命があり、多くは人のそれと変わらないとされている。しかし人は、なんとなく自然に悠久を感じてしまい、これに対して人生は、「はかなく移ろいやすいもの」、「老いやすいもの」と思うであろう。今年も美しく咲き競った花を見ると、忘れ得ぬ人たちの面影が浮かんでくる。花は人を感傷的にするのかもしれない。

花というと、だれしも思い起こすもう一つの歌は、「ねかわくは 花の下にて 春しなん そのきさらきの もち月のころ」(桂宮本『山家集』)という西行法師の歌である。放浪の歌人であった西行は、実際に河内の国の弘川寺で、旧暦二月の満月の夜に、満開の桜の下で亡くなったと言われている。それは、超高齢社会で多くの人が望む理想的な死に方であろう。桜は、そうしたさまざまな感懐を、人に起こさせるように思われる。

家畜とペット

このごろ、街を歩いていると、多くの人が犬を連れて歩いているのに出会う。なかには番犬のような、ちょっと獰猛な感じの犬もいるが、圧倒的に愛くるしい犬が多い。「ペットフード協会」によると、現在の日本では一〇八七万匹の犬が飼育されているという。猫が九七四万匹であるので、ペットとしては犬がもっとも多い。犬を飼っている人に聞くと、「ペットは生活に喜びを与えてくれる大切な存在である」、「健康面や精神面、及び人と人とをつなぐコミュニケーションにおいて重要な存在である」という返事が多いとのことである。

これは、人を生物の一種としてみた場合、きわめて特異な現象である。動物の世界でも、ときには他の種の子どもを育てるという現象がある。しかしそれは、一部の鳥の托卵行動を除くと、一般的なものではないであろう。

その点、人は他の動物と多様な関係を結ぶ。なかには、牧畜のようにその肉や乳を食用にするもの、馬や牛のように荷物や人を運ぶ労役に使用するものなどがある。犬も猟犬として、あるいはそりを引くために使われることもあるが、圧倒的に多いのは、やはりペットとして人の愛がんの対象となる場合である。

犬の祖先がオオカミであることは、遺伝子の情報からも明らかである。しかし、いつ、どこで犬が家畜になったかには多様な意見があり、明らかになっていない。少なくとも一万二〇〇〇年前には、人がオオカミを家畜化したと考えられている。その場が世界のある特定の地域なのか、それとも複数の地域で起こったのかは、よくわかっていない。確かなことは、この期間に人によって選抜されて、多様な品種が生まれてきたことである。

ヒトによる選抜の圧力がいかに大きかったかは、最近の犬ゲノムの研究から明らかである。とくに犬の形態に関わる遺伝子に大きな選択圧がかかっていることが、ゲノム解読の結果推定されている。進化は、条件によっては比較的短い期間に、といっても一万年以上の時間がかかっているかもしれないが、その程度の期間に起こることを如実に示している。

しかし、人に飼育されたために自然選択が起こらず、結果として犬には先天的な病気が多くなったという。現代の人も、自己家畜化してきたのではないかという主張が、ずいぶん前から唱えられている。そうしてきたことで、身体的にも精神的にも病弱になったという考え方である。その説には必ずしも与《くみ》することはできないが、犬を中心に家畜化によって起こった病気を調べれば、将来の人の病気を考えるうえで参考になるかもしれない。

しかし、そのような理屈っぽい話は、愛犬家からは嫌われるであろう。犬は無条件にかわいいと、多くの人が考えているからである。動物が種を越えて愛情を抱きあう現象はそれほど多くはないが、人と家畜との間がそのもっとも顕著な例である。最近、愛情ホルモンとして注目されているオキシトシンがはたらいているのであろうか。またしても理屈っぽい話になってしまったが。

人工知能と人間の脳

グーグルの人工知能を搭載した「アルファ碁」が、世界的に知られた韓国の囲碁の棋士と五回対局して四勝したことで、大きな話題となった。チェスや将棋と比べて囲碁は手数が多く、容易に人が負けるとは考えられてこなかったので、その衝撃はとくに大きくなったのであろう。

人工知能がこれほど進んだのは、私にはよくわからないが、深層学習《deep learning》という脳のニューラル・ネットワーク理論をさらに多層化した方法によるものらしい。囲碁の場合は、三〇〇〇万局を学習した結果であるという。そのような厖大なデータを学習することは、人には到底できるものではない。しかも、最新のＡＩだと自ら考える能力があるという。

人の脳が大きくなったのは、直立二足歩行を始めて四〇〇万年くらいたってからである。なにが人の脳を大きくしたのか、まだよくわかっていないが、集団の大きさと関係があるとする説が有力である。樹上生活を捨てて肉食動物の多いサバンナに出た人類は、集団を大きくしないと生き残れなかった。しかも、狩りをするにも、肉食獣から逃れるにも、集団のなかでの協力が不可欠である。集団構成員の意図を読みながら行動するには、より多くの情報を持つ必要がある。それが脳を大きくしたとするのが、いわゆる「社会脳仮説」である。

脳を作るには多くの栄養が必要であるし、それを維持するにも多くのエネルギーを消費しなければならない。しかも、脳を大きくすると出産が困難になり、未熟な状態で出産すれば、長い育児期間が必要となる。そういう大きい代償を払ってまで脳を進化させたことによって、人類は言語を生み出し、文化を発展させ、技術を獲得して未曾有の繁栄を遂げたのである。しかも二〇世紀には、コンピュータを開発して脳の外に厖大な情報を蓄積できるようになった。これをどうのように活用するのか、無限の可能性とともに不安も感じざるを得ない。

医学の面でみると、人工知能の導入によって、まず画像診断や病理診断の自動化が進むと考えられる。病歴、身体所見と検査所見に基づく内科診断も、人工知能が活躍できる分野である。どんな名医よりも、見落としは少ないかもしれない。しかし他方、大きな問題も残されている。先に述べた人工知能と人との碁の対戦でも、グーグル碁が一度だけ敗れたことがあった。それは人がとんでもない奇妙な手を打ったからであって、深層学習の問題点はその理由を追跡できないところにある。このあたりが今後の課題であるし、人工知能の恐ろしさを感じるところでもある。

しかし、考えてみれば医師が診断する場合でも、必ずしも思考が論理的に進むとはかぎらない。老練の医師は、過去の経験から瞬間的に診断してしまう場合がある。それとは対照的に、症状と検査所見とを対比してみても、論理的には診断できない場合がある。考えてみれば、多くの病気は遺伝素因と環境因子とが複雑に関わりあって起こるからであって、その進行のしかたは多様であり、そこに医師の知識と直感がはたらいてはじめて診断できる場合もあるのであろう。

このように、臨床医学はまだ発展の途上にあって、診断にも治療にも一定の不確実さを避けることができないのが現状である。だからこそ今後、人工知能をどのように臨床に導入するかは、慎重に検討しなければならない大きな課題なのである。

学び続けることの難しさ

いまから五〇年あまり前、アメリカに留学したとき、大学に継続教育部《Department of Continuing Education》があり、年に何回か数日にわたる講習をしているのを見て、ちょっと驚いた。というのも当時の日本には専門医、認定医などの制度はなく、現場の医師の継続学習はまったく個人の努力にゆだねられていたからである。当時のアメリカは自由診療で、初診料も手術料も、医師が自分で決めることができた。したがって、専門医の資格を維持することがよりよい収入を維持するうえに必要で、そのことが継続学習のモチベーションになっていたのであろう。

その後、わが国でもそれぞれの学会が独自の認定医ないしは専門医の制度を設けたが、その内容は学会によってさまざまであった。例えば、私の専門の日本内科学会で最初にできた認定医は経歴を審査して与えられた。しかし、専門医の資格は試験で判断されたことから、若い人がその資格をとるようになった。いったん資格を認定されると、あとは学会出席の記録（点数）で更新できたので、臨床を離れてしまった私も認定医の資格は維持できている。

一九九一年に日本医学会総会の時期と少しオーバーラップさせて日本内科学会を京都で開催したときは、点数獲得のために予想以上の登録数があったが、講演会場にはそれほど多くの人がいないという状態であった。

したがって、このような制度では最近の知識を現実に学んだという保証にはならない。それに、学会によって与えられる資格が異なるのも問題である。そこで厚生労働省の肝いりで、社団法人日本専門医機構が発足し、同時に長年の懸案であった総合診療専門医制度も設けられることが決まった。長い研修期間を必要とするところに問題が残されているが、制度としては一歩前進したことになる。

しかし、これからの問題は形ではなくて内容であろう。二〇一五年、関西で開催した日本医学会総会では、専門医制度の議論が行われていた時期であったこともあって、出席しても日本内科学会などの認定医の点数が与えられなかった。とたんに出席者が前回よりも大きく減少し、学会の運営に支障を生じるほどであった。学術集会に登録しただけで点数がつくというこの制度にあらためて疑問を感じるとともに、なにをインセンティブとすれば医師は生涯にわたって学習を続けるか、あらためて考えなおす必要を痛感した。というのも、専門医の資格があっても、日本では初診料も手術料も変わらないからである。

医師は、大学を卒業してから四〇年、あるいはそれ以上にわたって臨床の第一線で活動することになる。人びとの命を預かる仕事だけに、日進月歩の医学を理解し、活用できるようにしておくことはきわめて重要である。日本の医師は、進歩する医学を学び続けたいという意欲と、患者に最善の医療を提供せねばならないという使命感のようなものを原動力に、学び続けてきたように思う。しかしそのような慣習も、ある程度、形骸化したのも事実である。理由の一つは制度の内容そのものにあるが、同時に日本の医療制度が医療の質よりも、二年に一回改定される診療報酬の内容によって動かされているからである。

医師が常にその知識を新しくし、最善の医療を提供できれば医療費の節減に貢献し、国民の健康を守ることにもなって経済効果があるはずである。政府はそのことを考慮して、大学卒業後の継続学習にインセンティブを与え、内容の充実をさらに図るべきではなかろうか。

死の指南書『アルス・モリエンディ』をめぐって

かつての人間社会では、死は時を嫌わず身辺に起こり得ることであった。中世のヨーロッパでペストが流行したときは、人口の三〇パーセントにも達する人が亡くなったという。そうしたなかで、キリスト教の立場から善い死に方を教える指南書、『アルス・モリエンディ《“Ars moriendi”》』が生まれた。死に直面したときの、聖職者、家族、そして本人への心得を説いたものであるという。しかし、これはラテン語で書かれていたので、実際には僧職者が死に行く人やその家族を諭すものであったらしい。

日本でも古くから天然痘が、幕末になるとコレラが大流行し、多くの死亡者を出したと言われている。そうでなくても結核、肺炎、赤痢などの感染症で、多数の人がいのちを失った。しかもほとんどが家庭で、あるいは多くの人の目の届くところで死亡したのである。死は、実に日常茶飯の出来事であった。「無常の風は時を選ばず」と言われるように、死は不意に、身近に起こる出来事であった。

いまはなくなってしまった小児の病気に、疫痢がある。下痢に引き続いて、脳症（痙攣、意識障害など）を起こし、短期間で死亡する。学生時代の私などは、重要な疾患として小児科学のなかでくわしい講義を受けた。それほど恐れられた病気であったが、大学を卒業し、医師になったころには日本で見られなくなっていた。疫痢の本態も、それがなくなってしまった理由も明らかでないが、小児の病死を減らすうえに大きく影響したことは確かである。いまは子どもを亡くし、親が悲嘆にくれるということは、きわめて少なくなった。

戦後の経済発展と医学の進歩によって、若い人の死亡が減っただけでなく、高齢者の家庭での死亡も減少した。いまやほとんどの人が、病院で死亡するようになった。しかも、病院に集中治療室ができて、人の目に触れない死がかなり多くなっている。「死の密室化」とも言える現象である。その結果、人が死に立ち会う機会が減ってしまったのである。

「人は必ず死ぬ存在である」ことはだれにもわかっているが、それが医学の進歩とともに身近に感じることがなくなり、無縁とも言えるほど遠い存在になってしまった。しかもマスコミは、医学の進歩をやや誇張して報道する。したがって重い病気になっても、手段を尽くして生きたいと、本人も家族も考えるようになった。そこから、人工呼吸器や胃瘻《いろう》などの延命治療が、急速に拡がることとなったのである。

心臓が動いている状態だけでよければ、かなり長くその状態を維持することは、技術的にはできることが多い。しかし、それでほんとうに生きていると言えるのか、本人と家族にとって幸せなのか、考えなおすべき時にきている。現代の「死の指南書」が必要な時代になっているのではなかろうか。

ひところ、「生前の遺志」を書き残すべきと、盛んに論じられたことがあった。私もそれを書き、ほぼ毎年書き改めるようにしている。無用の延命措置を避けるためである。これがないと決定は家族にゆだねられるが、気持ちが動転しているときに冷静な判断を強いることになり、判断はなかなか難しいことを、私自身が数多く経験してきた。「日本尊厳死協会」に入会すれば、無用の延命措置を避けることができるが、自筆の生前の遺書でも有効である。これを書くことを人びとに奨めることが、現代の『アルス・モリエンディ』の第一歩であろう。

これと関連して思うのは、後期高齢者医療保険証の最後のページに、「延命だけの措置を期待するかどうか」を記載してもらうのも一つの方法ではないだろうか。現在は「臓器提供の意思表示」の項目だけになっているが、後期高齢者だと臓器を提供できる範囲は限られている。むしろ適切な言葉で、「延命措置を望むか否か」の希望を自署で書いてもらう項目を設け、それをわかりやすく説明すれば、現代の『アルス・モリエンディ』となるのではなかろうか。

がんと死

日本人の死因の一位は、現在はがんであり、がんによる死者は今後いっそう増え続けるであろう。なぜなら、高齢者が増加し続けており、高齢になるほど発がんの危険が大きいことが知られているからである。

人体を構成する細胞の多くには、一定の寿命がある。したがって毎日、厖大な数の細胞を補充しなければならない。そのとき、遺伝子全体（ゲノム）のコピーを作って、新しい細胞に伝えている。このコピーを作る過程で、一定の比率で突然変異が入ることは避けられない。これが体細胞変異と呼ばれるもので、そのほとんどは無害である。ところが、ときに細胞の分裂、増殖などの機能に重要な役割を果たす遺伝子に、変異が入ることがある。これがドライバー変異と呼ばれるもので、発がんに結びつくと考えられている。

細胞分裂の際に自然に起こるコピー・ミスのほかに、紫外線、放射線、化学物質などによって、ゲノムに突然変異が起こることもよく知られている。喫煙にともなう発がんのリスクなどは、その代表的な例である。最近の論文によると、高齢者の眼瞼《がんけん》の皮膚は紫外線がよく当たるところであるが、そのゲノムにはがんのドライバー変異が少なからず見られるということである。がん細胞は、だれの体内にも存在する。まさに「獅子身中の虫」であると言ってよいかもしれない。しかし、この変異があっても、直ちにがんという病気になるわけではない。生体は実に巧みに、身中の虫が暴れるのを抑えているのである。その抑えが効かなくなったとき、がんが発症する。

がんが見つかると、手術、放射線、抗がん剤、免疫療法などで、これを除く治療をする。うまく取り除くことができるとよいが、難しい場合も多い。うまく除去できないと、獅子と虫の壮絶な戦いが始まる。とくに抗がん剤治療は、副作用も多い。そうして刀折れ、矢尽きると、死が訪れることになる。がんが日本人の死因の一位であることをみても、不幸な結果に終わることが多いことは明らかで、そのような場合、医師として無力感を感じざるを得ない。

がん細胞といえども、もともとは体の細胞である。それがなぜ、非がん細胞と壮絶な戦いをするのか、まだよくわかっていない。両者の競争は、進化の過程での生存競争のようなものである。抗がん剤や放射線でがん細胞を根絶しようとすると、がん細胞も必死に変異して抵抗性を獲得する。これは、感染症に抗生剤を使うと耐性菌ができることとよく似ている。そこで進化生物学に学んで、より緩やかな共存をはかる治療がよいのではないかという意見も出ているが、果たしてどうであろうか。

がんが、もはや不治とわかったとき、緩和ケアを行うホスピスを選ぶのも、一つの選択肢である。しかし、適切なタイミングを選ぶことは、とくに患者が比較的若いときは難しい。本人も家族もなかなか死を受容できないから、医師も最新の治療に望みを託すことになる。

しかし、がんのある個体では免疫機能が低下していることが多いし、治療がそれに拍車をかけることも少なくない。感染症の危険は常に大きいし、さまざまな治療の副作用としての合併症に苦しむことも多い。結局は病院で、しかも集中治療室で最期を迎えることになる。それくらいなら、苦痛をとる緩和ケアを中心として、家族と少しは言葉を交わしながら、もう少し穏やかに最期を迎えるという選択肢もあったのではないかと、後で後悔することも少なくない。

日本は、がんによる死亡者がもっとも多い国である。それだけに、がんによる死をどう迎えるか、それを医師、宗教者などがどのように支援できるか、もっと考えないといけないと思う。

死の人称

医師は、人の死に立ち会う職業である。人のいのちが消え行く瞬間は、どのような人であっても厳粛な、重いものである。しかも、人の誕生と違って家族の悲哀に包まれているだけに、そして医師としてそのいのちが救えなかったことに敗北感を感じているので、死の宣告をするのはやはり辛いことである。

しかし医師は、患者や家族に感情移入をしてはいけないと教えられてきた。常に冷静な科学者として、病気に対応しなければならないからである。これには、ある程度の経験が必要であることを痛感させられたことがある。私が現職の教授であったときのことである。

全身性エリトマトーデスという、血管が侵されやすい病気の若い女性の患者さんが入院してきた。入院数日後に急に脳出血を起こし、心肺停止の状態となった。ただちに蘇生術を行い、人工呼吸器を装着して一応安定した状態になったが、脳出血の範囲が広くて、種々の検査で脳死状態と判定された。この病気のもっとも重い合併症を、この若い患者さんは不幸にも起こしてしまった。

脳死は、医学的には人の死であり、残念ながら回復することはない。そのことを家族に告げたが、付き添っていた母親は、皮膚の血色も良く、温かくて、とても娘の死を受け入れることはできないという。主治医は若い研修医で、最初は脳死のことを家族に丁寧に説明していたが、母親の願いに動かされて、自分も奇跡を信じて全力を尽くしたいと考えるようになった。これも教育と考えて、しばらくは研修医にゆだねていたが、脳死の状態はいかんともしがたく、結局は亡くなってしまった。

この少し後に、フランスの哲学者であるV・ジャンケレヴィッチ《Vladimir Jankélévitch》が、「三人称の死」、「二人称の死」、「一人称の死」という言葉を使っていることを知った。医師が接する死は、このうちの三人称の死である。脳が死滅したときは、たとえ心臓が動いていても人間の死であると医師が判断できるのは、三人称的に死をみているからである。これに対して、娘の死を受け入れられなかった母親は、愛する肉親の死、すなわち二人称の死というもっとも悲しい現実に直面していたのである。若い主治医は、この二人称の死に対する母親の悲嘆に動かされたということになる。

　これに対して自分の死、すなわち一人称の死はだれも語ることができないと、ジャンケレヴィッチは言っている。死はすべての人が経験するが、その死を迎えたときには、これを語ることはできないからである。ならば、死に直面してもっとも辛いのは二人称の死と言えるかもしれない。

　しかし現在のように長寿になると、一人称の死を少し違った立場から考えてみる必要があるように思う。それは昔と違って、死に向かうかなり長い生をどう生きるかが、大きな課題となっているからである。B・スピノザ《Baruch De Spinoza》の、「叡智は死を考えることにあるのではなく、生を考えることにある」という言葉が、いまほど重く感じられる時代はないかもしれない。安らかな死を迎えるには、それに向けた生をできるだけ充実させて生きることがなによりも大切であることを示しているからである。死の哲学は、結局は生の哲学に帰着するのであろう。

現代医学の流れ

病気が、呪術や宗教から独立して科学の対象になったのは、ルネサンス以降であろう。人体の解剖が盛んに行われるようになり、一八世紀になると病気の原因を臓器の病変に求める器官病理学が、一九世紀には細胞に異常を求める細胞病理学が台頭した。さらに、一九世紀には細菌学、生理学、生化学などが発展し、今日につながる医科学《medical science》の基盤が形成された。医学が、「経験の学問」から、客観的な「データに基づく科学」へと発展してきたのである。

この時期、日本はドイツに留学生を送り、新しい医学の吸収に努めた。アメリカも同様にドイツから科学に立脚した医科学を学び、ジョンズ・ホプキンス大学のような大学院大学、研究大学が生まれた。医科学は、とくにアメリカで第二次世界大戦中から戦後にかけて大きく発展し、今日の医学が生まれたのである。

しかし、医学にはもう一つの流れがあったことを、わが国はほとんど無視してきたように思われる。それは病気を集団として捉える、疫学の誕生である。一九世紀、インドのベンガル地方の風土病であったコレラが数回にわたってヨーロッパで大流行し、多数の死者を出した。イギリスの医師、J・スノウ《John. Snow》は、一八五四年にロンドンのブロード街で多発したコレラの発生を調査し、特定の給水用井戸に原因があるのではないかと推定した。行政がこれらの井戸を閉鎖したところ、流行の蔓延を防ぐことができた。

これとは別の原因もあった。いくつかの水道会社がテームズ川から取水していたが、下水の排水溝に近いところから取水している会社の水道を使っている地域でコレラの発症が多いことに、スノウは気づいた。これらの結果をまとめて、彼はコレラの予防方策を提言した。

当時、コレラは空気感染するという考え方が強かったので、この学説が直ちに受け入れられたわけではない。しかしそれから三〇年ほどたって、R・コッホ《Robert. Koch》がコレラ菌を発見し、これが経口感染することが明らかになって、スノウの学説が正しいことが立証された。

今日、スノウは「疫学の祖」と言われる。疫学とは、わかりやすく言えば「ある生物集団を対象として、病気の発生原因や予防を研究する学問」で、感染症に始まったが、あらゆる病気に適応できる。わが国では、脚気の原因が食物成分にあることを明らかにした高木兼寛を疫学の祖とする人もある。

ちなみに、海軍の軍医総監であった高木はイギリスに留学しており、ドイツに留学した陸軍関係者と脚気の原因について意見が分かれたことは有名である。当時のドイツの医学とイギリスの医学との違いをうかがい知ることができる。また、近代統計学がイギリスで大きく発展したことも、こうした学問の流れと一部は関係があるのであろう。

アメリカは、一方でドイツ医学に学びながら、他方では疫学を中心とする学問を発展させた。一九一三年に始まったハーバード大学公衆衛生大学院、一九一六年に始まったジョンズ・ホプキンス大学公衆衛生大学院など、多くの大学院のプログラムで、疫学、統計学、医療制度などの研究がなされてきた。現在わが国でもよく用いられるようになった「証拠に基づく医療」《Evidence-based medicine》（ＥＢＭ）

は、多数の症例について治療効果や予後を調べる臨床疫学の産物で、アメリカで大きく発展した。

しかし、ドイツ医学を導入したわが国では、このような研究の流れに注目する人は少なかった。第二次世界大戦後、アメリカから公衆衛生の重要性を指摘され、初めて各大学に公衆衛生学講座が設けられるようになった。しかし、パブリック・ヘルス《public health》の「公衆衛生」という日本語訳が適切でなかったためか、それまでの衛生学の幅を少し拡げた程度にしか理解されていなかったように思う。少なくとも私の理解はその程度で、医学の王道は、当時急速に進んでいた分子生物学、とくに遺伝子研究を用いて病気の原因を解明し、これに基づいて診断治療法を開発することにあると考えていた。

そのような私に転機が訪れたのは、一九九五年ころのことであった。アメリカの有名な医学雑誌、ＮＥＪＭ《"New England Journal of Medicine"》の編集委員を委嘱され、委員会に出たことである。この雑誌は臨床研究では世界最高の雑誌で、多くの論文は医学の第二の流れ、すなわち人の集団を対象とする研究論文を掲載してきた。しかし、日本からの論文がほとんど掲載されていないことに、私は愕然とした。さっそく、日本から投稿された論文をできるだけ査読したが、やはり研究の構想、デザイン、症例数の確保、統計処理などの基本がほとんどできていないと考えられた。

ちょうどそのころ、当時の文部省は近づく二一世紀の医学のありかたを議論するために「21世紀医学・医療懇談会」を設置した。私は生物統計、疫学、新薬の治験などに必要な人材を育成する「公衆衛生大学院」を設置することを提案し、これが最終答申に盛り込まれて、二〇〇〇年に日本で初めての公衆衛生大学院のコースが京都大学に設置された。

その後、このコースを設置する大学は徐々に増加して、現在は一〇校程度に達している。しかし、その規模は小さく、修了者の数も少ない。私は一度、客員教授としてハーバード大学の公衆衛生大学院を訪問したことがあったが、その規模の大きさに圧倒されてしまった。大規模な臨床疫学研究や新薬の治験をするには、やはり多くの専門家が必要であることを痛感した。

最近のわが国では臨床研究における不正が問題となり、特定の要因と疾病との関連を集団的に分析する大規模なコホート研究なども進んでいない。その理由の少なくとも一つは、医学研究の第二の流れ、集団を対象とした臨床疫学的研究への軽視が依然として続いているためではなかろうか。

アメリカでは、前任のオバマ大統領が精密医療《precision medicine》を提案し、医学は現在、個の医学の方向へと舵を切りつつある。しかし、これは決して集団を対象とする医学を軽視するものではなく、両者を統合する形のものへと進化するであろうと、私は考えている。

わが国の医学も、広い視野に立って今後の方向を見据えていくことが必要であろう。

忘れ得ぬ人たち

ドン・スタイナー教授

長い人生では、多くの忘れ得ぬ人との出会いがある。その一人がシカゴ大学のD・F・スタイ《Donald F. Steiner》ナー教授である。それは一九六八年の終わりころであったと記憶している。

京都大学を定年退官され、当時は国立京都病院の院長であった恩師の三宅 儀先生から連絡があった。三宅先生を会長として一九六九年に京都で開催される第一二回日本糖尿病学会の招請講演の演者として、「若くて素晴らしい仕事をしている人を招きたい、ついてはスタイナー教授はどうであろうか」という相談であった。特別講演はM・エレンバーグ《Max Ellenberg》教授に決まっていた。

不勉強の私はスタイナー教授の仕事を知らなかったのであわてて調べてみると、インスリンがプロインスリンという前駆体（ある物質が生成される前の段階の物質）から作られるという画期的な仕事をされていた。さっそく彼に手紙で招待の意思を伝えると、すんなり引き受けてくれた。

そのころの日本の大学では、大学紛争の嵐が吹き荒れていた。しかも、「学会は教授がその権威を示す場である」として、解体すべき対象に取り上げられていた。糖尿病学会に関係していた私はたちまち無給医会からつるし上げにあい、学会を欠席せよと迫られた。しかし、「学問を志す者にとって学会は不可欠の存在であり、とくにアメリカから若手の素晴らしい研究者を招聘しているので欠席はできない」と突っぱねて大学を出た。それやこれやでスタイナー教授を迎えに行く準備が間にあわず、とりあえず私の「スバル３６０」といういまはなくなった小さな車で伊丹空港に駆けつけた。

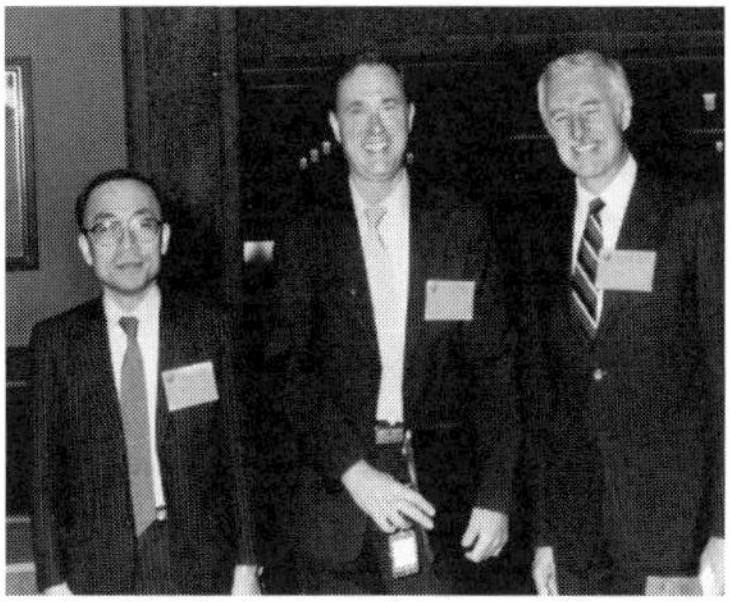

国際内科学会でながくおつきあいしたスタイナー教授（中央）。彼の友人とともに

出会ってみると、彼は私と同年くらいに見える長身の若い教授であることに驚いた。私の運転するスバル３６０は小さな車であったので、さぞ窮屈であり、また心もとない思いをしながら京都までできたに違いなかった。

翌日の学会における彼の講演は素晴らしく、多くの聴衆を魅了したことは確実であった。さらに、その翌日の夜には若手の研究者に集まってもらって、インフォーマルな討論を行った。日本の大学が大学紛争という暗雲の下に閉ざされていたなかで、彼の講演は一条の明るい光に感じられた。私たちは学問の成果がもたらす新しい事実に興奮し、微力ではあっても研究に尽力したいという思いを強くした。

スタイナーとはその後すぐにファーストネームで呼び合うことになったので、以下はドンと書くことにする。彼はシカゴ大学の出身だが、シアトルのワシントン大学の著名なR・H・ウイリアムズ《Robert H.Williams》教授の下で三年ほど研究した。

シアトルには、日系人から「タコマ富士」とも呼ばれるレニエ山がある。ドンも、「せっかく日本に来たのだから、富士山をみたい」と言い出した。大学では若い人たちと気まずい思いになっていたし、時間の都合もついたので熱海、箱根まで同行することとした。残念ながら梅雨の季節で富士山は姿を見せなかったが、その代わり二人でゆっくり話しあう時間が持てた。

彼は、当時の私が研究していた大分子ＡＣＴＨ《adrenocorticotropic hormone》（副腎皮質刺激ホルモン）に興味をもち、「それはおそらく前駆体であろうから、その視点で研究を進めるべき」と助言してくれた。私も同意見であったが、大学紛争の影響と私が大学を変わったこともあって、実際に手をつけるのが数年遅れてしまった。

このことが契機となって、私の教室から数人がドンの研究室に留学した。その一人、清野 進君（後に神戸大学教授）はシカゴ大学准教授まで務めた。また、和歌山医科大学など他の大学からも多くの人が留学し、指導を受けた。日本との縁が深くなった彼は、その後何度か来日し、私の家の畳の部屋で寝たこともあったし、私も彼のマンションに泊めてもらったこともあった。

ドンは独身で少し神経質なところがあったが、まじめで温厚な性格で、多くの若い人が彼の研究室で育ったのもそのためであろうと思われる。彼の家系には心筋梗塞の人が多いとのことで、ピアノを弾いてくつろいだり、ジムに通って運動したりしていた。

日本には「鈴木万平国際賞」という、糖尿病の分野ですぐれた研究成果を挙げた人に贈る賞がある。ドンはその第二回の受賞者となり、二〇一〇年春に来日した。京都でセミナーも開かれ、多くの日本人の糖尿病研究者が集まり、私も久しぶりに出会って旧交を温めることができた。

それからしばらくたった二〇一四年の秋に、彼の訃報を聞くこととなった。おそらくは心臓の発作が原因で、亡くなっているところを発見されたのである。ドンは私とほぼ同年齢であったので、その死は私にとってとくに辛い出来事であった。

その後、彼の研究室に留学していた東京女子医科大学の大河原久子さんの尽力で、分骨されて京都に墓が作られた。日本とアメリカとの糖尿病研究の橋渡し役となってくれたドンは、いまは洛西のお寺で静かに眠っている。その霊が安からんことを祈るや切である。

ソロモン・バーソン教授

ニューヨークのブロンクスにある在郷軍人病院の研究所にいたソロモン・バーソン《Solomon A. Berson》博士は、

一九六〇年ころまではそれほど著名な存在ではなかった。ソル（ソロモン博士）は第二次世界大戦後、医学に応用できるようになったアイソトープを使って、物理学のR・S・ヤロー《Rosalyn S. Yalow》博士とともに在郷軍人病院の小さな研究室でアルブミン、インスリンの人における代謝の研究から出発した。

彼の仮説は、「糖尿病では血糖を低下させるインスリンの代謝が早く、そのため食後増加した血糖の処理が十分にできない」というものであった。そこでアイソトープで標識したインスリンを注射して検討したところ、代謝は糖尿病でも正常人と同様であったが、インスリン治療を受けている人ではむしろ遅くなっているという結果を得た。

さらに研究すると、標識したインスリンは血液中でガンマ・グロブリンに結合することが明らかになった。ソルは、インスリンを注射すると抗体ができ、それが標識インスリンの血液中からの消失を遅らせていると考えた。しかし、当時の免疫学では、インスリンのような小分子の蛋白には抗体はできないと考えられていたのである。彼の研究結果は、承認されなかった。

そこでソルは、標識インスリンと血中蛋白の結合が抗体によるものであることを証明する一つの方法として、標識していないインスリンを加えてみたところ、その量に応じて標識インスリンの蛋白との結合が減少した。抗体とその抗原との結合は、可逆的であるからである。この研究の過程で、こうした方法を用いれば微量インスリンの測定ができることにソルは気づいたのである。ラヂオイムノアッセイ《Radioimmunoassay》（ＲＩＡ＝放射免疫測定）という世紀の測定法の誕生の瞬間であった。

私は一九六四年に初めてニューヨークを訪問したとき、ソルの研究室で一日を過ごした。彼の研究ぶりを見たかったのと、私の研究成果について議論したかったからである。行ってみると彼の研究室は病院の地下にあり、お世辞にもきれいとは言えなかった。しかもヤロー博士と二人で、数人のテクニシャンを使って研究していた。「俺は研究員を持つことはあまり好きでない。自分でやったほうが、はるかに信用できるから」というのが、ソルの第一声であった。「忙しい日には深夜まで働いて、研究室で三時間くらいの仮眠をとるのだ」とも言った。恐ろしいほどのハードワーカーであると感じた。

そのあと、私のデータを少し見せて、「抗体によってホルモンとの結合部位が異なる」と言うと、ソルはかなり痛烈に批判してきた。私の英語では十分な反論ができなかったが最後は、「おまえの抗体は少しクレイジーだね」と言いながら、なんとか納得してくれた。それから後は、質問があればなんでも聞きなさいということで、私の質問に丁寧に答えてくれ、瞬く間に時間が過ぎた。夕方、ヤローが近くの地下鉄の駅まで車で送ってくれたが、お世辞にもきれいな車とは言えず、研究に献身的に努力している二人の生活を、垣間見る思いがした。

次にソルに会ったのは、一九六八年のことであった。ニューヨークに着いてすぐ電話すると、「明朝六時にこい」と言われ、「本当に六時か」と聞き直した。彼はからからと笑って、「このごろは面会の申し込みが多いので、そういうことにしている。おまえは別だ。午後三時にこい」と言われた。当時のソルはマウントサイナイ医科大学《Icahn School of Medicine at Mount Sinai》の内科主任教授に就任していてかなり多忙のようであったが、それでも週二回は在郷軍人病院に行って、「夜を徹して仕事するのが楽しみである」と言っていた。

その後、ソルは一度招かれて来日し、京都にもやってきた。「このごろ、ホルモンのヨード標識がうまくいかないことが多い」と話すと、彼はすぐに上着を脱いで、「俺がやってみよう」。そこで、後の予定を少し変更し、さっそく研究室でヨード標識ができるよう準備をした。

その日は彼がやってもうまくいかなかったが、「放射性ヨードの製造ロットによって、よくないときもあるので、注意したほうがよい」と助言してくれた。

ソルの訃報が入ったのは、一九七二年のことであった。臨床研究の連合学会《Federation Meeting》に出席したホテルで、彼は心臓発作のため帰らぬ人となったのである。五三歳の若さで研究に殉じた、この人らしい最期であった。この少し後、ワシントンで国際内分泌学会が開催されたとき、追悼式が行われた。二〇世紀の内分泌学を大きく変える技術を開発したこの巨人のあまりにも早すぎる死を、多くの人に交じって私も心から悼んだ。

共同研究者であったヤロー教授は、ラヂオイムノアッセイを開発した功績で、一九七七年にノーベル賞を受賞した。

沼 正作先生

「沼さん」、いつもそう呼んでいたので、ここでもそう書くことにする。彼は私の大学の二年先輩で、面識のないころからその令名はとどろいており、多くの人が将来を嘱望していた。

私が神戸大学在職中に、京都大学の翠川 修教授のがん特別研究の班会議があり、私はその会議で、「副腎皮質刺激ホルモン（ＡＣＴＨ）に、かなり分子量の大きい前駆体がある」という研究成果を報告した。沼さんは前列に座っていたが、私の発表が終わると席を立って帰ってしまい、そのときは話をすることはなかった。ところがその翌日に電話が入り、京都大学のセミナーで一度話してほしいという要望があった。日程を調整して京都に行き、医化学教室で話をしたのが交流のはじまりであった。

それまでの沼さんの研究分野は脂質代謝に関係する酵素の生化学で、いわば古典的な生化学であった。しかし当時勃興していた分子生物学の重要性を認識していて、中西重忠助教授をアメリカに送り、いわゆる組み替えＤＮＡの技術を導入して、サイログロブリン遺伝子のクローニングを試みていたが、必ずしも順調に進んでいるとは言えなかった。そこで私の講演を聴いて、共同研究をしたいという申し入れであった。

私どもとしても、研究を前進させるには分子生物学の手法を導入するほかはないが、当時の臨床の研究室ではとても無理で、どうするかを悩んでいたので、この申し入れに応じることにした。さっそく性格のはっきりした抗体を提供し、中西助教授が比較的短時間でＡＣＴＨ前駆体のメッセンジャーＲＮＡから翻訳される大分子の前駆体をとることに成功した。

当時の日本ではまだ組み替えＤＮＡ技術が認可されていなかったので、中西助教授はスタンフォード大学のＳ・Ｎ・コーエン《Stanley N. Cohen》教授のもとに行き、この前駆体遺伝子のクローニングに成功した。この前駆体は、ＡＣＴＨのほかにＭＳＨ（メラニン細胞刺激ホルモン）、エンドルフィンなどのホルモンを持っている前駆体でずいぶん注目された。引き続いて沼さんのところでは、エンケファリン、ダイノルフィンなど、近縁のペプチドの前駆体のクローニングにも成功し、国際的にも注目されるようになった。私たちの教室では、この前駆体がどのようにプロセシングを受けるのか、どのような作用をしているのかなどの研究をした。

沼さんのすごいところはそれからであった。多くの時間を作って自ら研究室に入り、若い人たちと一緒に仕事をして、この新しい技術を習得してしまった。さらに、いくつかのホルモン様物質をクローニングした後は、研究の幅を横に拡げることなく、次の目標を明確に決めた。それは、ホルモンの情報を受け取る細胞側の物質、レセプターの研究である。「共同研究をしよう」とたびたび持ちかけられたが、レセプターの量はきわめて少ないので、私は臨床の研究者がそれを精製することは困難と考えていた。結局、沼さんはアメリカのシビレエイの発電器官が持つアセチルコリン・レセプターに注目し、それを利用して人のニコチン性アセチルコリン・レセプターのクローニングに世界で初めて成功した。レセプター学と呼ばれる分野が、これによって大きく進歩したと言ってよいであろう。

沼さんは、少し大げさに言えば、全身全霊で仕事に打ち込んだ人であったと言えよう。疑問があれば、深夜でも私の家に電話をかけてきた。夕食の多くは京都大学の楽友会館で済ませたが、沼さんが部屋を出ると秘書が楽友会館に電話してメニューを告げ、会館に着くやさっと料理が出てくることで有名であった。

私が京大総長に選ばれたときは、がん再発のために入院中であったが、電話での祝いの言葉の後、「ぜひ言っておきたいことがあるので教授室まで行く」と言う。「いや、私が行きますよ」と言って病室に行き、しばらく話をした。

そのとき沼さんは、「近ごろの若い人は簡単にデータが出る研究を好む傾向があるが、思い切って困難な問題に挑戦してほしい。京都大学は登山や探検で有名であり、それで命を落とすこともある。研究では失敗しても命までは落とさないのであるから、ぜひ思い切った挑戦をするべきであると若い人に伝えてほしい」と話した。私はそれを彼の遺言と受け止め、その後何度か大学の式辞や挨拶でこの話をした。このときの会話が、彼とゆっくり話をする最後の機会となってしまった。もっと生きて若い人に影響を与えてほしかったと考えることしきりである。

最後に、彼が好きであった言葉を書いておきたい。それは、「努力は無限」という、マラソンの瀬古利彦選手の言葉である。沼さんの死後、私はイギリスの王立協会から、その雑誌に追悼文を書くことを求められた。そのなかにこの言葉を添え、あらためて彼の早すぎる死を惜しんだ。

小松周治先生

私が大学を卒業したころは、医師国家試験の前に一年間のインターンが必須であった。私はインターンの病院として、滋賀県の大津赤十字病院を選んだ。理由の一つは、小松周治先生というインターンを熱心に指導する先生がおられたからである。

小松先生は秋田県の出身で、一九二四年（大正一三）に京都大学医学部を卒業された後、三年あまり第一内科学教室に在籍された。その後、大津赤十字病院に赴任され、終生をそこで過ごされた。学位は病院から京都大学の微生物学教室に通い、取得されたとのことである。したがって臨床の実力は、主としてご自身で磨き上げられたものであるといってよいであろう。

インターンは主治医のサブとして少数の入院患者を担当し、小松先生が外来を診察されるときは陪席して指導を受けた。その指導ぶりは厳しく、カルテの書き方が悪いとその場で投げ捨てられることもあった。他方では懇切丁寧に指導され、とくに腹部触診法や心雑音の聴き方などは、手をとるように指導された。インターン生は先生の厳しさを恐れながらも、「こまっちゃん」と親しみを込めて呼んでいた。

私はインターンを終えた後、京都大学の第二内科学教室に入局し、約一年後に今度は医員として先生の下で働くことになった。小松先生の医員への態度は、インターンとは異なって厳しかった。言葉による指導はほとんどなく、うっかり質問すると「自分で勉強しろ」と一喝された。

小松先生が外来を診察されるときには、隣の部屋で医員が病歴を聞いてカルテに記入した。あるとき五十歳代の男性が、足の関節痛を訴えて来院した。私は関節リュウマチか、変形性関節炎を念頭に置いて病歴を聞いた。ところがカルテを読んだ先生に、私はすぐに診察室に呼び込まれた。先生は、「君はどの病気を念頭に置いて、この病歴を書いたかね」と質問された。私が答えると、「君、これは痛風だよ、病歴を取り直したまえ」と叱られてしまった。

当時、痛風は日本にはほとんどないとされていた病気で、私の念頭にまったくなかったのである。慌てて勉強してみると、なるほど典型的な痛風の病歴であった。痛風については後に学会で発表し、論文としてもとりまとめたが、あるときおそるおそる「先生はこれまで何例くらいの痛風の患者を診られましたか」と質問したところ、「君、あれは最初の症例だよ」という答えであった。勉強することがいかに大切か、教えられたのである。

小松先生の部屋に行くと、ノートが本棚にずらりと並んでいた。時間があるとカルテを部屋に持ってこさせて、興味がある例、診断がつかなかった例を記録にとっておかれた。類似の例があると、所見などを整理して保存しておられたのであろう。回診中に診断がつかない例があると次の機会に、「君、前にこういう例があったよ」、「こういう視点でもう少し調べたらどうかね」などと話されることが少なくなかった。

あるとき小松先生は体調をこわして、一週間ほど病院を休まれたことがあった。お見舞いに行くと、布団の上で腹ばいになって論文を読んでおられた。驚いたことにノートをそばに置いて書き込んでおられた。普段でもほとんどサブノートをとったことのなかった私は、大いに恥じ入ってしまった。そのとき先生は、こんな話をされた。「私のドイツ語の内科の教科書には、どのページにも虫が挟まっているよ」。網戸のなかった当時、先生が住んでおられた付近は虫が多かったに違いない。その虫がどのページにも挟まるほど、先生はよく本を読まれたのであろう。

当時の日本には、胃がんの症例がかなり多かった。小松先生は外来で患者を臥位だけでなく、座位にして丁寧に診察された。まだ内視鏡のない時代、胃がんはレントゲン透視で診察するしかなかった。私たち若い医員は、交替で胃の透視を担当した。透視しながら触診すると、小さいがん病変でもよく手に触れることができた。大いに喜んで外来カルテを見ると、先生が診察された例では、ほとんど「腫瘤あるいは抵抗がある」と記載されていた。私は、あらためて先生の診断能力の高さに驚いた。

当時はまだ、外国の雑誌を地方の病院で入手することはできなかった。小松先生が勉強されたのは日本語の医学雑誌と、日本内科学会の地方会であった。先生は年に三回開催されていた地方会に出題するとともに、必ず出席してノートをとりながら、疑問があるとよく質問・討論をされた。すぐれた臨床医になるには、なによりもこうした地道な努力が必要であることを、先生は身をもって示されたのである。

小松先生は、胃の噴門部のがんで亡くなられた。触診の名手でも、噴門部のがんは触れることができなかったのであろう。いまなら内視鏡で早く診断できたのにと、残念である。

前田勝之助氏

私が京都大学総長を務めた最後の年、一九九七年は京都大学の創立百周年の年であった。その記念事業のための募金活動で、私は多くの企業を訪問した。当時、東レ株式会社の社長であった前田勝之助さんに会ったのは、そのときが初めてであった。それからしばらくして、私は「科学技術会議」の常勤議員を命じられたが、その会議の席で、経済界を代表して非常勤議員を務めておられた前田さんに、再び会うことになったのである。そのころは行政改革の真っ最中で、新しい「総合科学技術会議」をどのように立ち上げ、機能させるかが大きな課題であった。

しかし、それは容易なことではなかった。というのも、各省庁の既得権益のようなものがあったし、改革には痛みはつきものだからである。私たちは新しい総合科学技術会議を日本の科学技術政策の司令塔にしたいと考えていたので、当然さまざまな摩擦が起こった。そのなかで敢然として、しかも周到に準備をして発言してくれた人が、前田さんであった。

前田さんはわかりやすいハンドアウト（配布資料）を作り、それを披露して議論された。経団連の現在の会長である榊原定征氏（当時は東レ副社長）をよく連れてきて、資料を説明させるという形で一緒に議論させてもおられた。いまから考えてみると、それは帝王学の教育であったのかもしれない。一つの焦点は、総合科学技術会議を「日本の科学技術政策の司令塔とする」という文言を「科学技術基本計画」に入れるかどうかであった。二〇〇一年には「科学技術会議」が「総合科学技術会議」に改組され、新しく策定した基本計画のなかにその文言を最終的に入れることができたのは、前田さんの腕力によるところが大きいといってよいであろう。

前田さんと親しくなれたきっかけの一つは、生年月日が近かったことである。私は一九三一年（昭和六）二月四日生まれ、前田さんは同年の二月五日生まれであった。私が「これだけは絶対に追い越すことはできないよ」と言うと、前田さんは「井村先生は四日の夜の生まれ、私は五日の朝の生まれだから、事実上同じだ」と反論された。東京には昭和六年生まれの産業界の人たちの会があり、私も何回か参加する機会があった。

前田さんに助力してもらったことの一つに、国立大学の施設整備がある。当時の国立大学の施設は一般に狭隘で、老朽化が著しく、新しい大学院が設置されても施設の整備は大幅に遅れていた。当時の文部省の予算の枠には限界があり、一部の国立大学で進められていたキャンパスの統合のため、その他の大学の施設整備が遅れていたのである。これを改善するには、文部科学省の枠を超えた予算が不可欠であった。私が政府の常勤議員を引き受けた理由の一つは、この問題を省庁の枠を超えて解決する機会となるかもしれないと考えたからであった。

そのことを前田さんに話すと、快く協力してあげようということになった。そして、いくつかの省庁や自由民主党などへの陳情には、必ず同行して一緒に訴えていただいた。当初はうまくいかなかったが、やがて状況が理解されるようになって、補正予算が組まれる機会にかなり大幅な予算が付き、一気に改善に向かうことになった。もちろん文部科学省の努力も大きかったが、前田さんは陰の功労者であったと言えよう。

前田さんは、御父君の勤務地である福岡県で生まれ、そこで初中教育を受けておられるが、元々熊本と縁が深く、本人も旧制五高から熊本大学を卒業しておられ、「肥後もっこす」らしい頑固のところがあったと思う。それだけに、いったん信頼するとたいへん熱心に協力するという義理堅い一面もあった。他方では技術者らしく、科学技術振興の必要性への理解も深かった。「特許を一〇〇以上持っている」というのが自慢の、根っからの技術者である。今日の東レの目玉商品の一つである炭素繊維も、前田さんが初めて手をつけられたと聞いている。しかも経営の才もあり、東レの経営が不振になると、会長からＣＥＯに復帰し、見事に経営を立て直して業績を改善したという実績の持ち主でもあった。

前田さんには、総合科学技術会議を辞めてからもお世話になったことがある。二〇〇七年のことであった。二〇〇九年の「国際生物学オリンピック」を、日本が突如引き受けることになったときである。というのも、いったん引き受けていたギリシャが経済的な理由から急に辞退したので、国際委員会から、日本での開催を要請されたのである。

この年はダーウインの生誕二〇〇年、『種の起源』発表一五〇年の年に当たり、生物学にとって重要な年であった。「なんとか日本で引き受けてほしい」という強い要望もあった。文部科学省もなんとかしたいという姿勢であったので結局、私が委員長を引き受けることになってしまった。しかし問題の一つは、二〇一〇年に「国際化学オリンピック」の日本開催が決まっており、募金等をめぐって二つの国際科学オリンピックの間の関係をどう整理するかであった。前田さんに相談すると、さっそく経団連に話をつけていただき、募金の問題は解決した。二年続く国際的な学術オリンピックは、スムーズに日本で開催することができた。

前田さんの健康上の問題は、ヘビースモーカーであったことである。何度か禁煙するよう奨めたが、これには言うことを聞いてもらえなかった。八二歳で亡くなったが、もう少し生きて日本の科学技術政策のご意見番を務めてほしかった。

三宅 儀先生

三宅先生は、私の直接の恩師である。私が一九五八年に京都大学大学院医学研究科に入学して以来、ご指導いただいてきた。とはいえ、当時の三宅先生は雲の上の存在であり、人間としての先生に触れるようになったのは、むしろ定年で退職されて以後のことである。

三宅先生が京都帝国大学医学部を卒業し、内科学第一講座に入局されたのは一九二七年のことである。三宅先生の恩師に当たる辻 寛治教授が、日本内分泌学会を創設された年に当たる。その後の先生の研究生活については直接伺ったことは少ないし、先生が書かれたものも見当たらないのでくわしいことは

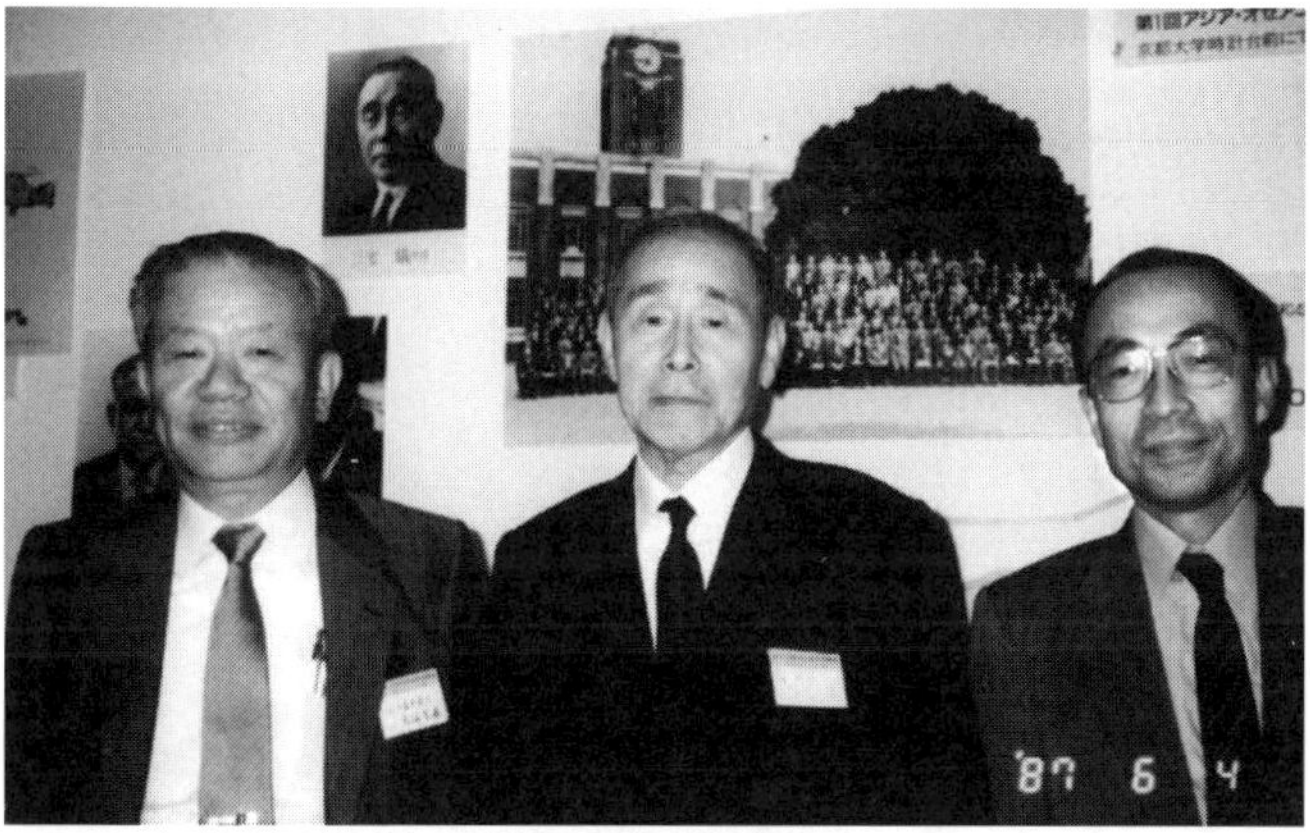

恩師の三宅 儀教授（中央）と先輩の鳥塚莞爾教授

わからない。しかし、順風満帆でなかったことはたしかである。というのも、日本はまもなく戦時体制に突入し、研究することが難しくなってきたからである。辻教授の後任には、専門の異なる消化器病学の井上硬教授が就任されたことも影響したかもしれない。

戦争中には旧満州国政府の嘱託として佳木斯《チャムス》医科大学でしばらく教鞭を執られたし、その後はセレベス（現スラウェシ）島のマカッサルの研究所で、海軍嘱託として研究に従事された。セレベス島には、戦争末期の一九四四年に飛行機で赴任されている。決死の旅行となったようである。そのときの緊張感については、先生から直接伺ったことがある。

三宅先生が頭角を現されたのは、第二次世界大戦後のことであった。復員後は京都大学助教授に復帰され、当時アメリカから導入された尿中17ＫＳ（17ケトステロイド）の測定法を用いて、副腎皮質ホルモンの研究を開始され、注目を集められた。日本で副腎皮質の臨床的研究が本格的に始まろうとしているとき、三宅先生はその尖兵となられたのである。

三宅先生に初めてお目にかかったのは、岐阜県立医科大学（現岐阜大学医学部）の教授を務めておられたときである。私が大津赤十字病院に在職していたときにクッシング症候群の症例の主治医となり、ステロイドホルモンの測定法を教えてもらいたいと岐阜医科大学に先生をお訪ねした。三宅先生は外来診察中であったが、時間を割いて会ってくださった。三宅先生の重厚なお人柄に触れた、最初の機会であった三宅先生はその後、京都大学医学部内科学第二講座の教授に就任され、私はその最初の大学院生として指導を仰ぐこととなった。三宅先生は大学院に入学した私たち四名に、研究テーマを直接に与えられた。当時は、一般にはライターと呼んだ中間の指導者についたので、やや異例であったと言えよう。三宅先生を囲んで何度か本読みをし、夜遅くなることもあった。病院の裏門が閉まっていて出ることができず、かといって正面に回ると遠回りになるので、先生ともども塀を乗り越えてしまったことも、いまでは懐かしい思い出である。このことは、ほとんど人には言わなかったが。

三宅先生は温厚篤実な性格で叱られることはほとんどなかった。教授就任後は超多忙であったが、常に先を見て研究を進められた。私には副腎皮質刺激ホルモンに関する研究テーマを出されたが、当時の日本の研究室の状況下ではすぐに手をつけることができなかった。第二次世界大戦後、いち早くステロイドホルモンの研究で成果を挙げられた三宅先生は、次は下垂体ホルモンの時代であることをすでに見抜いておられたのである。

教室の人事についても、三宅先生は従来の慣習を踏襲せず、新しい方策を打ち出された。先生の最初の大学院生すべてが教官に採用され、アメリカに留学してそれぞれの研究分野で活動できたのも、先生の先見性のお陰であった。

晩年の三宅先生は耳が遠くなられて外出されることも少なくなり、西賀茂に隠棲された。私は判断に迷うようなことがあると、先生のお宅を訪問することとしていた。ずいぶん喜んでいただいたし、たくさんのお話を聞かせていただけたからであった。もちろん、私が迷っていることを直接話題にすることはなかった。三宅先生とお話をしていると、なんとなく方向が見えてくるように思えたからである。

考えてみれば、私が日本国内だけでなく、国際内分泌学会で活動できたのも、三宅先生にあらかじめレールを敷いていただいていたお陰ではないだろうか。師とは、ありがたいものである。

日野原重明先生

日野原先生は京都大学の先輩であることもあって、その令名は早くから知っていた。とはいえ、いつのころからお付きあいするようになったのか、正確には思い出せない。おそらく一九九〇年代の中ごろからであったように思う。聖路加国際病院の新病棟はすべて個室であることで知られていた。「病院を案内してあげよう」と言われて伺った。

理事長室でしばらく病院の全体像についてのお話を聞いた後、日野原先生自らが、「院内を案内する」と言われて部屋を出た。すると、「三階まで歩こう」とおっしゃって一緒に階段を上ったが、二階からは「今度は一段おきに上ろう」と言われた。八十歳代の先生に大丈夫かとちょっと躊躇したが、いとも軽やかに階段を上がられるのには驚いてしまった。空港でもムーヴィング・ウオークは使われないとのこと。それが先生の健康法であると伺った。

そのとき、病院内のチャーチ（礼拝室）などにある酸素の配管なども見せてもらった。スウェーデンの病院でその設備を見た日野原先生は、ただちに日本に電話して建設中の新病院の設計を変更してつけられたのである。そのことがあって、一九九五年三月二〇日の地下鉄サリン事件のときには多くの患者を引き受けることができ、先生の先見性を評判にした装置であった。

その少し前のことであったと思う。日野原先生から電話があっていきなり、「ＥＢＭ《Evidence-based Medicine》（証拠に基づく医療）のことを知っているか」と聞かれた。「不勉強で、残念ながら知りません」と答えると、「来月にアメリカから数人の専門家が来日して東京で講演会をするので、都合がつけばいらっしゃい」と誘われた。都合をつけて上京し、この「臨床研究の成果に基づく新しい医療」について勉強する機会を得ることができた。これも日野原先生のきわめて積極的な姿勢の表れである。臨床研究で得られた高い精度の情報を使って、効果の高い医療を提供しようとするこのＥＢＭは、その後の日本でも急速に拡がった。

医学書の出版社である中山書店から、看護師を対象とする講座のシリーズ本を発行したいのだが、だれに編集してもらうのがよいかと相談を受けた。二〇世紀の終わりころであったと思う。私は躊躇することなく、日野原先生を推した。聖路加国際大学看護学部は日本の看護大学の最高峰であり、先生は看護師の地位と能力の向上のために長年にわたって貢献してこられたからである。最終的には、日野原先生と私の二人で編集することとなった。出版社は全二〇巻くらいを考えていたようであったが、先生の熱意によって結局は全三六巻という大部の全集となってしまった。良い本であっても高額になるのでなかなか売れないのではないかと心配したが、そのとおり出だしはあまり売れなかった。

そこからが、日野原先生のすごいところであった。ある日電話があって、「日本の各地で、看護師を対象とした講演会をしたい。私は全部に出席するが、あなたは忙しそうだから三か所だけ講演してほしい」ということであった。実際に、聖路加国際大学の教授を引き連れて、各地で講演会を開催された。最近の医学の進歩と看護の課題が主題であったが、なにしろ看護学の神様の講演があるので、会場はどこもいっぱいになった。しかも先生は、講座を一冊でも買った人には、昼休みにサイン会までされた。日野原先生のこの発想と努力によって、この看護学の講座シリーズはかなりの程度に売れるようになったのである。

日野原先生の特徴は、先見性と行動力であろう。先生は常に国際的な動向に注意し、良いものは積極的に取り入れられた。先に述べたＥＢＭもその一例である。音楽療法、ホスピスなど、その例は少なくない。かなりの高齢になるまで、日野原先生はクリスマス休暇にアメリカを訪れ、その情報を日本に帰る機内で原稿に書き上げ、ある出版社の「医学界新聞」に掲載しておられた。

「飛行機の中でワインなどを飲んで寝ていては駄目。印象が強い間に文章にしなさい」、それが日野原先生の私へのアドバイスであった。先生はたいへんな努力家でもあったのである。

翠川 修先生

この本をまとめている間に、京都大学医学部病理学教室の教授であった翠川修先生の訃報が入った。「一度お見舞いを」と思っていたが、それを果たせなかったのが残念である。私より五年先輩であるが、日ごろは「翠川さん」と呼んでいたので、そう書くこととする。

私が翠川さんの存在を初めて知ったのは医学部二回生のとき、病理学の講堂においてであった。森 茂樹教授の助手として、講義についておられた。教授の指示でなんらかの資料を取りに行くときは、いつも駆け足であったし、声も大きく、ずいぶん元気な人だと思った。しかし、病理の講義はあまり面白くなくて私はサボりがちで、そのころには個人的な接点はまったくなかった。

翠川さんと個人的に知りあうようになったのは、大津赤十字病院でインターンをしているころからであった。当時は京都大学の助手であったが、週一回程度は病理標本の診断や病理解剖のために大津赤十字病院にきておられ、種々教示を受けた。私が国家試験を終えると、「病理学教室に入らないか」と、熱心に勧誘もしていただいた。当時の病理学は基礎医学の華とでも言うべき重要な分野であって、少し気持ちが動いたが、もともと私は第一線の医師になるつもりであったし、そのために内科学を選びたいとの気持ちは変わらなかった。

　インターンから一年あまりして、私は再び大津赤十字病院の内科に勤務することとなり、また翠川さんの世話になった。とくに自分が主治医であった患者さんが亡くなって病理解剖をすることになると、翠川さんに大学からきてもらわねばならなかった。画像診断も臨床検査もまだ進んでいなかった当時、診断がつかない症例では最終的に病理解剖が不可欠であり、それが臨床医学の進歩を促していた。アメリカで臨床病理カンファレンス（ＣＰＣ《Clinicopathological Conference》）が盛んに行われるようになり、少し後には京都大学でも実施されて、多くの臨床医が参加した。こうした時代であったので、翠川さんから解剖の方法を教わり、後には自分たちで解剖して、後で判断を仰ぐことも少なくなかった。医員二人で、夜を徹して二体を解剖したこともあった。

　翠川さんは、一度親しくなるとたいへん面倒見が良かった。学位論文の研究では、副腎の形態学的変化について、標本作製から所見の読み方まで懇切に指導してもらったので、苦手の形態学の所見をなんとかまとめることができた。

　翠川さんは後に京都大学の病理学の教授に就任して、科学研究費で研究班を組織すると、私も研究班の一員に加えてもらった。当時の私は、独立して研究費が取れなかったのでずいぶん助かったものである。私が神戸大学の新設の内科講座の主任となり、予算の不足で困っているときは、もっとも頼りがいのある相談相手であった。翠川さんにお世話になったことはずいぶん多かったと言えよう。

翠川さんは情熱家で、やや直情径行の傾向もあったが、行動力に富み、大学教授としては異色の存在であった。京都大学では学生紛争が長く続いたが、そういうなかで全学の学生部長として活躍され、大学紛争の収拾に貢献された。私が医学部の学生を対象とする教育体制の委員長をしているとき、学生たちに夜遅くまで閉じ込められたことがあった。これを聞きつけて隣の部屋にきて待機してくれたのも翠川さんであった。大学の正常化に果たされた役割は大きかった、と言えよう。

翠川さんが情熱をもって取り組んだもう一つの仕事は、教官定員の増加であった。京都大学医学部は、戦後の総定員法によって教官定員が決まるときに、申請に失敗して他の旧帝国大学よりも病院の助手（現在の助教）の定員が少なくなってしまい、医学部の大きな問題となっていた。それでも、他の大部分の国立大学とはほぼ同数であったので、助手の増員はきわめて困難であった。翠川さんは、この問題に献身的に取り組み、第二次ベビーブーマーにともなって入学定員を増やすときに一定数の教官定員を確保することに成功した。京都大学医学部にとって、特筆すべきことであったと思う。

私は一度だけ、翠川さんと対立したことがあるが、それもこの問題と関係していた。ベビーブーマーのためにいったん増やした医学部の入学定員を減らすことを、文部省から要求されたのである。教授会では、優秀な学生が多数受験するので少しでも多くの新入生を確保したいという意見が強く、翠川さんはその急先鋒であった。しかし、学生の定員の増加は当初から一時的とされており、若い人口が減少するなかで、京都大学だけがいつまでもこの状態を維持するのは適切でないと、当時医学部長を務めていた私は判断した。

激しい議論はあったが、最終的には大学院に新しい部門を設け、大学院生の定数を大きく増やすことでこの問題は決着した。

それから三〇年近い時間が流れ、大学もすっかり変貌した。翠川さんのように情熱的・行動的で、しかも思いやりのある人が、現在も果たしているであろうか。いまはただ、心からご冥福を祈るのみである。

第二部

私の医歴書

ひとすじの航跡

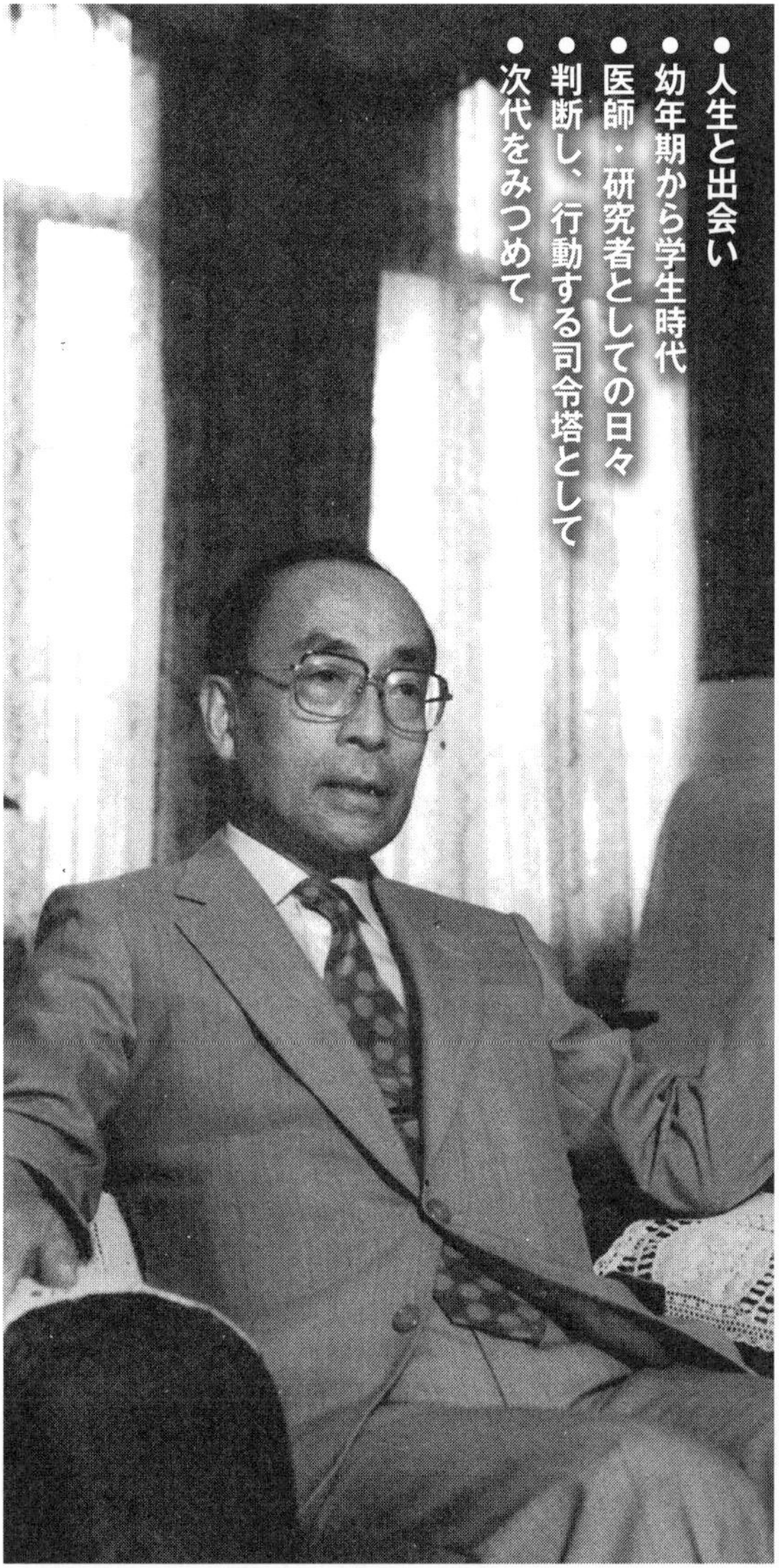

思いもかけず京都大学総長に選出される。総長室での一枚

米寿を迎えて

人生が長くなった。かつては「人生五〇年」という言葉がよく用いられたが、現在では「人生八〇年」と言われる。事実、最近の厚生労働省の推計によると、日本人の平均寿命は男子八〇・七九歳、女子八七・〇五歳に達している。しかし、平均寿命には小児期の死亡が大きく影響するので、私たちの実感とは少しずれることになる。

そこで統計学でいう中央値、これを厚生労働省は「寿命中位数」と呼んでいるが、これをみると男子八三・七六歳、女子八九・七九歳である。ちょうど半数の五〇パーセントの人がこの年齢まで生きられるわけで、日本人の女性はすでに「人生九〇年」の時代を迎えていることになる。しかも、この寿命は今後も少しずつ延びるものと予測されている。先進諸国の二〇〇七年生まれの子どもの半数は、一〇〇歳以上まで生きるという推計もある。「人生一〇〇年」と言われる時代は、着実に近づいていると言えよう。

日本人の人生は、長さだけでなく、その内容も大きく変化した。江戸時代以降の伝統もあって、かつては農業、商業などの家業はその子孫が次々に継ぐことが多かった。しかし、第二次世界大戦後、進学率は上昇して、現在では五〇パーセントを超える人が大学に進学するようになり、卒業後は学んだ専門を生かして大都市に職を求める人が増加した。人口の都市集中と地方の衰微が始まったのである。さらに産業構造に変化が起こり、金融、ＩＴ関連産業、医療・介護などのサービス産業に従事する人が増加しつつある。

科学技術の急速な発展とともに、職業のありかたは今後さらに大きく変化するのではないかと予測されている。いま話題となっている人工知能が多方面で実用化されると、現在のかなりの仕事が機械に奪われることになると考えられるからである。

これにともなって、長くなった人生の生き方も、将来はいっそう多様になるのではないかと予想される。最近の言葉で言えば単一のライフステージ、すなわち成長・学齢期、労働期、引退期と続くのではなく、複数の学業期、複数の労働期があってもよいことになる。

私は一九三一年の生まれである。したがって、人類がその数や活動範囲を急速に拡大させた時代を生きてきたことになる。一九四五年までの最初の一四年間は、第二次世界大戦という不条理で苛酷な時代であった。その後は戦後の復興と経済成長の時代であり、家業を継がずに思うがままに生きることができたことは幸せであったと思っている。

医師になって最初の三七年間は、医学の臨床・教育・研究の現場で過ごした。その後の二七年間は、はからずも高等教育、科学技術政策などに関わることとなってしまった。自分で求めたわけではなかったが、複数のライフステージを生きたと言えるかもしれない。

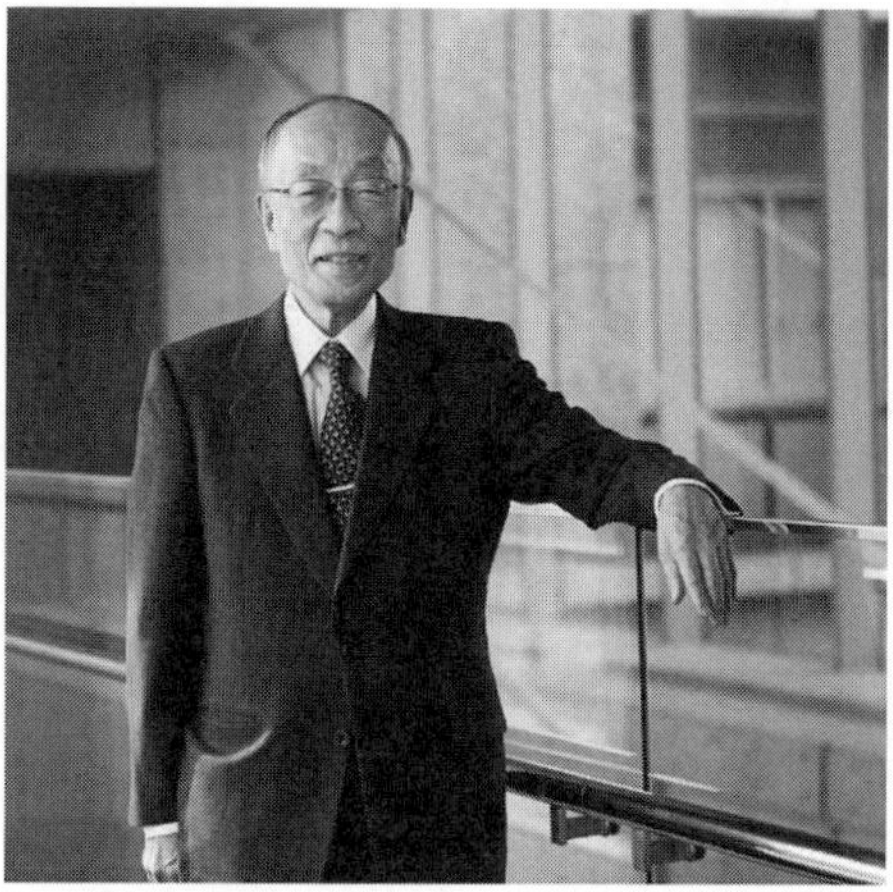
神戸医療産業都市にて

そのような私の歩んだ道を書き残そうと思ったのは、比較的最近のことである。一五年ほど前、ある科学系の新聞社から、「私の履歴書」を書いてほしいと頼まれたが、結局は書かずに終わってしまった。しかし、私は本年（二〇一八年）、数え年で八八歳の米寿の歳を迎えた。多くの友人が鬼籍に入り、私の人生航路も終わりに近づいてきたと感じることが多くなった。

厚生労働省の平均余命の推計によると、八七歳であれば九三歳くらいまで生きられると考えられる。しかし、それはあくまでも生きている期間の平均値であって、記憶力や判断力などの認知機能や日常生活を維持できる期間を言うわけではない。これも平均で言えば、平均余命より二、三年は短いのではなかろうか。ならば、書き残しておくなら、いましかないということになる。

もう一つの動機は、二〇一五年にインターネットのｍ３ドット・コムという医師向けのサイトから、「私の医歴書」という題で取材を受けたことである。編集者のインタビューを受けて、誕生から現在までを語る企画であった。計三回、かなり長い時間をかけて一か月分の原稿ができあがった。なかなか有能な編集者で、医学的な問題についてもよく理解して、まとまった原稿となった。この企画を機会に、私の歩んだ道を一応整理することができたわけである。

しかしこれは、主として投げかけられた質問に答えたもので、後になって考えると抜け落ちたところも多い。かなりの人がこの連載記事を読まれたように耳にしたし、自分で書き直したほうがよいと助言してくれる友人もあった。

そうしたことから私の語り口で、もう少し丁寧な「自分史」を書き残すべきではないか。そのように考えたことが、この筆をとる一つの動機となった。か細いが、私が旅をしてきた「ひとすじの航跡」を書き残すこととしたい。

人生と出会い

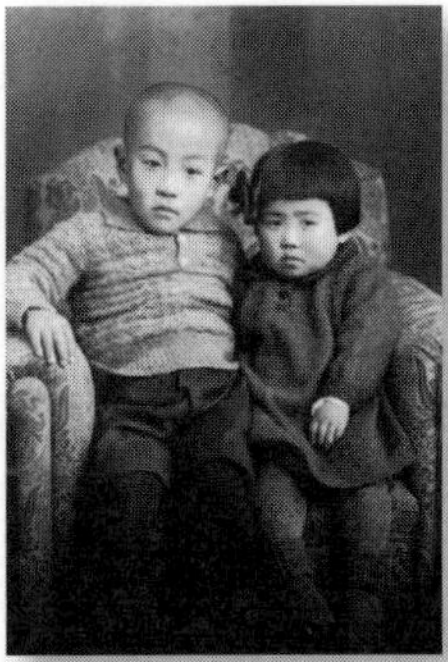
妹の淑子と

人生は旅にたえられることがある。旅にはさまざまな出会いがあり、それによって歩く道が変わることも少なくない。後に述べるように、幼時期の私は体が弱かった。このことが医師になろうとした動機であった。市井の一医師になることを考えていたといってよいであろう。しかし、多くの人や仕事との出会いがあって、結局はかなり違った道を歩んでしまった。

たしかに、人は長い人生で多くの人に会い、影響を受け、自分の軌跡を描くことになる。出会いの最初は両親や家族で、人はこの最初の出会いを選ぶことはできない。しかも両親から遺伝子を受け取り、それが容姿、健康、性格、能力などに一定程度、影響する。人はやはり、ある「星」のもとに生まれるわけである。

成長してからの私は、旧制中学、旧制高校、大学と、恵まれた教育環境で過ごすことができた。多くの先生、先輩、友人から影響を受け、自己を形成することもできた。医師になってからも、後に述べるように先輩、同僚、友人、患者など、多くの人たちとの出会いがあり、相互に影響しあいながら歩んできたように思う。研究者としても教育者としても、じつに多くの先輩、後輩と一緒に仕事をすることができたことは幸せであった。

出会いは人だけでなく、仕事に対しても重要である。私は、この面でもよい出会いがあったと思っている。自分では予想もしていなかったような大きな仕事、自分には荷が重いのではないかと躊躇するような仕事を、次々と引き受けることになった。だれかがやらねばならないときに、たまたま私がその場に居合わせたということで、引き受けることになってしまったように思う。

その最初は神戸大学に新設された内科学教室の立ち上げで、後に述べるようにかなり苦労はした。国際内分泌学会の会長などの役職も、英語があまり得意でない私には荷の重い仕事であった。とくに六〇歳を過ぎてから、想像もしていなかった京都大学総長、総合科学技術会議議員、神戸医療産業都市のための先端医療振興財団理事長、日本医学会総会会頭などを務めることになった。

すでに書いたように、私の第二のライフステージも、自らが望んだわけのものではなく、たまたまの出会いの結果であった。それをなんとか務め上げることができたのも、やはり人生が長くなったことのお陰であると言えよう。

考えてみれば、私が京都大学総長に就任したのは六〇歳の年であった。企業や官庁に勤めていたら定年退職の歳である。このことを取材にきたある新聞記者に指摘されて、初めて気づいた。幸い健康に恵まれたこともあって、六〇歳以降の第二の人生を、かなり忙しく、かつ充実して送ることができた。健康な長寿の時代の賜物であると言えよう。

幼年期から学生時代

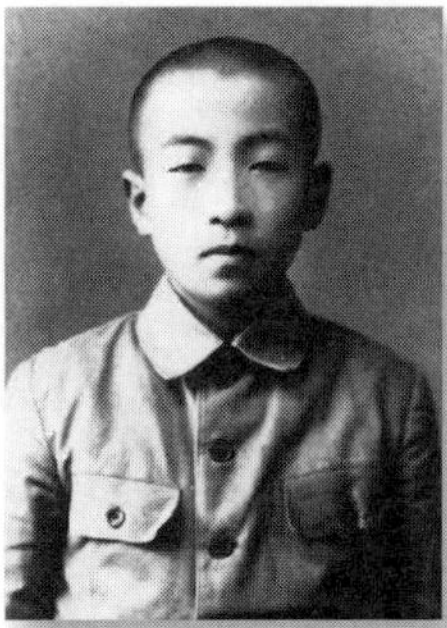
高等学校の受験写真。中学時代唯一の写真で、いかに余裕のない時代であったかわかる

平凡な家系

私は一九三一年（昭和六）二月四日、父・井村平三郎、母・寿がの長男として、滋賀県神崎郡八日市町（現在の東近江市八日市金屋町）で生まれた。その日は節分で寒さが厳しく、産室に使っていた座敷の前にあった坪庭のヤツデの葉が凍てついていたと、母はよく話していた。世界恐慌の後で、日本は不況のどん底にあり、世情も不安定で、母は生まれた子どもの将来に一抹の不安をいだいていたのかもしれない。

井村家は私の四代前の井村伊右衛門に始まる。記録は残っていないので正確なことはわからないが、初代は江戸時代の後期に近江の国水口の在（現甲賀市水口町）に生まれた。水口は東海道五十三次の五〇番目の宿で、そこから東の四九番目の土山宿に出て、やがて「つるべ屋」という旅籠を始めた。当時の土山宿は東海道の難所、鈴鹿峠を控えており、かなり賑わった宿場町であったらしい。初代のくわしいことはわかっていないが、あるいはなにかの表彰を受けたときの肖像画が残っている。その絵では短刀を持っているので、名字、帯刀を許されていたのかもしれない。

明治に入って二代伊右衛門の時代になると、鉄道の東海道本線が街道の東海道とは離れたところに開通したことで宿場町の土山は急速にさびれ、町民は職を求めて町を離れるようになった。当時、町長を務めていた二代伊右衛門は、この状態を憂慮して製茶業と製糸業を起こし、かなりの人を雇用して一時は成功していたらしい。しかし、やがて不況に見舞われ、交通の不便な土山での事業が行き詰まって、心労のため健康を害して引退してしまった。

私の祖父にあたる三代伊右衛門は祖母・げんの婿養子で、ずいぶん苦労して破綻した事業の後始末をすることになった。同じ滋賀県の八日市町（現東近江市）に移り、茶の加工・卸小売業を始めた。三代伊右衛門にも男児がなく、長女の私の母が婿養子を迎えて家業を継いだ。父は八日市から少し離れた苗村（現竜王町）の農家の三男として生まれ、高等小学校を卒業したあと東京に出て堀井謄写堂に勤めていた。いまはなくなった謄写版印刷機の日本を代表する製造元であった。父は婿養子に入ってしばらくたってから、勤務をやめて家業を継いだ。

このように、私の祖先はごく平均的な日本の農家に生まれ、明治以降は主として商業で生計を立ててきた。祖母は当時としては珍しく、京都府立第一高等女学校（現京都府立鴨沂高校）を卒業していたが、それ以外の人は小学校の高等科までであった。これも、そのころの地方では平均的であったと思う。

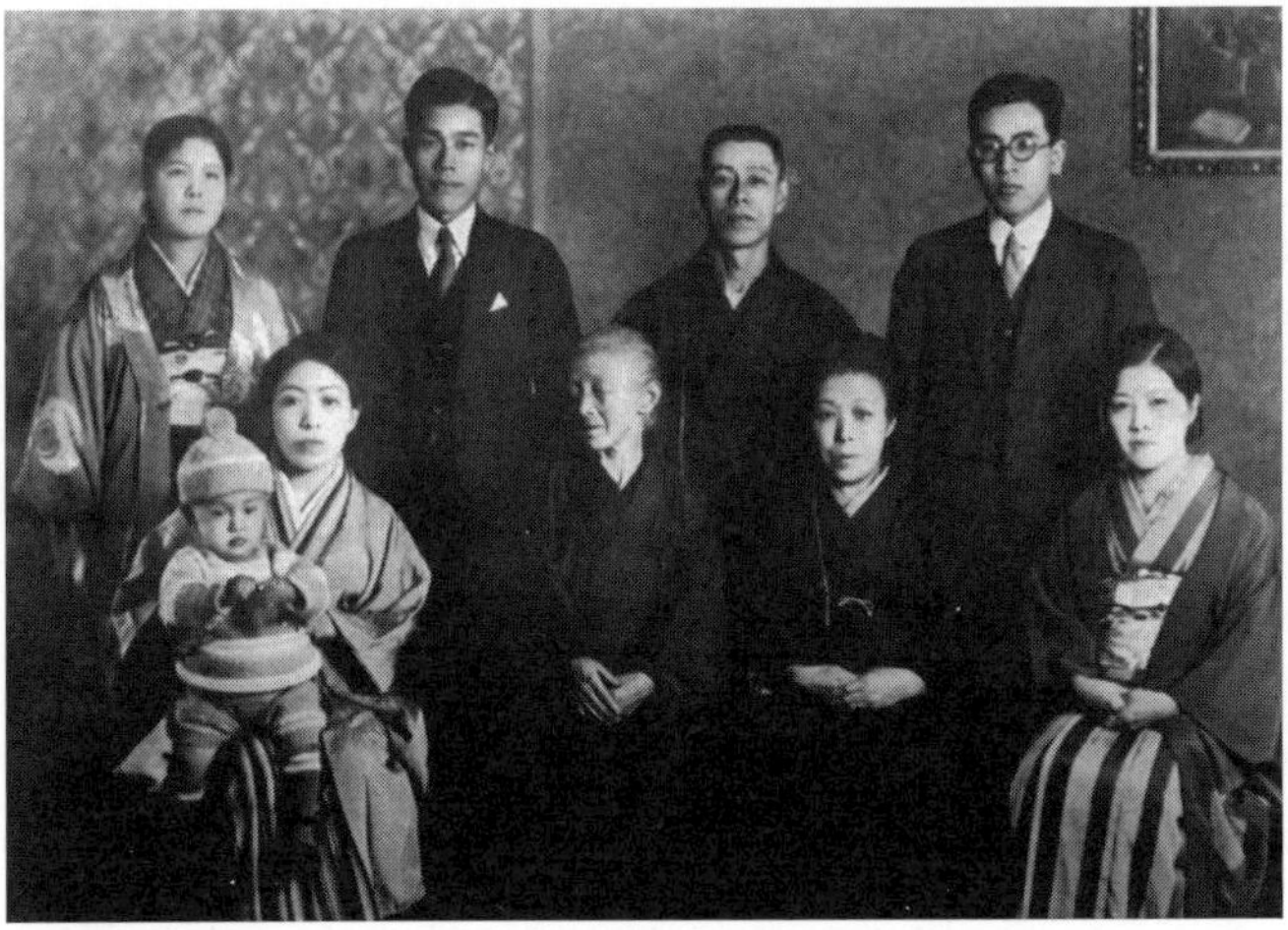

家族写真。曽祖母、祖父母、両親、高倉新一郎夫妻（叔母）、叔母（のち大辻いく）、母に抱かれているのが著者

母は小学校の成績が良く、妹（私の叔母・登き）とともに滋賀県神崎郡長の表彰を受けた新聞記事が残っている。しかし、家計がもっとも苦しかったころであり、長女で家の跡を継ぐ立場にあったので進学できなかった。そのことが残念であったらしく、家族のなかで私の大学進学を一番熱心に支援してくれたのは母であった。

祖父は元士族の家に生まれたが、明治以降は貧しくなって高等教育は受けられず、井村家に入って商業に従事した。真面目でさっぱりとした性格で人望があり、家業を父に譲ってからは区長、家庭裁判所調停委員、氏神の氏子総代などを務めた。私が三代ぶりに生まれた男児であったせいかずいぶん可愛がってくれ、旅行などにもよく連れて行ってくれた。

あるとき土山での事業を清算したことに触れ、「すべての財産を処分して、だれにも迷惑をかけなかったことがよかった」と話した。「人生で他人に迷惑をかけてはいけない」と、暗に諭してくれたのではないかと思う。

父は能吏型で、おだやかでまじめな性格であり、市会議員を務めたこともあったが、祖父と同様、商業には必ずしも向いていなかったかもしれない。

弱虫の男の子

すでに述べたように、私は井村家では三代ぶりに生まれた男児であった。私の下には妹の淑子が一人いるだけなので、私への期待は大きかったに違いない。妹は小さいころから健康で、活発であった。一方、幼児時期の私は身体も気も弱く、関西弁でいう「あかんたれ」であった。夏にはよく下痢をしたし、冬になると風邪をひいて発熱した。乳幼児死亡率の高かった時代で、「この子は一〇歳までもたないのではないか」と、家族は心配していたらしい。

一九三七年(昭和一二)、私は八日市小学校に入学したが、やはり体は弱く、学校もよく休んだ。とくに小学校四年生のときには微熱が続いて、四か月も休むこととなった。当時は小児結核も少なくなく、肺門リンパ腺結核を疑われたためである。後になってツベルクリン反応をすると陰性であったので、結核ではなく、なんらかの感染の後の軽度の体温調節異常であったのではないかと思われる。

医師からは安静を命じられていたので、私は陽だまりで本を読んで過ごした。母が買ってくれた三省堂の小学生むけの百科事典と、叔母（大辻いく）が送ってくれた日本史の本が愛読書となった。とくに百科事典は面白く、私は歴史上の人物や世界の国々の首都や国旗などに関心をもって自然に覚えてしまった。少し大袈裟にいえば、時空を超えて空想のなかで思い切り生きた時間であった。

久しぶりに学校に行くと、分数の計算が始まっていて少し困ったが、クラスでは断然、物知りになっていた。当時は歴代天皇の名前を覚えるように学校で言われていたが、クラスのだれもができなかった。しかし、私だけはすらすらと言うことができた。担任の先生からは、「今度は今上天皇から逆に言ってごらん」と言われ、苦労はしたがこれもなんとか言えて褒められたことを覚えている。たちまち私に、「かかし」というあだ名がついてしまった。そのころ習っていた国語の教科書に「物知りのかかし」という一節があったからである。

私はそのように言われるのが嫌いであった。もって生まれた不器用さと体が弱かったことで体育が苦手で、コマを回す遊びなども下手だったからであった。なんとなく頭でっかちであることは自分でもわかっていて、小学生らしい快活さに欠けていることを卑下していたためである。

病身であったことは、私の人生を決める要因の一つであったかもしれない。よく通った八日市の宮路病院の待合室に置かれていた人体や細菌の模型に興味をもち、いつしか医師になろうとする気持ちが生まれていたからである。

母の妹・登きの主人である高倉新一郎は当時、北海道帝国大学の助教授で農業経済や拓殖史が専門で、私の家にくると旧満州や蒙古の調査の話などをしてくれた。未知の世界の話は私を興奮させると同時に、研究の面白さがなんとなく伝わってきた。もちろん、小学生のことであったから漠然としたものであっただろうと思われるが、後に私が医師そして研究者を志したのは、こうした経緯と無縁ではなかったかもしれない。

日米間の戦争が始まったのは、私が小学校五年生のときである。学校の教室で開戦を伝える大本営発表の放送を皆で聞いたことを、鮮やかに覚えている。日本人が経験することになる苦難の時代の始まりであったが、小学生には予想できないことであった。しかし皆が、ある種の漠然とした不安と、「たいへんなことになった！」という緊張感を持ったことは理解したように思う。

戦争は、私の健康には良い影響をもたらしてくれた。小学生といえども近い将来は戦士にならねばならないので、身体を鍛練する教科が重視されるようになったからかもしれない。八日市には陸軍航空隊の飛行場があり、私も少年航空団という町の団体に入って飛行場に行き、地上の飛行機に乗せてもらって興奮したことを覚えている。そうした環境の変化が影響したのであろうか、小学校の六年生では欠席がなくなり、その後は人が変わったように健康になった。

志を立てた中学校時代

第二次世界大戦の戦況が悪化し始めた一九四三年四月、私は滋賀県立八日市中学校（旧制）に入学した。戦争中であったので入学試験はなく、内申書と口頭試問のみであった。口頭試問では地図とコンパスを渡され、日本とガダルカナル島の距離を測りなさいと言われた。ガダルカナル島が奪われ、戦局は深刻になっていたころであった。

それでも、学校にはまだ大正リベラリズムの残滓が残っていた。国語の教科書には夏目漱石、国木田独歩、大町桂月など明治の文豪の作品が多くて、読んで楽しかった。歴史の正木千尋先生は最初の授業で、「歴史はその見方によって、すなわち史観によって異なり、唯物史観をはじめさまざまな史観があるが、これから教えるのは皇国史観である」と言われた。当時の私は、歴史は過去の事実の記録なのだから、見方によって歴史が異なるということが理解できなかった。それでも、学問には計り知れない奥の深さがあるのではないかと考え、歴史がいっそう好きになった。そのために歴史の成績もよく、試験の講評では私の答案がよく読まれた。

数学はそれほど得意でなかったが、ユークリッド幾何学は謎解きのようで面白かった。二年生に進級して新しい教室に入ったとき、サイン、コサインの記号が黒板に書かれていて、新しい分野を学ぶことに軽い興奮を覚えたことを、いまも明瞭に記憶している。

中学校に入ってから健康になったこと、講義が面白くなったことによって、毎日が楽しかった。入学当初は、少年の知的好奇心を満たしてくれる雰囲気がまだ残っていたのである。しかし平和な学校生活は続かなかった。二年生になると国語も国定教科書になり、軍国主義を鼓吹する内容ばかりで面白くなかったし、軍事教練や勤労奉仕の時間が急速に増えていった。

三年生になると勤労動員に駆り出された。最初は八日市の陸軍の飛行場に行き、本土決戦に備えて飛行機を温存する掩蔽壕《えんぺいごう》（格納庫）造りの仕事をした。それが一段落した六月からは、食糧増産を目的とした琵琶湖干拓事業に従事することとなった。能登川町（現東近江市）にあった寮から安土城の近くの現場まで、毎日往復八キロメートルを歩き、重労働で疲れきって帰ることが多かった。

この勤労動員中に、しばらくは炊事班長も務めた。農業協同組合に行って野菜や魚をもらい、帰ってから寮の隣にある小学校の小使いの小母さんに教えてもらって料理を作った。農協で、「今日はなんもないよ」と言われると、どうしてよいかわからず、泣きそうになって帰ったこともあった。忘れられないのは、牛蒡と油をもらって「きんぴら」を作ったところ、皆がおいしい、おいしいと、たいそう喜んでくれたことである。やはり脂肪は人の味覚にとっておいしい、大切な食品であると言えよう。

このころになると、毎日のようにアメリカの艦載機が飛来して、鉄道などを攻撃するようになった。夜もいつ起きなければならないかわからないので、服を着てゲートルを巻いて寝ることが多くなった。いまから考えると敗色が日に日に濃くなっていたのであるが、私はそのことを痛切に感じていたわけではなかった。

一度、寮にいるときに艦載機による機銃掃射を受けたことがある。じつは我々が狙われたのではなく、少し離れた汽車が標的であった。私たちは寮の中に飛び込んで、机の下で丸くなっていた。次々と急降下して撃ち出される機関銃の雨、その銃声に突き上げるような恐怖を感じた。それは、死を実感として感じた最初の経験であった。

一九四五年（昭和二〇）八月一五日、その日はお盆の休みで自宅にいたが、重大放送があるということで正午に家族がラジオの前に集まった。玉音放送は録音のせいかよく聞き取れなかったが、アナウンサーの解説によって日本の敗戦を知った。正義の戦いであることを信じ、国のために命を投げ出してもよいと考えていた軍国少年にとって、それは奈落の底に突き落とされたような衝撃であった。放送が終わって外に出て空を見たとき、いつもと変わらぬ太陽の輝きとわき立つ入道雲が目にしみるようで悲しく、涙を浮かべながらしばらくは呆然として過ごした。

敗戦の衝撃、そして進学

戦争が終わってから半年間の記憶は、きわめて少ない。満州事変の年に生まれ、物心がついてからはずっと戦争が続いていただけに、私は戦争に勝つことが人生の目的であると考えるようになっていた。その目標が突如無くなってしまったわけである。聖戦の遂行、皇国の不滅を声高に叫んでいた新聞も、学校の先生も、手のひらを返したように民主主義を唱えるようになった。一四歳の純真な少年にとって、そのような大人の世界は不可解であり、茫然自失して抜け殻のようになっていたのであろう。やがて、そのような私に警鐘を鳴らす出来事があった。

その一つは、一九四六年三月に中学校の校舎が全焼したことである。その日は全校遠足の日であった。戦争中と違って楽な遠足であったが、それすらサボって教室に残った生徒が煙草を吸って、それが原因で火災となったのである。学校としてははなはだ不名誉な事件で、この名誉挽回のために、進学に全校を挙げて努力することとなった。

旧制中学は五年制であったが、旧制高等学校への受験は四年生から可能であった。いまでいう飛び級であるが、当時は四修（四年修了）といった。四年生になったばかりの私の学年にも当然、発破がかかることとなった。先生の情熱が生徒にも伝わったようで、周囲も少しずつ勉強するようになり、私もそれに押されて四年生の秋ころになると勉強を始めた。母はとくに熱心に支援してくれ、知り合いから参考書を借りてきたり、家庭教師を探してくれたりした。

いま一つは、優秀な新しいクラスメートを得たことである。彼の名は川崎寿彦君、転校生であった。本来は一学年上であったが、病気のために遅れて、戦後になって私のクラスに入ってきた。英語をはじめ、あらゆる教科が断然よくできて、私は強い衝撃を受けた。というのも、中学二年、三年の私の成績はよく、少し慢心していたからである。

川崎君との思い出はいくつかあるが、映画のことは忘れられない。戦後しばらくしてもなお、中学生が映画館に行くことは禁じられていた。ある日、彼に誘われて二人でアメリカ映画を見に行ったところ、翌日教員室に呼び出され、「級長二人が禁を破るとはなにごとか」と、担任教師から油をしぼられた。川崎君は後に京都大学文学部で英文学を専攻し、名古屋大学の教授として活躍したが、定年の少し前にがんで亡くなった。もっと生きて学問を大成してほしかった逸材であった。

もう一人、辻正一君という努力家の秀才がいた。のんびり屋の私は、彼に刺激されて初めて勉強した。二人で問題を出しあって採点するという勉強法を、だいぶ続けた。彼も四修で三高（第三高等学校）に入り、京都大学工学部を卒業して石川島播磨重工に勤めた。

こうして一九四六年も終わり、受験を考えるべき時期がきた。学校からは静岡高等学校か金沢の第四高等学校を奨められたが、私はまだ四年生であり、腕試しのつもりで思い切って難しい学校に挑戦したいと考えて京都の三高を選んだ。当時、試験科目の発表はなかったし、一九四五年からはＧＨＱ（進駐軍の本部）の指令で中学校での歴史と漢文の講義は一時的に禁止されていた。したがって、そういう教科からの出題はないものと考えた私は、この二つの教科の受験勉強をまったくしていなかった。ところが試験場に行ってみると、歴史も漢文も出題されているではないか。完全にあわてた私は、数学などで計算ミスをしてしまった。それでも歴史は中学時代に好きであったので、意外に解答を書くことはできた。

試験が終わり、「今年はとても駄目なので、来年こそは」と考えて、当時地方では手に入れにくかった受験参考書を河原町通の丸善で買い、アメリカ映画を鑑て家に帰った。映画は『夜霧の港』だと記憶しているが、どうだっただろうか。自信はなかったので合格者の発表も見に行かなかった。ところが、同級生の辻正一君から、「合格していたよ」と連絡をもらった。他からも連絡があって、あわてて上洛する始末であった。近くの帽子屋で旧制高校の制帽である白線帽を買ったが、恥ずかしがり屋の私は、すぐに被ることができなかった。

こうして私は、思いがけなくも四修で難関の三高に合格したのである。

旧制中学の四年間の三分の二は第二次世界大戦の末期であり、不安定で、過酷な日々が多かった。しかしこの期間は、私の人生にとって重要な出発点になった。勉学とは無関係な日々が続くと、かえって知へのあこがれが強くなる。勤労動員中、雨の日にだけ行われた講義で聞いたことを、いまもいくつか鮮明に思い出すことができる。

いまになって考えると、中学の四年間は、知的好奇心を生涯持ち続けるべきことを学んだ時期であった。そして人生の目標として、医学を志すことを決めた時期でもあった。その意味で、私の人生の出発点であったと言える。

小さな三高生の見た自由の学風

一九四七年四月、晴れて三高生となり、理科六組に配属された。一六歳であった。この組は第二外国語がフランス語である。私は医学志望であったので、第一希望はドイツ語としたつもりであったが、私の書き間違いでなければ、成績から第二希望に回されたのであろう。

入試の結果に自信のなかった私は入寮の申し込みもしていなかったので学校の寮に入ることができず、祖父のつてで西陣にあった小森さんという家に下宿した。もとは帯屋さんであったらしいが、当主は同志社大学の助教授であり、他の下宿人も大学か大学院の学生で、環境はよかった。しかし戦後の食糧難の時代であったので、私は週末になると八日市に帰り、日曜の夜に母が用意してくれたなにがしかの食糧を鞄に詰めて京都に戻る生活を繰り返した。友達から「サンデー毎日」と揶揄されたが、育ち盛りの私に空腹はつらく、こうした生活を三年間続けることになった。

三高に入学したころは、晩生《おくて》の私の身長はまだ一四二センチくらいで、子どものように見えたのであろう。「小さい三高生が行きやはる」という声に、ひどく傷ついたことがあった。二〇歳を超えるクラスメートもいたので、身体的にも精神的にも幼かったことは間違いがない。そのうえ、子どものころからの引き込み思案はあい変わらずで、理科六組のクラスメート以外との付きあいは少なく、クラブ活動もしなかった。いまになって、もっと内容の濃い高校生活が送れたはずなのにと、残念に思うことがある。それに、なんとなく神経衰弱気味で、不眠に悩まされることがよくあった。飛び級で入ったものの実力はなく、厳しい試験をクリアできるかどうかの不安もあった。したがって、かなりよく勉強したと思う。

楽しみはフランス映画。毎週一、二回、友達と新京極の映画館に行って、ときには二本立てというのも見た。芸術の香りを感じさせる映画の全盛時代で、印象に残る名画がたくさんあった。戦前、戦争中、戦後のフランス映画が同時に日本にきたので、夢中になって映画館に通った。日本とは異質の、西欧の文化を楽しむことができたからである。

学校から京極までは、歩く道も決まっていた。三高の卒業生で作家になった梶井基次郎に、『檸檬《レモン》』という有名な短編小説がある。その小説のなかで三高生が歩いた道を正確にたどって新京極まで行くのが、我々の決まりになっていた。小説に出てくる丸善の場所は変わっていたが、映画の前に時間があると丸善に立ち寄るのも楽しみであった。

それに、寮歌祭はやはり旧制高校の特徴であろう。「逍遥の歌（紅萌ゆる）」、「記念祭歌」、「琵琶湖周航の歌」などを高らかに歌ったときは、青春を謳歌し

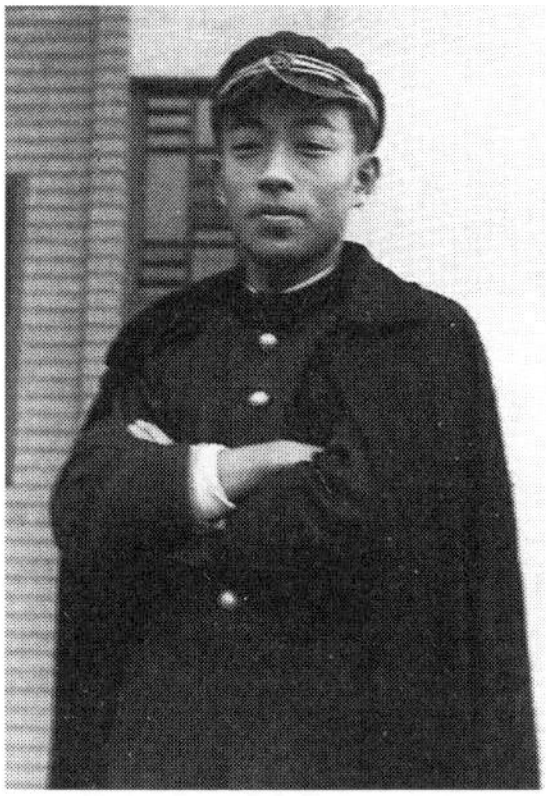
旧制三高の正面玄関で。弊衣破帽が当時のダンディズムであった

ている自分を感じた。夏の一高・三高戦の応援も楽しかった。野球、ボートなどの応援によく出かけ、精一杯の声で応援歌を歌った。

級友と神社仏閣を訪ね歩くことも覚えた。千年の都であった京都には由緒のある神社仏閣や史跡が多く、差し替えることのできる高い歯の「ほう歯」の下駄の音を響かせながら歩き回ったものだ。三高生は信用されていたのか、ある寺院では、「雨戸は締まっているが、開いて自由に拝観していいですよ」と言われたこともあった。冬の大原寂光院では、庵主さんに抹茶をご馳走になって、消えゆく三高の話をしたことなど、忘れ難い思い出は多い。

学校の講義は、多くは素晴らしいものであった。フランス語の伊吹武彦、生島遼一、数学の小堀憲等の名物教授の講義はやはり内容があり、十代の私にも奥深い魅力が感じられた。

そういうなかで、私の医学部志望が一度だけ揺らいだことがある。私が三年生のとき、湯川秀樹博士が日本人として初めてノーベル賞を受賞され、母校の三高に講演にこられたのである。講演そのものをどこまで理解できたか記憶にないが、先生は随筆の名手で、その透明な文章に魅せられていくつかのご著書を読んだ。「理学部に進んで基礎研究をしよう」と考えたこともあったが、数学に自信がなく、結局は医学部志望に戻り、選択科目でドイツ語の勉強をした。

三高には、広い地域からユニークな人材が集まった。同じ組の八城政基君は京都大学法学部に進み、東京大学大学院を経てエッソスタンダード社長、シティバンク在日代表、新生銀行社長などを歴任し、国際的に広く活躍した。中岡哲郎君は新左翼の論客となり、技術史というユニークな分野でも業績を挙げた。他の組にも多くの人材がいたが、それは後年になって知ることになる。

背伸びして一九四七年に入った三高であったが、一九四九年の新制大学への移行にともなって、翌年三月に三高を卒業できたのは私のクラスが最後であった。飛び級で入ったことで、三年間の旧制高校生活を過ごすことができたのである。幸運であった。

旧制高校の長所は、教養教育に徹していたことである、教育の目標が明確なうえに自由度が大きく、夢を抱きながら「自分探し」ができる期間であった。教育は実社会にとくに役立つ内容ではなかったが、後に医学以外の仕事に就くことになったとき、徹底したリベラルアーツ（教養）の教育を受けたことが、私という一人の人格を形成するうえで、また広い知的好奇心を持つうえで、大きな役割を果たしたのではないかと考えた。「無用の用」とでもいうべき教育を人生のある時期、とくに多感な青年期に受けたこと、人生の目標を自由に選べるモラトリアムの期間を持てたことは、いまのような激しい受験競争の時代を考えると貴重な経験であったと思う。

古都の大学の学風に憧れて

一九五〇年四月、私は京都大学医学部医学科に入学した。この年の入試は特殊で、東京大学に進学することも可能であった。しかし、当時は母が病身でよく伏せっていたこと、卒業したら故

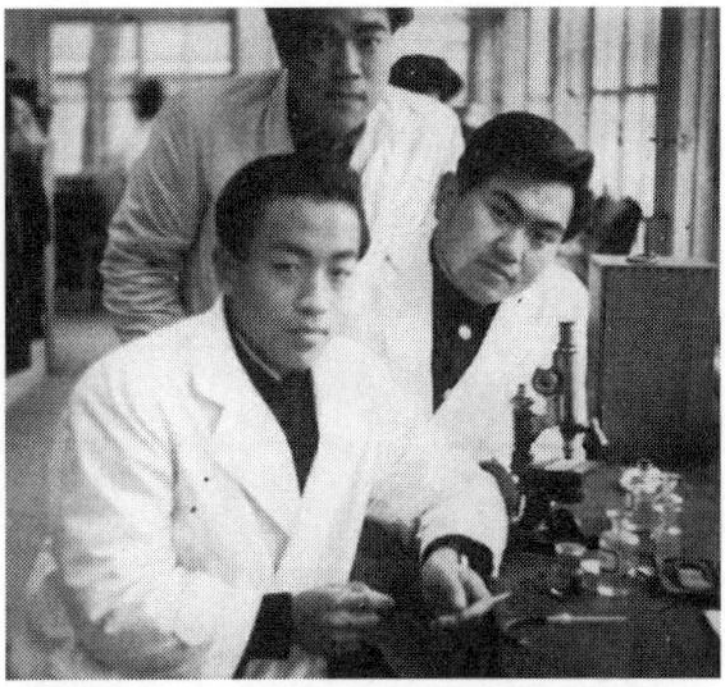
京都大学医学部時代、細菌学の実習で井上俊明君（右）と

郷に帰って医業に従事することも考えていたこと、京都の雰囲気が好きであったことなどから、結局は京都大学を選んだ。

大学に入ると、満足と不満の両方を感じた。満足したのは、三高と同じく自由な雰囲気が横溢していたこと、不満は医学部の講義が一般に面白くないことであった。とくに解剖学などは、頭から覚えなければならないことが多く、骨の名前だけでなく、骨にある溝や穴の名前までもラテン語で丸暗記しなければならなかった。

そのなかで印象に残ったのは、解剖学の平澤興先生の講義であった。先生はノートを一切持たず、複雑な脳の神経路をすらすらと黒板に書かれた。また折に触れて、ベートーベンやフランスの作家で反ファシズム活動でも知られたロマン・ロランの話をされ、理想と情熱で人生を生き抜くことの重要性を説かれた。平澤先生の理想主義は、若い学生たちの人生行路に一つの灯をともしたのではないかと思う。

病理学の天野重安先生の講義も、明快な論理と流麗な語り口に魅力があった。臨床では、外科の荒木千里先生の講義が洒脱で面白かった。後年、自分が講義をする立場になったとき、これら恩師の講義を思い出し、少しでもそれに近づきたいと努力した。

一回生（一年生をそう呼んだ）は解剖学に忙しかったが、二回生になると余裕ができたので弓道部に入って弓を引き始めた。球技はどちらかと言えば苦手であったことと、級友の石河重利君に誘われたからである。大学の弓道場は戦後壊されてなかったので、おもに京都御所で、ときに銀閣寺の弓道場を借りて練習した。練習が終わって人気のない月明かりの銀閣寺の庭園を歩いた思い出は忘れ難く、最高に贅沢な経験であった。

裏千家の茶道は、百万遍の知恩寺で友人と学んだ。どちらもそれなりに面白かったが、四回生になると忙しくなったこと、流行性胸膜痛と思われる胸痛を起こして医師に止められたこともあって、弓道は中止した。弓道は初段、茶道は最初の免状をもらって、この二つの趣味は卒業した。

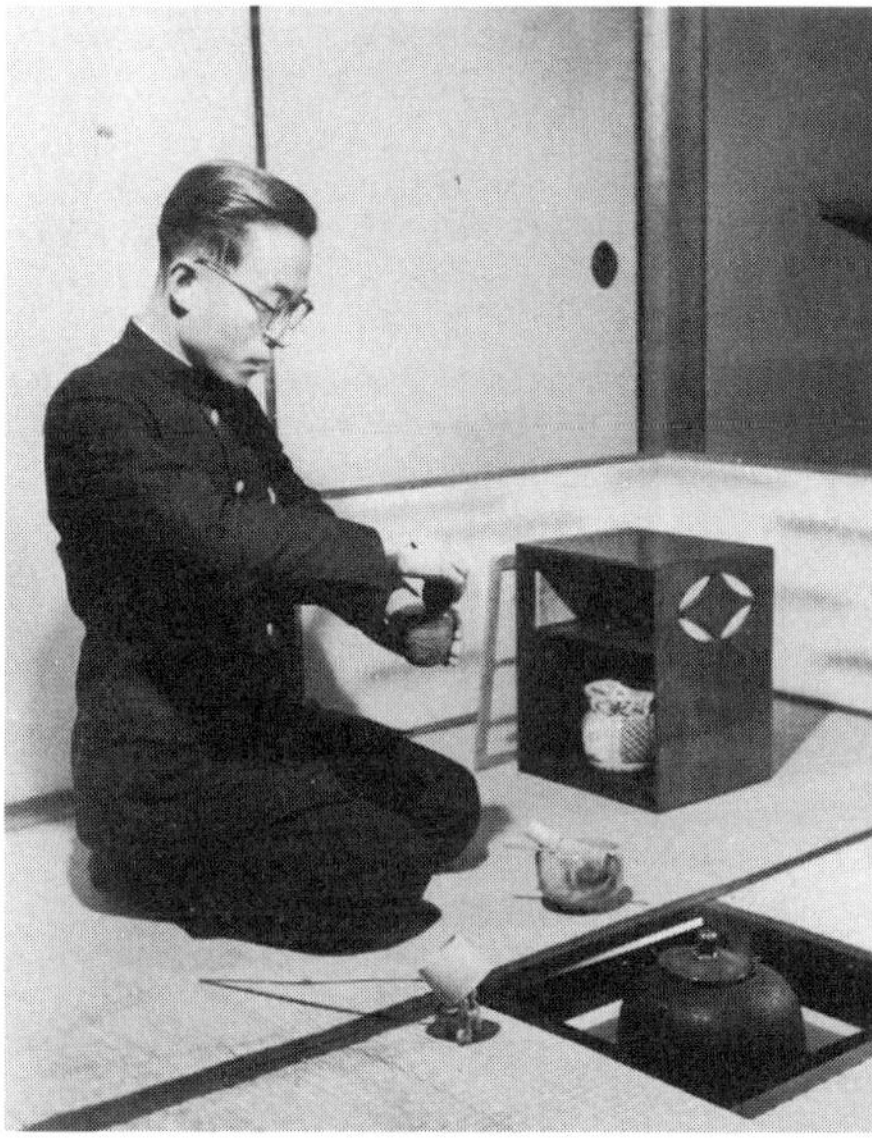

茶道にすこし熱を上げたころ

大学に入っても私の引き込み思案は続いたが、これではいけないと、クラス討議ではできるだけ意見を言うように努力した。すると途端に自治委員に選ばれてしまい、人前で話さざるを得なくなって、少しずつ積極的になったように思う。

医学部の四年間、いろいろなことに手をつけてよく遊んだが、勉強もかなりよくした。医学部の教科は暗記が中心で、独創性を育てるうえではよくなかったと思う。私にもし独創性があったとしても、それは医学部の四年間でかなりスポイルされたに違いない。

しかし、この時期に基礎をしっかり学ぶことができたことは、後に医師になって多くの症例に出会ったときの対応のしかたや、新しい学問を理解して自分のものにするうえにおいて、おおいに役立ったように思う。仕事の集中力を養うこともできたのではなかろうか。

後になって感じたことであるが、京都大学の自由なアカデミズムのありかたも、この間に自然に身についたと考える。学問には自由な環境がなによりも大切であることは、言うまでもない。

よく遊び適当に学んだインターン生活

一九五四年三月、私は京都大学医学部医学科（当時は医学部に薬学科もあった）を卒業した。四回生は試験、試験と追いまくられたので、さすがにホッとしたことを覚えている。当時は卒業後一年間の実地修練（インターン）があり、クラスメートの約半数は実地修練先として大学病院

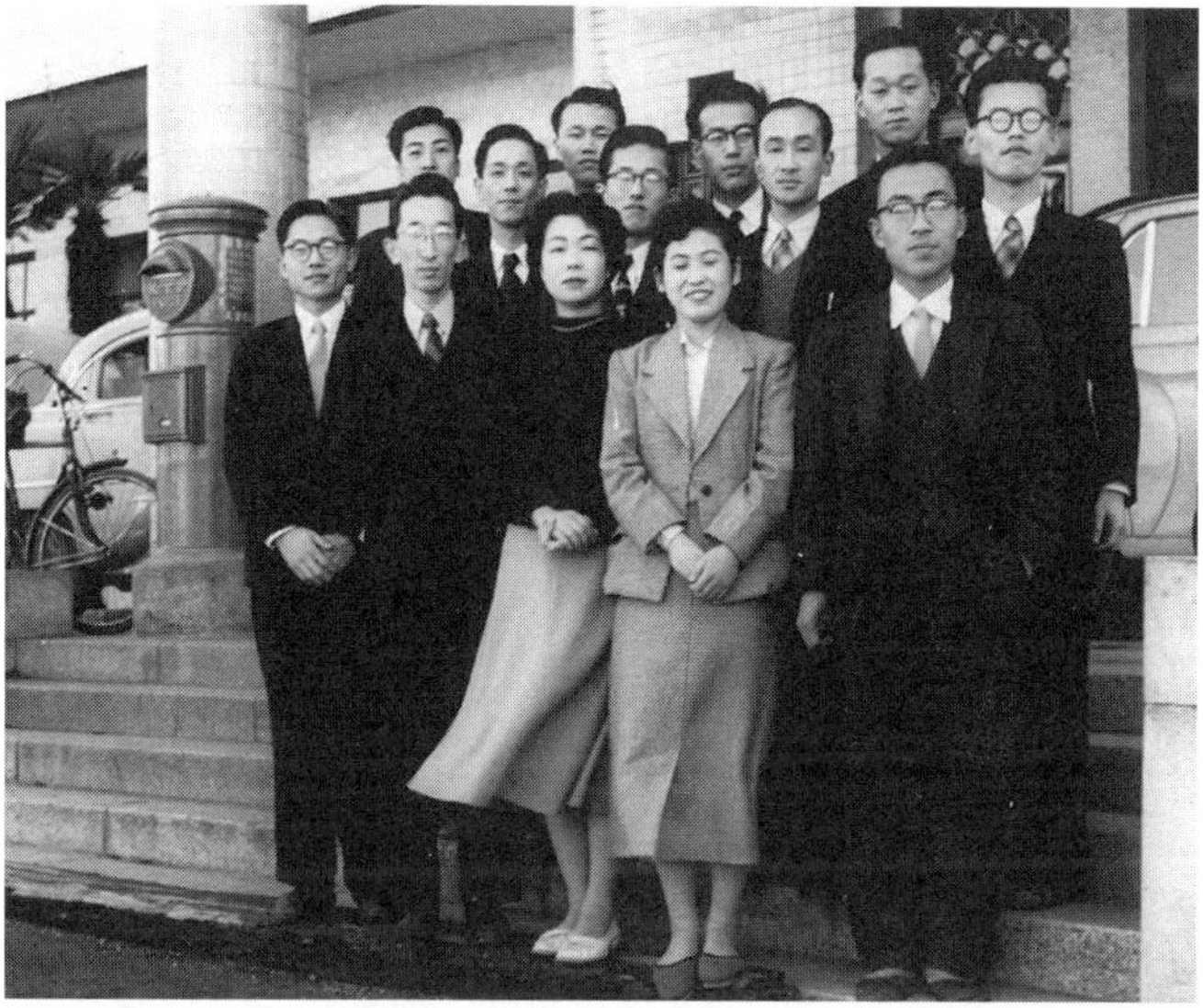

インターン時代の仲間と大津赤十字病院の玄関で

に残ったが、私は滋賀県の大津赤十字病院を選んだ。実家の八日市に比較的近いこと、インターンを厳しくしごくことで有名な小松周治先生という内科部長がおられたことからである。

小松先生には後に医員として仕えることになるが、病院の現場で常に自らを鍛えてこられた練達の臨床家であった。医員には厳しかったが、インターンには懇切丁寧に教えられた。しかし、当時の実地修練には一定の指導方針があったわけではないし、カンファレンスなどの勉強の機会もほとんどなかった。どちらかと言えば、先輩の背中を見て学ぶという徒弟制度の風があった。したがって勉強しなければ、ほとんど無為に一年を過ごすことにもなったかもしれない。

実地修練の一年間に覚えたことは、酒を飲むことと囲碁くらいであったろうか。それに、上谷秀和君という信州大学医学部の卒業生と親しくなり、京都の神社仏閣を訪ねたり、黒部渓谷や伊勢志摩などに旅行したりした。彼はインターン終了後、金沢大学の外科に入局し、後に故郷の富山で開業したが先年物故した。酒が好きで、囲碁の強い気持ちの良い青年であった。「富山に講演にきてほしい」と言われていながら、時間の都合が合わず果たせなかったことが心残りである。

インターンを終えると専門を決めなければならない。当時は大津赤十字病院の病理の指導医であり病理学教室助手であった翠川修先輩から病理学教室に入局するよう熱心に奨

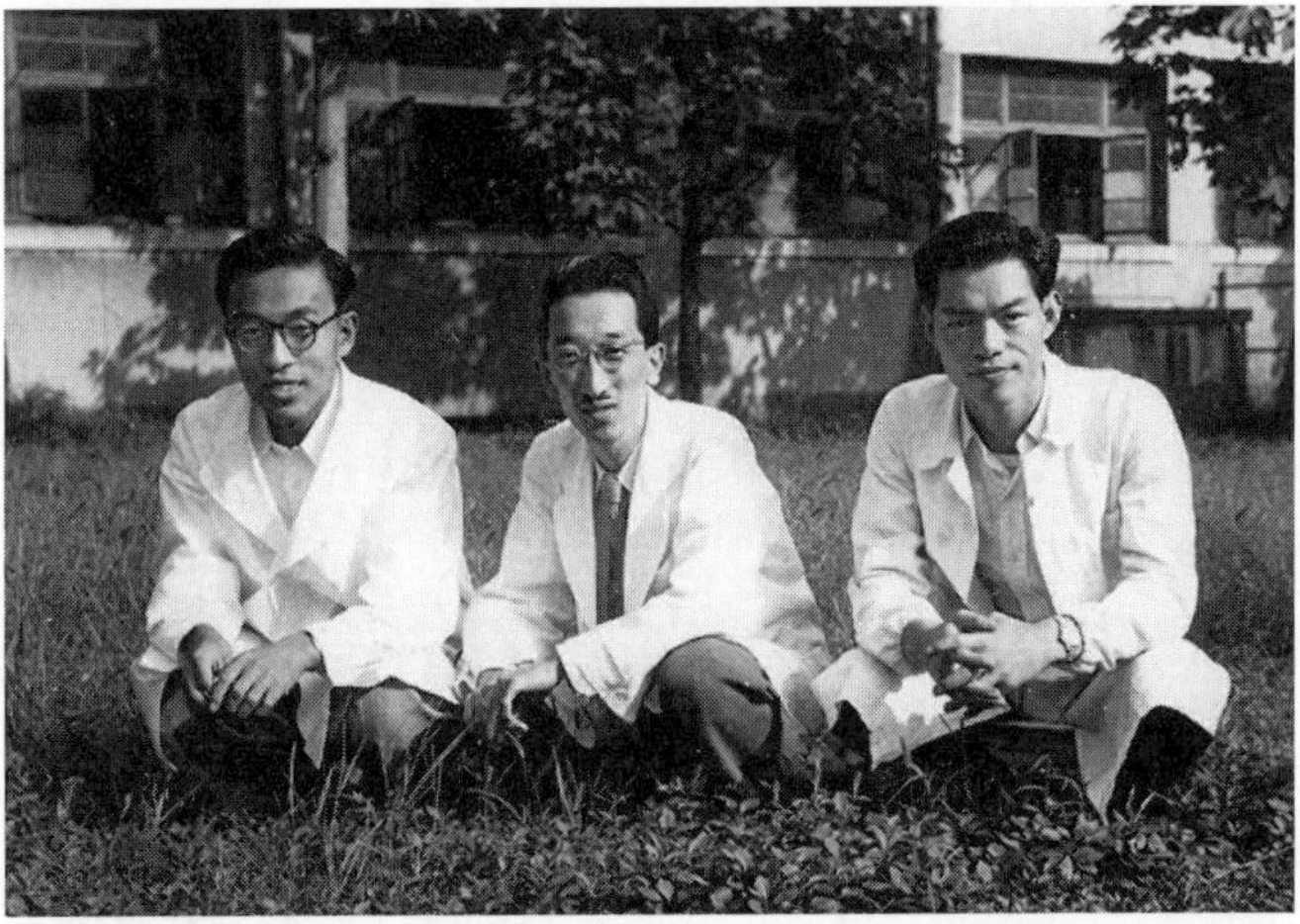

京都大学医学部内科第二講座に入局。親しくしていた石河重利君、石井共平君と内科中病棟のそばで

められた。翠川さんは後に教授になられた。そのころの病理学は基礎医学の花形で、心は少し動いた。それでも、臨床の医師になることを目標としてきたし、八日市に帰って開業することも考えていたので、臨床の教室を選んだ。外科に憧れたこともあったが、実地修練の一年の間にやはり内科は学問的で面白いと思うようになり、最終的には内科を選んだ。小松周治先生の影響もあったであろう。

京都大学の内科には三つの講座があったが、私は第二内科に入局した。いくつかの意味で、もっとも実地的な教室と思えたからである。一九五五年、国家試験をすませると、第二内科に無給医局員として入局した。

医師・研究者としての日々

大津赤十字病院の小松周治先生、堀井章市先生と。堀井先生からはヨットの指導も受けた

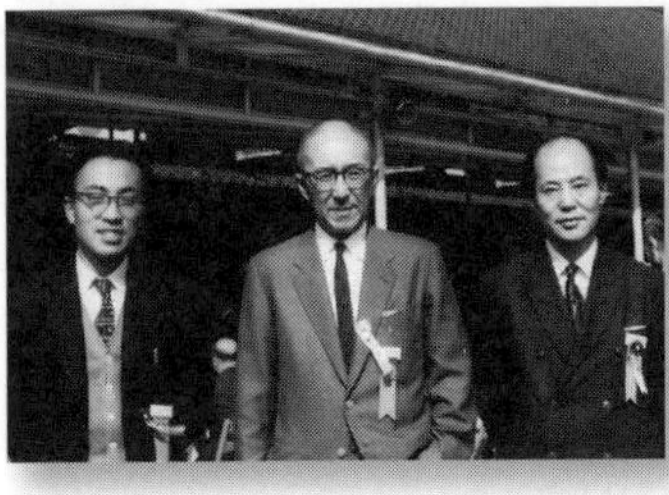

内科医としての出発

一九五五年当時の京都大学内科学第二講座の教授は菊池武彦先生で、血液学が専門であった。もとは薬理学の助教授であった菊池先生だが、臨床に移られて第一内科学教室助教授となり、そこから高松赤十字病院の院長に転出された。その後、京都大学である問題が起こって第二内科学の教授が途中で退職され、後任として菊池先生に白羽の矢が立ったのである。教授就任後は血液学を専門とされ、戦後は原子爆弾の後遺症の研究で活躍された。

第二内科はもともと関連病院が多かったが、戦後になって多くの医師が復員して大学に戻ったので、そういう医師の就職先のために菊池先生は奔走された。そのために医師の赴任先（ジッツとドイツ語で呼んでいた）が内科のなかでもっとも多く、一九五五年も二五名くらいが入局するという京都大学きっての大きな教室であった。

私が医師となって最初に受け持ったのが、予備校生の腎炎の患者であった。大学入試の少し前

に発熱し、血尿があったので急性腎炎と診断し、型のごとく減塩食・安静という治療を行った。しかし尿所見は改善せず、腎機能の指標である血清尿素窒素の値も少しずつ上昇傾向を示した。当時はまだ、腎組織を針で少しとって調べる検査、腎バイオプシーもなされていなかったので、それ以上の診断を進めることはできなかった。患者は結局、退院して故郷に帰り、約一年後に亡くなった。いまから考えると、急性進行性糸球体腎炎であったのではないかと考えられる。当時はまだそういう概念もなく、適切な診断・治療ができなかったことで、私はひどく自信を失った。

二例目の患者は、比較的軽症の2型糖尿病であった。当時の日本にはまだ経口抗糖尿病薬はなかったので、食事指導が中心であった。中央検査部のない時代で、自分で血糖測定を練習し、治療食を与えて検査を続けた。ところが、順調に低下していた血糖値がときどき跳ね上がることがあった。その多くは教授回診の後であった。やがて看護師が、その理由を見つけてくれた。回診で「血糖値は良いですね」と言われると、病院の前の菓子屋に行って「糖尿病治療の日曜日」、つまり治療のお休みの日と称して饅頭を買って食べていたのである。糖尿病治療、とくに食事療法の難しさをつくづく感じたものである。

いまから考えると、当時の内科学はまだまだプリミティブであった。一年目に担当した非白血性骨髄性白血病の若い男性の患者にも治療手段がほとんどなく、懸命に看病していた年老いて腰の曲がった母親に申しわけない気持ちでいっぱいであった。医師になったら故郷に帰って開業することも考えていた私は、患者さんの役に立つ診療がどれほどできるかに自信が持てなくなってしまった。こうした経験から少しずつ、「研究者になりたい」と思うようになった。研究によって少しでも内科学の発展に貢献できるなら、そのほうが世のなかの役に立つと考えたのである。

私が入局した年から新制大学院が発足したが、第二内科はいったん地方の病院勤務を終えてから大学院に入る方針になった。若干の曲折はあったが、小松先生の要望もあって、私は大津赤十字病院に赴任することとなった。一九五六年三月のことであった。

超多忙な地方病院の医師の生活

大津赤十字病院で過ごした期間は多忙ではあったが、いろいろな病気の患者さんに接して充実した日々であった。それに、青春を謳歌した時期でもあった。

赴任した当日から、私は一二床の一般病棟の主治医となった。実地修練をした病院だから慣れているというのが理由であった。担当はやがて二七床に増え、もっとも多いときは五七床の主治医となった。これは過酷な仕事であった。毎日のように三、四人の退院のサンマリー（病状のまとめ）を書き、同じ数の入院患者を診察して、検査・治療の方針を決めた。骨髄穿刺《せんし》、腰椎穿刺などの検査や処置も自分でしなければならなかった。当時の大学とちがって中央検査部はあったものの、血球検査と五種類の白血球の割合を調べる血液像は主治医の仕事であった。白血病の主治医となると、二日に一回の血液検査を自分でしなければならず、いまはなくなったメランジュールという血球検査の道具をポケットに入れて、病棟を駆け巡っていた。

しかも、四〇〇床あまりの病院でも当直医は一人で、当直が当たった日に急患が多いと、ほとんど眠れないこともあった。病理解剖は京都大学病理の翠川　修助教授（当時）に教えてもらって、ほとんど自分たちで行った。多くの内科疾患を経験したが、地方の病院では新しい文献は入手できず、十分な勉強はできなかった。

内科部長の小松先生は、医員にはきわめて厳しく、よく叱咤された。わからないことがあって質問すると、「自分で調べろ」と一喝されるのが常であった。図書室に駈け込んで教科書や日本の医学雑誌で調べるしかなかったが、そうする過程で、調べようとしていたこと以外の知識を得ることができた。振り返ってみると、これは愛の鞭であったと思う。苦労して獲得した知識は、忘れないからである。

先生は午後には特別な用のないかぎり自室にこもり、興味ある症例のカルテを検討し、ノートに写し取っておられた。回診のときに診断のつかない症例に出会うと次の回診のさいに、「前にこういう症例があったよ」とよく言われた。大学の教室には長くはおられなかったので、独力で臨床の力を鍛え上げた人であったと思う。丁寧に患者を観察され、見落としている点をよく指摘された。臨床医としての一つの型を持っておられた、と言ってよいであろう。

先生が勉強されたもう一つの場は、日本内科学会の地方会であった。常に病院から症例報告を出し、熱心に議論された。あるとき遺伝性球状赤血球症（当時は先天性溶血性黄疸と呼んだ）の一家系の報告を私が担当すると、学会からの帰りに、「これまで京大から多くの医師がきて、学会報告もずいぶんしてきたが、だれも論文に書いてくれないのだよ」と、ぽつりと話された。「これは私に、論文に書けということだろう」と判断して、京都大学や当時京都市内にあったアメリカ文化センターに通って新しい文献を集め、足りない検査、とくに新しい検査を追加して症例報告にまとめて、雑誌『日本臨床』に掲載した。当時の慣習で、筆頭著者は小松先生になっているが、これが私の処女論文である。

先生が外来を担当されるときは、別の部屋で若い医師が新患の病歴を聞くこととなっていた。あるとき五〇歳くらいの男性が、足の痛みを訴えて来院した。型の如く簡単に病歴を聞いて診察に回したが、すぐに診察室に呼び込まれた。「君はなんの病気を念頭において、この病歴を書いたのかね」と質問された。「関節リュウマチか、変形性関節症です」と答えると、「君これは痛風だよ」と指摘された。当時の日本では痛風はきわめて稀と考えられており、私はまったく勉強しておらず、病歴を取るときも念頭になかった。

あわてて図書室に駆け込み、教科書を読むと、なるほど痛風に典型的な病歴であった。すぐに病歴を取り直し、入院してもらって私が主治医となった。検査室では血清尿酸は一般には測定していなかったが、検査技師が頑張って測定してくれて診断が確定した。当時、痛風は日本にはほとんどない疾患であるとの先入観から、見逃されていた症例も多かったと想像される。

あるとき外科から、「皮膚の炎症（蜂窩織炎《ほうかしきえん》）と診断して切開したが、膿が出ず白い物質が出てきたので見てほしい」という電話があった。院内集団会で痛風の話をしたことがその外科医の脳裏にあったらしい。見ると尿酸結晶らしく、すぐに化学検査をすると、果たしてそうであった。

文献を調べてみても、日本では明治以来、六七例の論文しか見られなかった。アメリカでも「痛風──忘れられた疾患」という論文が出ていたが、日本では「痛風──無視された疾患」であったのである。そこで経験した三症例を中心に学会でも発表し、従来の報告をまとめて論文を書き、それが雑誌『最新医学』に掲載された。私の二番目の論文となった。

あるとき小松先生に、「これまで痛風の症例を何例見られましたか」と、恐る恐る聞いてみた。「君、あの症例が初めてだよ」。すぐれた臨床医になるには、平素の勉強が如何に大切であるかを、私は思い知らされた。

論文を書くと、学会発表のときには気づかなかったか無視してしまった問題点を、もう一度掘り起こして検討する必要があることに気づいた。曖昧なままになっている点を明確にする必要にも迫られた。学会発表とは違って、永久に残るからである。症例報告を論文として書きあげることは、臨床医にとってやはり重要な第一歩であると、私は信じている。

二つの出会い

大津赤十字病院に在職中に、私は二つの重要な出会いをしたように思う。その一つはクッシング症候群との出会いである。例によって予診室にいると、小松先生から呼び出された。三〇歳くらいの女性が座っていたが、「君、これは満月顔とピッグ・アイではないかね。入院してもらうから、主治医になって調べなさい」。満月顔はクッシング症候群の症状であるが、私は見たことはなかった。入院のうえ診察すると、皮膚の線条はなかったが、その他の症状はほとんどそろっていた。ただピッグ・アイがなにであるのか調べてもわからず、小松先生にも聞き渋らしてしまった。

診断を確定するには、尿中のホルモンを測定しなければならないが、当時の京都大学でもその測定はできなかった。そこで岐阜県立医科大学（当時）で内科の教授をしておられた三宅 儀先生を検査技師とともに訪問し、三宅先生の研究室の人から尿中の17ＫＳ（17ケトステロイド）、17ＯＨＣＳ（17ハイドロキシステロイド）の測定法を習った。

病院に帰ってさっそく測定すると、17ＫＳの測定はできたが高い値ではなかったし、17ＯＨＣＳはうまく測定できなかった。そこで資料を岐阜大学に持参して測定しなおしてもらい、高値の17ＯＨＣＳを確認して診断を確定した。副腎腺腫が疑われ、いまは行われなくなった後腹膜空気造影法で腺腫の診断を一応は確定できた。京都大学に移って手術することを勧めたが、患者さんは納得せず、しばらくは経過を観察するしかなかった。

その後、三宅先生が京都大学第二内科の教授に就任され、私は大学院に入ることになったので、患者さんを説得して京都大学に連れて行き、泌尿器科で手術して診断を確定した。内分泌学を主要な専門分野とする第二内科で、最初のクッシング症候群の症例となった。そして、私を内分泌学に導く重要な契機ともなった。先輩からは、「おまえは嫁さんを連れて大学に帰ってくるかと思っていたら、患者を連れて帰ってきたね」とまで言われてしまった。

大津赤十字病院での生活は苛酷なまでに忙しかったが、若いということはありがたいもので、忙しいことをあまり苦にしないで生活を楽しんだ。一つはヨット。かつての三高ヨット部が所有していたヨットを使うことができたので、先輩の堀井章市医師に教えてもらって、放射線技師の人と二人で練習し、県民体育大会のスナイプ級で二位になったこともあった。もっとも、週末しかヨットを楽しむ時間はなかったし、練習中のある土曜日に患者さんの容態が悪くなり、携帯電話のない当時のことで当直医にずいぶん迷惑をかけたこともあった。そんなこともあって、あまりのめり込むことはできなかった。

ボーナスで電気蓄音機（ステレオの前身）を買って、ときどき病院で音楽鑑賞をしたり、ダンスパーティを開いたりした。縁談もいくつか持ち込まれたが、多くは上司からのもので敬遠して見合いをすることもなかった。そんななかで、現在の妻と出会うこととなった。

ある日、中学校時代の友人で、京都大学理学部を卒業して当時の三共株式会社に勤めていた中村啓一君が微熱を訴えて外来にやってきた。彼には胸膜炎の既往歴があったので、結核を心配して受診にきたのである。検査の結果には異常がなく、しばらく経過を見ると微熱もなくなった。彼の実家は草津市にあり、大津から近かったので「一度遊びにこないか」と誘われた。病院の食事に飽き飽きしていた私は、ご馳走が食べられると喜んで招待を受けることとした。

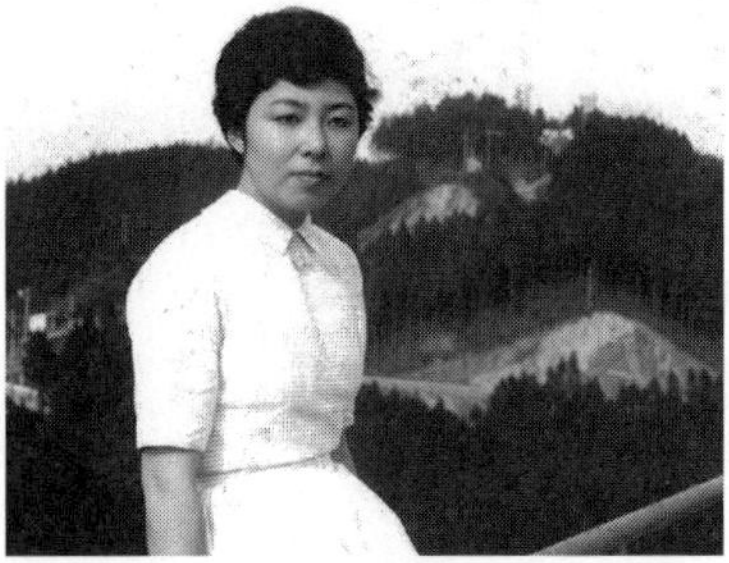
婚約時代の妻・晴美と比叡山で

ところが、追いかけて手紙がきて、「私の家の隣に、京都府立医科大学五年生の田中晴美という女性がいる。受験のときに少し教えたが、なかなか頭も良い。それに美人だ」と書かれていた。この最後のフレーズが、殺し文句となってしまって、結局会うこととした。その点は予想どおり釣り餌であったが、付きあってみると無口ではあるが、人生あるいは自分の目指す医学への態度はきわめて熱心であり、そのころは医学研究者を目指そうと考え始めていた私にはよい伴侶となるのではないかと考えるようになった。一年あまり付きあった後、一九五九年四月、彼女の卒業を待って結婚した。私は収入が少なく、しかも忙しい学究の道を選んだが、妻は黙ってずいぶん助けてくれたと感謝している。

私の留学にも、神戸への赴任にも、なにも言わずについてきてくれた。妻の支援なくして、私の現在はなかったであろう。

大学院——苦しい研究生活

一九五八年、私は京都大学大学院医学研究科博士課程に入学した。一緒に入ったのは、日下部恒輔君、西谷 裕君、八幡三喜男君、それに私の四名であった。三宅 儀教授が就任されて最初の大学院生ということで、ライター(中間指導者)なしで教授から直接に研究テーマが出た。当時は、その三宅先生を囲んでよく本読みをしたことを思い出す。夜遅くまで、先生も熱心に議論された。

私に与えられたテーマは、血液中の副腎皮質刺激ホルモン（ＡＣＴＨ《adrenocorticotropic hormone》）の測定であった。当時は外国の文献の入手がきわめて困難で、京都市内にあったアメリカ文化センター、ときには大阪まで行って文献を入手し、それまで発表されていた論文はほぼすべてを読んだ。ＡＣＴＨは三九個のアミノ酸が直線的に並んだペプチドで、化学的な測定法はなく、副腎皮質のアスコルビン酸（ビタミンＣ）を指標とする生物学的測定法（バイオアッセイ）が標準的な測定法であった。しかし鋭敏ではなく、かつ特異性（ＡＣＴＨの主な作用、ステロイド産生との関係）にも問題があって、正常人では血液を二〇〇ミリリットルくらい取らないと測定できないことが明らかとなった。これは現実的ではなく、三宅教授とも相談してこのテーマを一時棚上げすることにした。

研究室には三年先輩の村中日出夫さん（後に京都専売病院長）がいて、ステロイドホルモンの簡単な蛍光測定法があることを教えられた。そこで、そのころの研究課題の一つであったステロイドホルモン治療によって起こる副腎萎縮の防止法についての研究を、この方法を用いてラットで行うこととなった。研究は、当時の病理学教室の翠川助教授にも助けていただいた。

しかし、いざ始めてみるとステロイドの蛍光測定がなかなかうまくいかず、一年間ほど苦労した。一年たって原因がわかった。当時の研究室にはエアコンがなかったので、夏は三〇℃を越え、冬は一〇℃以下の環境で仕事をしていた。蛍光の発生速度と強度は温度の影響を著しく受けることを、私は知らずにいた。アメリカの論文にもまったく書かれていなかったので、ずいぶん回り道をしてしまったのである。この研究が私の学位論文となった。

この研究を行っている間に、下垂体摘出ラットを用いて副腎静脈血中ステロイド（コルチコステロン）を指標とすれば、副腎アスコルビン酸減少法よりも鋭敏かつ特異的にＡＣＴＨを測定できるのではないかと考えるようになった。ただ、問題の一つはラットの下垂体をどううまく摘出するかで、これがなかなか難しい。当時の塩野義製薬の研究所に田中 明さんという下垂体摘出の名手がおられたので、村中さんの古い車にラットを乗せて尼崎まで行き、下垂体を摘出してもらって京都大学に戻って翌日にバイオアッセイをすることとした。村中さんと二人だから、測定は朝から夜遅くまでかかった。

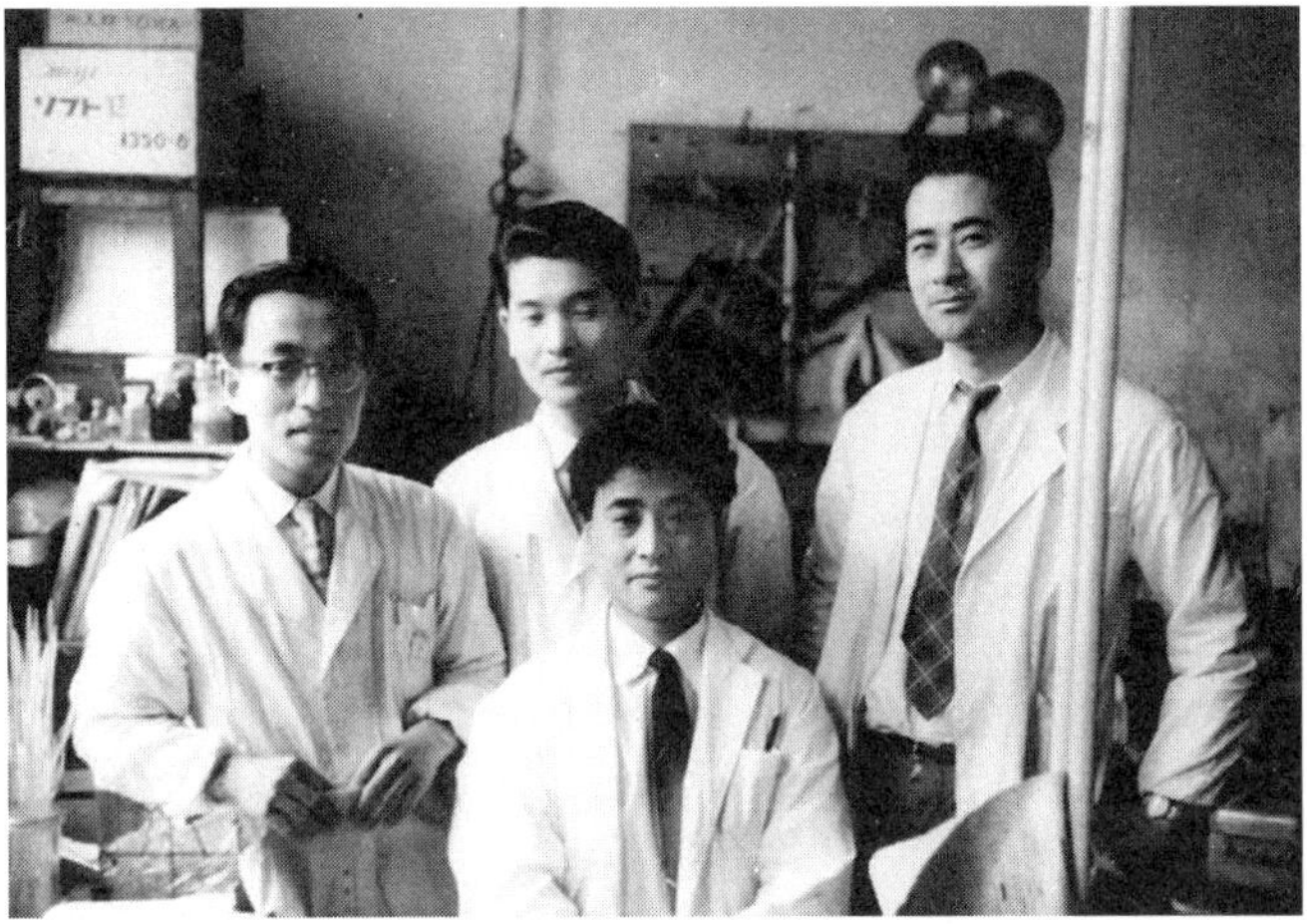

内科研究室で、先輩の村中日出夫さん（中央前）、万寿富雄さん（右）、同級の八幡三喜男君（中央後）と。夜遅くまで汚い研究室でがんばって仕事をした

こうして、なんとかACTHが測定できるようになり、一九六一年の日本内分泌学会で報告した。それでも、正常人の血中ホルモンレベルの測定はできないことから、さらに大量の血液から抽出することを考えていた。ところが、そのようにもたもたしている間に、アメリカから同様の方法での論文が出てしまった。しかも、この論文のほうが鋭敏である。その理由は、私にはすぐにぴんときた。私たちは下垂体を摘出してから翌日に実験していたが、この間に副腎の反応性が低下していたのである。尼崎までラットを運んで、ストレスをかけていたことも問題であったかもしれない。アメリカのように下垂体を摘出できるテクニシャンがいればと、残念に思った。

大学院では直接のライターなしで、村中先

輩の助言をもらいながら手探りで実験していた。そのためにずいぶん回り道もしたが、自分で考え、自分で工夫して実験することを覚えた。データが出なくても、粘ることが大切であることも学んだ。この経験は後になっておおいに役立った。

留学の計画と父の死

一九六二年、大学院を修了し、医学博士の学位を得た。助手に採用もされ、初めての共同研究者である松倉　茂君（後に宮崎医科大学内科学教授）と一緒に仕事をすることとなった。しかし、当時のわが国は設備が貧弱なうえに研究費も乏しく、血中ＡＣＴＨの研究をするにはアメリカに留学する以外に方法はないと考えた。この分野で有名なユタ大学のＤ・Ｈ・ネルソン《Don H. Nelson》教授、ヴァンダービルト大学のＧ・Ｗ・リドル《Grant W. Liddle》教授に手紙を書いたが、そのときは、現在は空席がないと断られた。

一九六三年、日本医学会総会が大阪で開催され、カリフォルニア大学サンフランシスコ校のＰ・Ｈ・フォーシャム《Peter H. Forsham》教授が来日されたので、私が京都市内を案内した。そのときに、「ＡＣＴＨの研究をしたい」という希望を言ったところ、「自分のところでもできるからこないか」と誘われた。三宅先生と相談して承諾したが、しばらくすると、ネルソン教授、リドル教授から「席が空いたのでこないか」と誘われた。すでにフォーシャム教授と約束をしているので、結局サンフランシスコへ行くこととした。

ところが、思わぬ事態が発生した。父に大腸がんのあることが見つかったのである。さっそく京都大学病院外科の木村忠司教授にお願いして手術してもらったが、予想外に未分化ながんで、すでに腹膜に拡がっていた。大腸がんとしては比較的珍しく、がん性腹膜炎を起こし、その年の七月二八日に亡くなった。私が医者でありながら早期に見つけることができず、救命できなかったことに強い自責の念を感じずにはいられなかった。

アメリカ留学を延期することも考えたが、三宅先生の定年の時期も迫っていたし、母も強く勧めるので一一月初めにまず単身で渡米した。十分な準備もできず、いろいろの点で不安に満ちた留学であったし、後からくる予定の妻に後始末を任せることになって迷惑をかけてしまった。

当時はまだアメリカ本土への直行便はなかったので、ハワイ径由でサンフランシスコに入った。

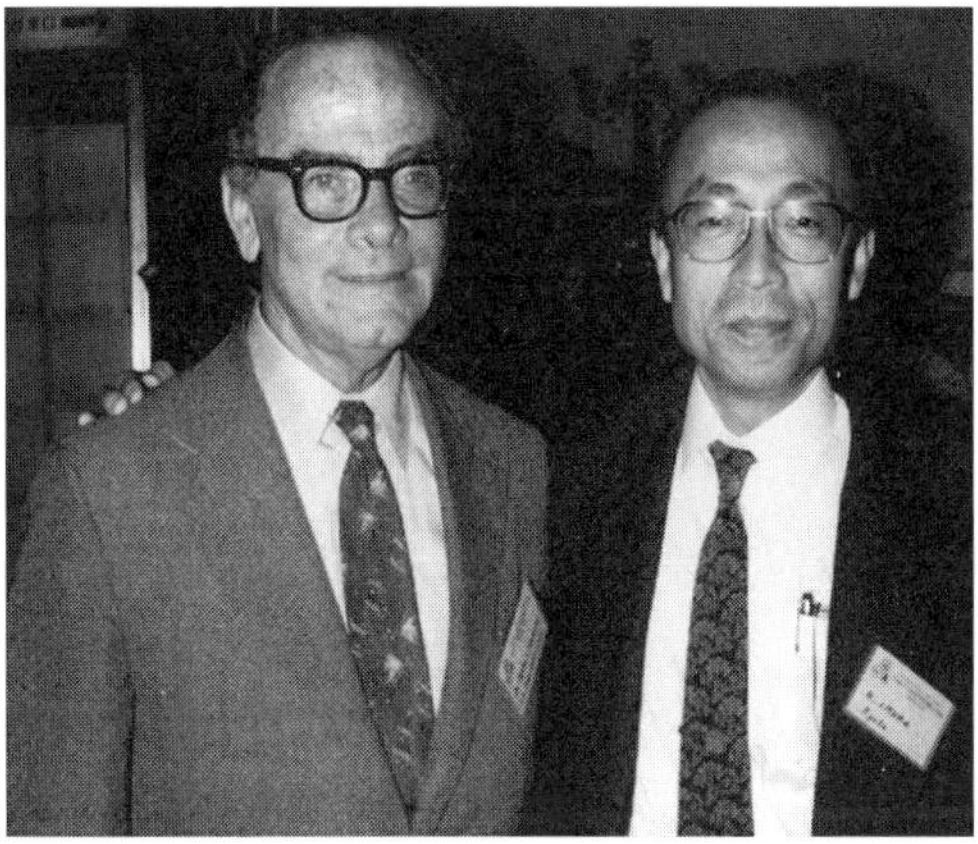

1987年に、留学時代の恩師フォーシャム教授を京都にお招きし、第30回日本糖尿病学会で講演いただいた

空港へはチーフ・テクニシャンのＳ・ハネ《Satoshi Hane》さんが出迎えにきてくれていた。日系二世でスタンフォード大学を卒業したが、戦時中のキャンプ生活で感染したトラコーマのために大学院には進まず、治療を続けながらテクニシャンとして研究室で働いていた。実験のことはよく知っていて、後にいろいろ世話になった。

　アメリカは第二次世界大戦の戦勝国で、しかも本国は戦争の被害を受けなかったので経済的にすばらしく繁栄していた。ゴールデン・フィフティーズと言われた直後の時代で、地球上に天国があるとすればアメリカであろうと思われた。大学も、町も、家々も、日本とは比べものにならないほど立派であった。最初は単身で行ったのでやはり落ち着かなかったが、妻と娘がきてからは週日には精一杯働き、週末にはあちこちドライブしたりして、カリフォルニアの生活を楽しむことができた。

　フォーシャム教授は内科の教授であるだけでなく、メタボリック・ユニットという研究施設の所長であり、大学の評議員や国立衛生研究所（ＮＩＨ）の委員なども兼ねていたし、講演も多くきわめて多忙であった。私が研究室で挨拶すると、「二、三か月は内分泌学の臨床の勉強をしなさい」ということで、私は外来に出たり、カンファレンスに出たりして過ごした。

　アメリカの大学ではカンファレンスがきわめて多く、皆がそれぞれに意見を述べて、時には激しい議論になることに驚いた。インターンやレジデントも知識が豊富で、多くのことをよく知っ

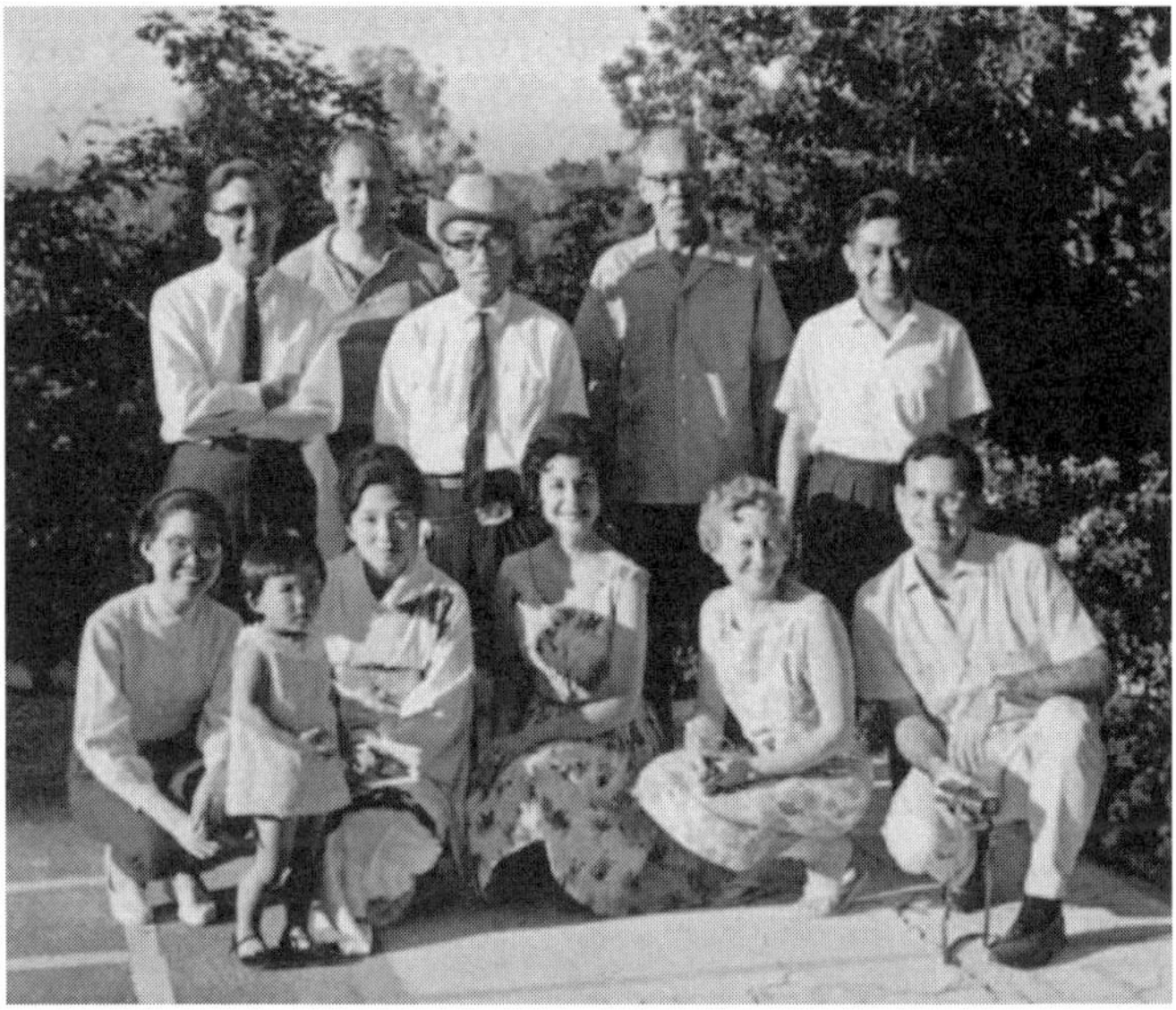

留学中の研究者仲間と、J・ラング博士（後列右から2人め）の自宅で

ていた。教員も、自身の専門から少し離れたことについて講義することがあった。日本の研究者のように専門のタコつぼに閉じこもることはなく、幅広い問題に関心をもって闊達に活動していた。欠点を言えば、自分でラボに入って測定したりすることはほとんどないので、データを妄信しがちで、頭でっかちの印象があった点である。

日本と異なるもう一つは、訪問者が多く、その人たちは必ずカンファレンスで講演することであった。日本では、このような他流試合はまったくしない。このように開放的なところが、アメリカの大学の強みと言えるであろう。一年間の留学中に、それまで論文でしか知らなかった有名な研究者に何人も会うことができた。

　私は出発前に父を亡くし、後のことを母に託してアメリカにきてしまったので、長くアメリカにいることは難しい状況で、留学は一年間と考えていた。そこで、フォーシャム教授に頼んで研究を始める許可をもらった。一九六四年二月ころのことであった。ＡＣＴＨの免疫学的測定法、ラヂオイムノアッセイ《Radioimmunoassay》（ＲＩＡ＝放射免疫測定）をテーマとし、インスリンのＲＩＡの研究をしていたＧ・Ｍ・グロドスキー《Gerold M. Grodsky》助教授に技術的な指導を受けることになった。彼は、塩析法という自分で考案した方法をインスリンの測定に使っていたので、その方法を使うことにした。

研究における失敗と新しい発見――セレンディピティ

　研究の滑り出しは、順調ではなかった。幸い解剖学教室にＴ・ハヤシダ《Ted Hayashida》という準教授がおられ、その人はインドに長期出張中であったが、前に作られたＡＣＴＨ抗体を使わせていただく許可が得られた。ＡＣＴＨを放射性ヨードで標識するには、インスリンで用いられていた方法を使ったが、何度試みても良い標識化合物は得られなかった。グロドスキー助教授はインスリンでうまくいくのだからと、頑として同じ方法を使うことを主張したが、なんとか説得してＡＣＴＨが安定な弱酸性の溶液を使用することにした。そうすると初めて良い標識化合物が得られ、その後は「すべての実験を自由にやってよろしい」ということになった。

こうして一応ＡＣＴＨのＲＩＡが確立されたが、この測定法は血中のＡＣＴＨを測定できるほど鋭敏ではなかった。これは初めからある程度予想したことであった。というのも、血中ＡＣＴＨはインスリンに比べてモル濃度でかなり低いと予想されていたからである。同時に、ウサギを使って自分で抗体作りをしたが、なかなか鋭敏な抗体を得ることはできなかった。

留学期間を一年とすると、残された期間は四か月くらいになってしまった。アメリカにきて、ついに一篇の論文も書かずに帰るのかと、少し暗澹とした気持ちになっていた。そういうある日、研究室で呆然としていると、隣の机の上に１－24合成ＡＣＴＨのバイアル（小瓶）が置かれているのに気づいた。

すでに述べたように、ＡＣＴＨは三九個のアミノ酸からなるが、N端の二四個（1－24ＡＣＴＨ）でほぼ完全な生物活性（副腎皮質刺激活性）がある。そこで一人の女医さんが、フォーシャム教授の依頼で、これを臨床のＡＣＴＨ刺激試験に使えるかどうか臨床試験をしていたのである。

そのとき、私の頭に一つの疑問がふと浮かんだ。合成１－24ＡＣＴＨは生物学的にはほぼ完全な活性があるが、免疫学的にどの程度の活性を持っているのであろうか？　完全なのか、それとも三分の二くらいか？　さっそく一バイアルをもらって実験すると、なんと免疫活性はゼロであった。何度繰り返しても同じ結果である。それでは抗体はＡＣＴＨのC端の部分（動物の種によって少し配列が異なる25－39の部分）を認識しているのであろうか。

サンフランシスコから金門湾を挟んで対岸にあるカリフォルニア大学バークレイ校の教授であり、ペプチド化学者として著名なＣ・Ｈ・リー《Choh. H. Li》教授のところに行き、それまでのデータを示していろいろの合成ＡＣＴＨをいただいた。リー教授はＡＣＴＨをはじめとするペプチドホルモンの大家で、私の実験結果に興味をもち、「25－39ＡＣＴＨも作ってあげよう」ということになった。

それからの私は、夏休みも休日も返上して実験を重ねた。その結果わかったことは、多くの抗体はＡＣＴＨのＣ端側を認識し、なかには39番のアミノ酸フェニルアラニンを除くとまったく反応しなくなる抗体もあること、抗体のなかには１－24ＡＣＴＨと反応するものもあること、などである。そこでＣ端抗体、Ｎ端抗体という言葉を使って学会発表することとした。

こうしたことはそれまでまったく知られていなかったので、「たいへん興味のある結果である」と著名な学者からコメントされた。こうして、そのころ急速に発展しつつあったラヂオイムノアッセイの解釈に、一石を投じることができたのである。私は滞米期間を三か月延長し、二編の論文をまとめて帰ることができた。失敗のなかからも、なんらかの発見ができることを、私は学んだ。後になって、自分の求めていたものではない意外なものを見つけることをセレンディピティ《Serendipity》と言うことを知った。ささやかではあるが、セレンディピタスな発見をしたわけである。

アカデミックな世界で認められるには、ある壁を破らなければならない。この壁を破ると、学会から次々と機会が与えられる。アメリカでの研究はその役割を果たしてくれただけでなく、その後の研究の出発点にもなった点で意義があったと思う。

東部旅行と研究室の訪問

アメリカでの生活で、その後の私にとって意義のあるもう一つの出来事があった。東部への旅行である。カリフォルニアを見ただけで日本に帰れば、アメリカを見たとは言えないであろうと常に考えていた。長く滞在すれば、学会などでアメリカ各地に旅をする機会はあるであろう。ところが、三宅先生からは「早く帰りなさい」という手紙もいただいていて、自ら旅する機会を作らないといけないことになった。夏休みを返上して行った研究は一定の成果もあったので、フォーシャム教授から許可をもらって東部を旅行することとした。

もちろん観光もしたかったが、それだけではもったいないので、各都市では必ず研究機関を訪問する計画を立てた。若さゆえに物怖じしなかったのであろうか、一流の学者に理由を書いて面会を申し込むと、すべての人から承諾の返事がきて少し驚いた。そこで、バッファローではロスウェルパーク記念研究所を訪問した後にナイアガラ瀑布を見物し、ボストンではハーバード大学を訪問

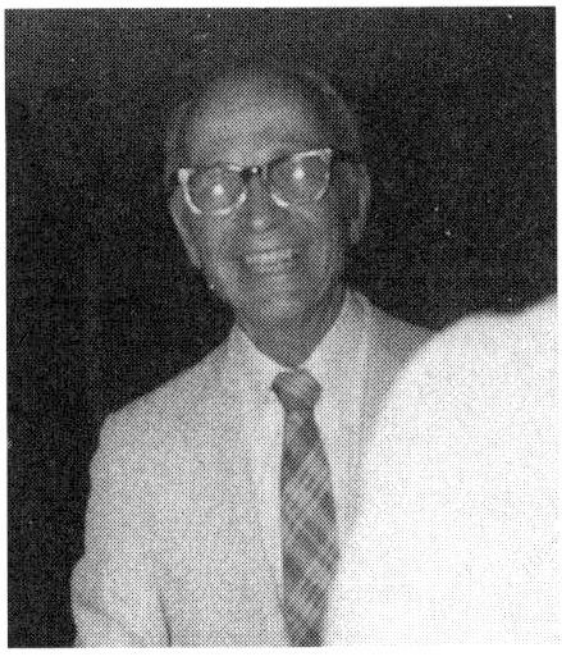
東部旅行中に出会った忘れられないお一人、ダーガディ博士。後に日本内分泌学会に招聘した

した後は街を見物するといったスケジュールを作った。ハーバード大学の有名な内分泌学者G・W・ソーン《George W. Thorn》教授と、国立衛生研究所（NIH）の臨床研究センター長のD・S・フレデリクソン《Donald S. Frederickson》博士には、フォーシャム教授からの紹介状もいただいた。

このときお会いしたのは、インスリンの免疫学的活性の研究で知られるY・ヤギ《Yasuo Yagi》博士、臨床内分泌学の大御所ソーン教授、メラニン細胞刺激ホルモンを発見したA・B・ラーナー《Arnold B. Lerner》教授、ラヂオイムノアッセイを創始したS・A・バーソン《Solomon A. Berson》博士とR・S・ヤロー《Rosalyn S. Yalow》博士、副腎性器症候群の大家W・R・エーベルライン《Walter R. Eberlein》教授、成長ホルモンの大家、D・H・ダーガディ《William H. Daughaday》教授などである。

　また国立衛生研究所では、フレデリクソン博士がスケジュールを作ってくれていて、数人の内分泌学の研究者に会うことができた。そのなかには後にハーバード大学の教授になったJ・P・ポッツ《John P. Potts》博士や現在はジョンズ・ホプキンス大学教授であるJ・ロス《Jesse Roth》博士も含まれていて、その後長く交友することとなった。その意味でも、この訪問はたいへんな成果があったと思う。またアメリカの学者はオープンで、私のような英語の下手な若い研究員に対しても対等に議論してくれて、貴重な経験となった。

　この旅で印象的であったのは、バーソン博士とヤロー博士のニューヨークの研究室であった。ブロンクスの在郷軍人病院の地下にある決してきれいとは言えない研究室で、当時は研究員もいず、二人きりでラヂオイムノアッセイという新しい測定法を開発していた。バーソン博士は残念ながら早く亡くなったが、ヤロー博士は後にこの研究でノーベル賞を受賞された。二人の研究ぶりを数時間かけて見せてもらったが、強烈な個性と旺盛な研究意欲には圧倒された。研究室の立派さと研究成果との間には、なんの関係もないことをつくづく実感した。

その後、私は同じような研究室歴訪の旅を、一九六八年のメキシコでの第三回国際内分泌学会の後と、一九七二年の第四回国際内分泌学会の後に三、四週間にわたって行い、多くの知己を得た。後に国際学会の活動をするうえでも、また外国人の考え方、研究のしかたを理解するうえでも、この旅行は役に立ち、私にとってなにものにも代えがたい財産になったように思う。

当時は、いったん日本に帰るとなかなかアメリカへ旅行することなどはできなかったので、思い切って長い旅行をすることは周囲からも許されていた。私はそれを最大限に活用したと言えよう。

日本の学会へのデビュー

日本に帰ったのは一九六五年の二月であった。その前年の一九六四年には東京オリンピックがあり、それにあわせて新幹線も開通して、日本は高度経済成長の真っただなかにあった。しかし、アメリカから帰ったばかりの人間の目から見るとまだすべてが貧しく、とくに研究室の状態はひどかった。私は休職していた助手に復職し、四月には福岡であった日本内分泌学会でシンポジウムの演者としてアメリカでの研究成果を中心に発表した。その結果、私はかなり注目され、日本においてはある程度自立した研究者として活動できる見通しをたてることができるようになった。

その年の八月、三宅先生から講師に任用したいという申し入れがあった。それまでの教室の人事はほぼ完全な年功序列制で、私の上にまだ四名ほどの先輩がいたので驚いてしまった。先生は人事における年功序列制には反対で、「今回はぜひその思いを実現したい」と強調された。三宅先生の定年が半年先に決まっており、その後のことが気がかりであったが、それ故にこそ、この機会に講師に昇任させようという親心であったと考えられた。躊躇はあったが、先生の年功序列制度を変えたいという強い意思に共感したので、ありがたくお受けすることとした。先生がアメリカから早く帰国するように言われたのも、このためではなかったかと、後になって理解できた。

研究面では、そのころ注目され始めていた異所性ＡＣＴＨ産生腫瘍（下垂体以外の腫瘍で、ＡＣＴＨを産生するもの）を中心としたＡＣＴＨの研究を続けるとともに、新しく大学院生として入ってきた加藤　譲君（後に島根医科大学内科学教授）とともに始めた成長ホルモンの研究が軌道に乗った。私の先任の西村敏夫講師から引き継いだ池田正毅君（後に池田クリニック院長）とインスリンの研究も始めた。同時に医局長に相当する病棟副医長も命ぜられ、研究と病棟の運営に多忙を極める毎日となった。

私の仕事は外部からは評価され、とくに国立がんセンターの石川七郎先生、東北大学病理の笹野伸昭先生、京都大学病理の翠川 修先生などの研究班に加えてもらって研究費をいただき、なんとか研究を続けることができるようになった。若い私などが自ら科学研究費を申請して助成を受けることは困難であった当時、班研究は若い研究者にとってたいへんありがたい存在であった。

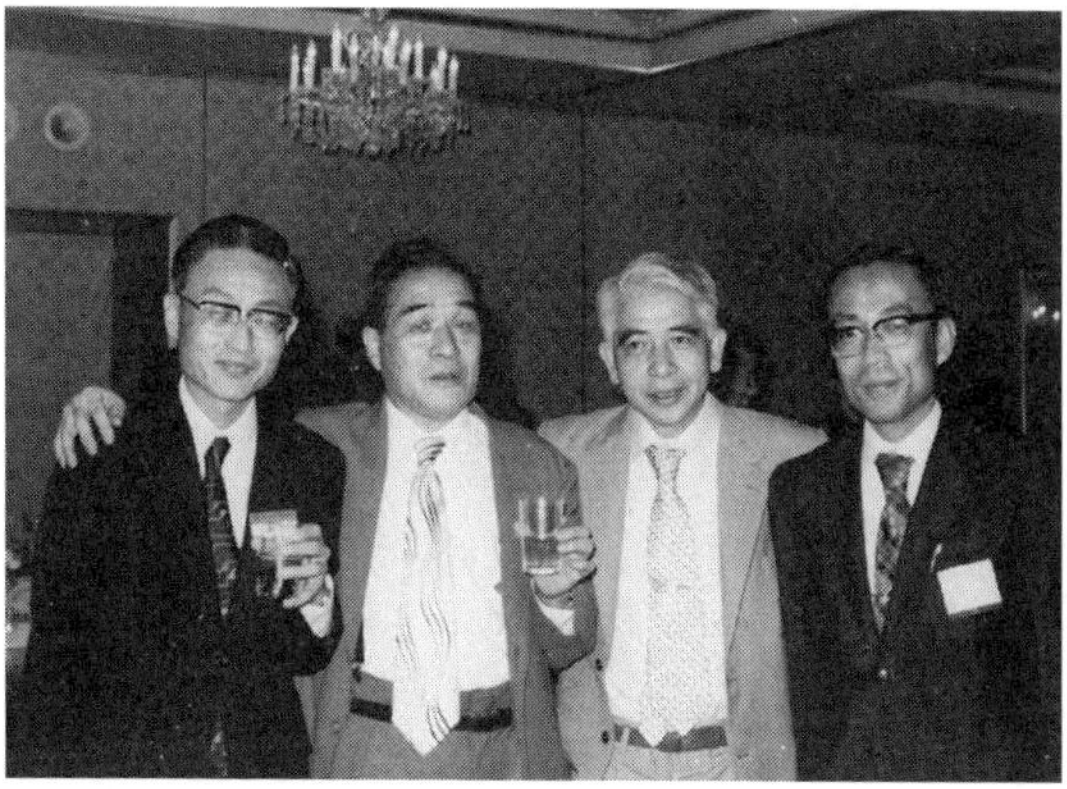

講師時代にお世話になった人たち。左から鎮目和夫東京女子医科大学教授、岡本耕造京都大学病理学教室教授、私の先任の恩師、深瀬政市教授

そのころ、もっとも関心をもったのは異所性ACTH産生腫瘍で、多くの場合、免疫学的方法で測定したACTH活性のほうが、ステロイド産生を指標とする生物学的活性よりも高いという現象についてであった。当初は、異常な構造のACTHが作られているかもしれないと考えたが、やがてインスリンが前駆体（プロインスリン）からつくられることが報告されて、ACTHの場合にも同様に前駆体があると考えるようになった。研究の計画を進めていたが、後に述べる大学紛争のために、この研究は先延ばしせざるを得なくなった。

私の思い過ごしもあったかもしれないが、当時の大学では抜擢人事で昇任した私に対する風当たりは強く、苦しい思いをすることがしばしばあった。しかし、それに負けては三宅先生の意思にそむくことになる。くじけそうになると、そのころ流行していた「人には苦しい時があり、人には楽しい時がある、人には悩む時があり、人には信じた人がある……すばらしい明日に笑顔をむけていこう」という歌、「すばらしい明日」を口ずさんで、自らを鼓舞していた。作詞が塚田 茂氏、作曲は宮川 泰氏で、ダークダックスがよく歌っていた。

そうしたなかで、私が想像もしていなかった危機が大学に押し寄せて、状況は一変した。一九六八年に始まった大学紛争である。この大学紛争がなぜあれほど大きい規模で、しかもフランスの「五月革命」をはじめ、世界各地で起こったのか、文明史から見てどのような意味があったのか、いまだに明確な説明はないように思われる。

中国では毛沢東の主導による文化大革命に始まり、アメリカではベトナム戦争への反戦運動が中心であったが、全世界で学生運動が激しく巻き起こった。日本ではインターン制度への反対運動として始まったが、やがて医学部だけでなくほとんどの大学を巻き込む反体制運動となって燃え盛った。大学の古い体質への批判の形をとりながら、日本ではやがて全共闘と代々木派の対立が先鋭化し、結局は左翼の派閥間での権力闘争の形に矮小化していった。

京都大学医学部の内科教室では代々木系の考え方が有力で、無給医会と助手会が一緒になって、私どもの助講会（助教授・講師の会）は突き上げられたが、数の論理で大学を動かそうとする主張に与《くみ》することはできなかった。運動は二年以上もたってしだいに終息していったが、影響はその後も長く残り、大学に深刻な傷跡を残した。しかし他方では、大学の古い体質への警鐘という意味で、一定の成果があったと評価してよいであろう。

大学紛争は、普段は見えない人の本性を明らかにしたという意味で興味があった。平素穏やかで目立たない人がいざとなるとしっかりと自己の主張を貫くこともあれば、その逆の人もあった。自己の利益を第一に考える人もあれば、純粋な気持ちで大学の将来を大切にしたいと考える人もあった。多様な人間模様が浮き彫りになったのである。

私はどう見られていたのであろうか、まったく自信がない。強く自らの主張を通すことはできなかったが、ほぼ一貫してぶれない行動ができたのではないかと考えている。私はあくまで大学は教育、研究の場であることを忘れてはいけないと考え続けていたからである。

神戸大学教授に――若年教授の苦闘

大学紛争も一九七一年（昭和四六）に入るとようやく終息に向かい始め、教授会は学外で大学院の入試を行った。久しぶりに再開された大学院に入学した中井義勝君（後に京都大学医学部人間健康科学系教授）が私の研究室に入ってきたので、二人で研究の準備を始めた。その矢先、私は神戸大学医学部に教授として転出することになってしまった。

神戸大学も大学紛争のため三年間ほど教授人事ができなかったが、一九七一年に入ると再開されて、教授の公募が始まった。そういうときに神戸大学の友松達弥教授が京都にこられて、応募するよう私に要請された。公募していた神戸大学医学部第二内科は内分泌・糖尿病学を専門にしていた教室で、その点は好都合であった。

とはいえ、私より年長の人が三人いて、京都大学の第二内科と似た状態で気が進まなかった。しかし、京都大学にいても同じなので、思い切って応募することとした。神戸大学では学内に京都大学への反発もあって、結局私は同時に選考が進んでいた新設の第三内科に回ることとなったが、比較的すんなりと選ばれたらしい。四〇歳で国立大学の内科学の教授となるのは珍しいと言われた。

一九七一年九月一日、神戸大学に初めて赴任した日のことを、私は終生忘れられないであろう。残暑の厳しい日であったが、その厳しさをさらに強く感じることがいくつかあったからである。大学に着くと、「井村、松本、京極、杉山四新任教授は罷免した」という助講会の立て看板に迎えられた。助講会によると、京都大学から赴任することになった四人は、辞令を受け取る前に罷免されていたことになる。

立て看板には慣れっこになっていたが、須田　勇医学部長に会うと漠然とした不安はいっそう増幅された。大学に新しい講座が設置される年には初度調弁費がついたのだが、紛争で選考が遅れたために、すでにほかに使われてなくなっていること、このときについた助教授の枠もほかに流用されてしばらくは使えないこと、二〇床分の看護要員も他の診療科に分散して使われてしまったこと、病棟・研究室のスペースだけは準備できているので事務局と相談してほしいこと、などを告げられたからである。

事務局に回ってみると、「本年度の予算約五〇〇万円は手を着けずに残しています」と、恩着せがましく言われたが、それだけの予算ではどうにもならない。途方に暮れたが、ともかくなんとか動き出すことが必要と考えた。本部に連絡を取り、経理部長、事務局長に面会を求めたが、「京都大学とは違って、規模の小さい神戸大学では本部の予算の取り置きが少ないので、なんともできない」と断られてしまった。それでも年度末には、国産品ではあったが研究にぜひほしいと思っていた自動ガンマー線計測器の予算をつけてくれた。はたらきかけた効果はあった。

大きな問題は、教室員をどう揃えるかであった。現在のように公募する雰囲気はほとんどなかったので、第一内科の友松達弥教授、第二内科の馬場茂明教授に依頼して、教官に相応しい人を推薦してもらうこととした。しかし、罷免の立て看板が立ったくらいだし、予算も乏しいことが知られていて、なかなか良い返事がもらえなかった。しばらくたってようやく高橋桂一君、山本弘之助君、吉本祥生君、阪本 登君などがきてくれそうな目処がついた。赴任先の病院まで足を運んで、私の構想を説明して勧誘したことを思い出す。

　このような状況で、新しい内科学教室の誕生はなかなか難産であった。こういうときは原点に戻らねばならないと私は考えて、友松教授などと相談して、学年の途中であったが臨床講義の時間を少しいただいた。そして十分な準備をして、もっとも適切と考える新しいスタイルで臨床講義を始めた。従来の臨床講義のようにいきなり症例を提示するのではなく、最初に関連する基礎知識を与えたうえで症例を提示するという方法であった。このスタイルは後にまとめて「ＮＩＭシリーズ」《New Integrated Medical Lectures》の一巻として医学書院から出版したが、私の本のなかでもっともロングセラーとなった。私としてはこの講義を聞いて、翌年の卒業生から一人でも入局してくれればよいと考えたのである。

　効果は三回ほど講義した後に現れた。ある日、青医連（青年医師連合）の千原和夫君（後に神戸大学内科教授、医学部長）から電話があり、「新しい教室の方針について知りたい」ということであった。当時は大学紛争のため、卒業生は一定の部局に所属せず、青医連を組織して講座の間を自主的にローテートして研修していたのである。

　彼らが私の臨床講義を聴いているとは、まったく気づかなかった。しばらく話をすると、千原君はその場で、「来年の大学院の試験を受けさせてほしい」と希望した。続いて平田結喜緒君（後に東京医科歯科大学内科教授）、東野英明君（後に近畿大学薬理学教授）など五名が大学院に入ることになった。京都大学からは松倉 茂君（後に宮崎医科大学教授）が講師で、清野 裕君（後に京都大学内科教授）が助手できてくれることとなり、教室の新体制は急速にまとまっていった。

私のしなければならなかったもう一つのことは、病棟、研究室、医局などの整備であった。なにしろお金がなかったので、京都で知りあった医療機器を販売する会社から、できるだけ借金をすることとした。多くの知人が、椅子、机からゴミ箱まで持ってきてくれた。

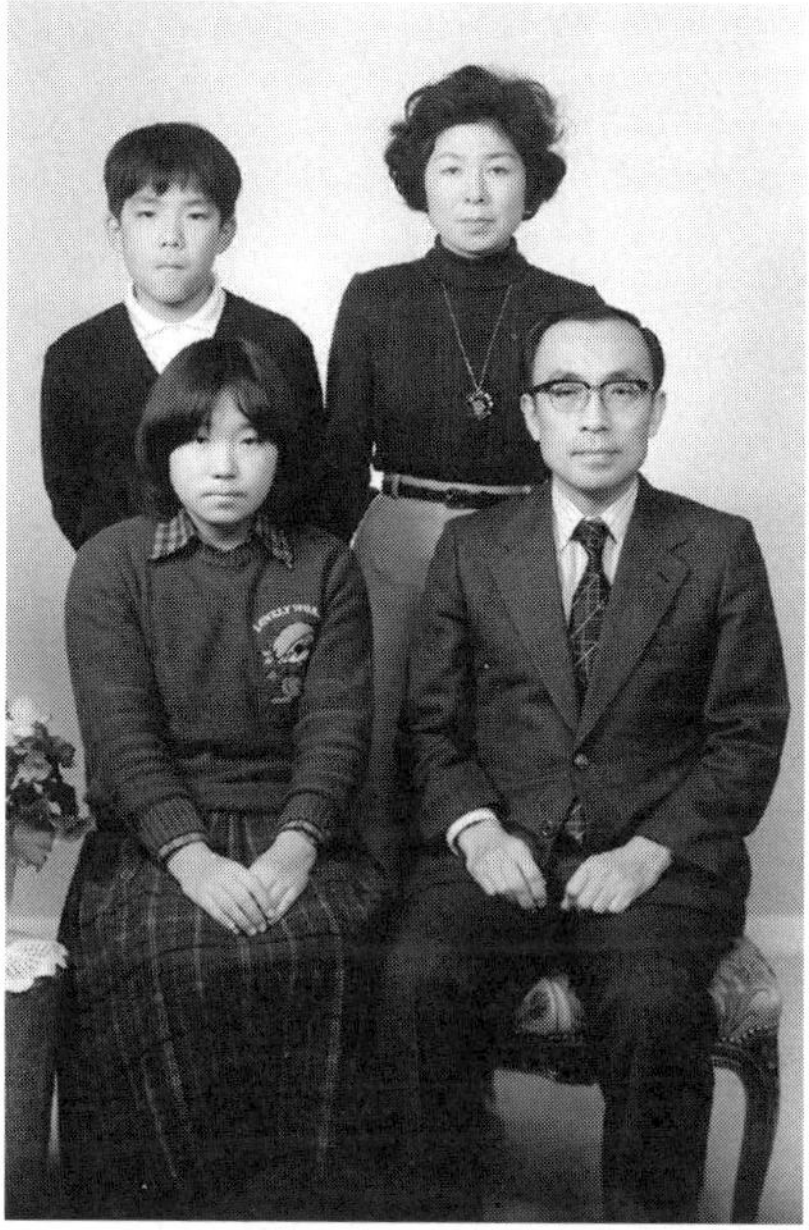

神戸大学時代の家族写真。長女の眞理、長男の徹也、妻の晴美と

なによりも嬉しかったのは、国立がんセンターの石川七郎先生（当時病院長）から電話が入り、「井村さん、お金に困っているでしょう。私が理事長をしている財団に研究費を申請しなさいよ」と言ってくださって、研究費をいただいたことである。京都大学の翠川 修教授、東北大学の笹野伸昭教授なども、引き続き班研究を通じて、またそ

の他の形で支援してくださった。人との出会いと誠意をもったつきあいの大切さを、このときほど感じたことはなかった。

　そのころの私は、神戸大学に骨を埋めてもよいと考えていた。したがって、神戸に小さい家を求め、家族をあげて転居した。開業して間もなかった妻も、診療日数を減らして神戸から京都に通うことで協力してくれた。二人の子どもたちも転校をすんなり受け入れてくれた。こうした家族の支援はありがたく、私は新教室の建設に全力を尽くすことができた。

草創の日々

「草創と守成といずれが難きや」という有名な設問が、中国の『貞観政要』にある。私は後に守成の難しさもいやというほど経験することになるのであるが、一般には草創のほうが容易ではないかと思う。若い教室で、平均年齢は二八歳くらいであったろうか。研究室は狭く、機器が揃わず、病棟も貧弱であったが、若さはなによりも強い武器であった。皆が懸命に仕事をしてくれた。私は、若い人たちの健康を心配してときどきブレーキをかけるほどであった。徹夜で仕事をする人も多くて、研究室は「楠町の不夜城」と言われたほどであった。楠町は、大学のあった地名のことである。

　内科学教室であったので、内分泌代謝、神経、免疫を教室の主要分野に選んだが、まず内分泌

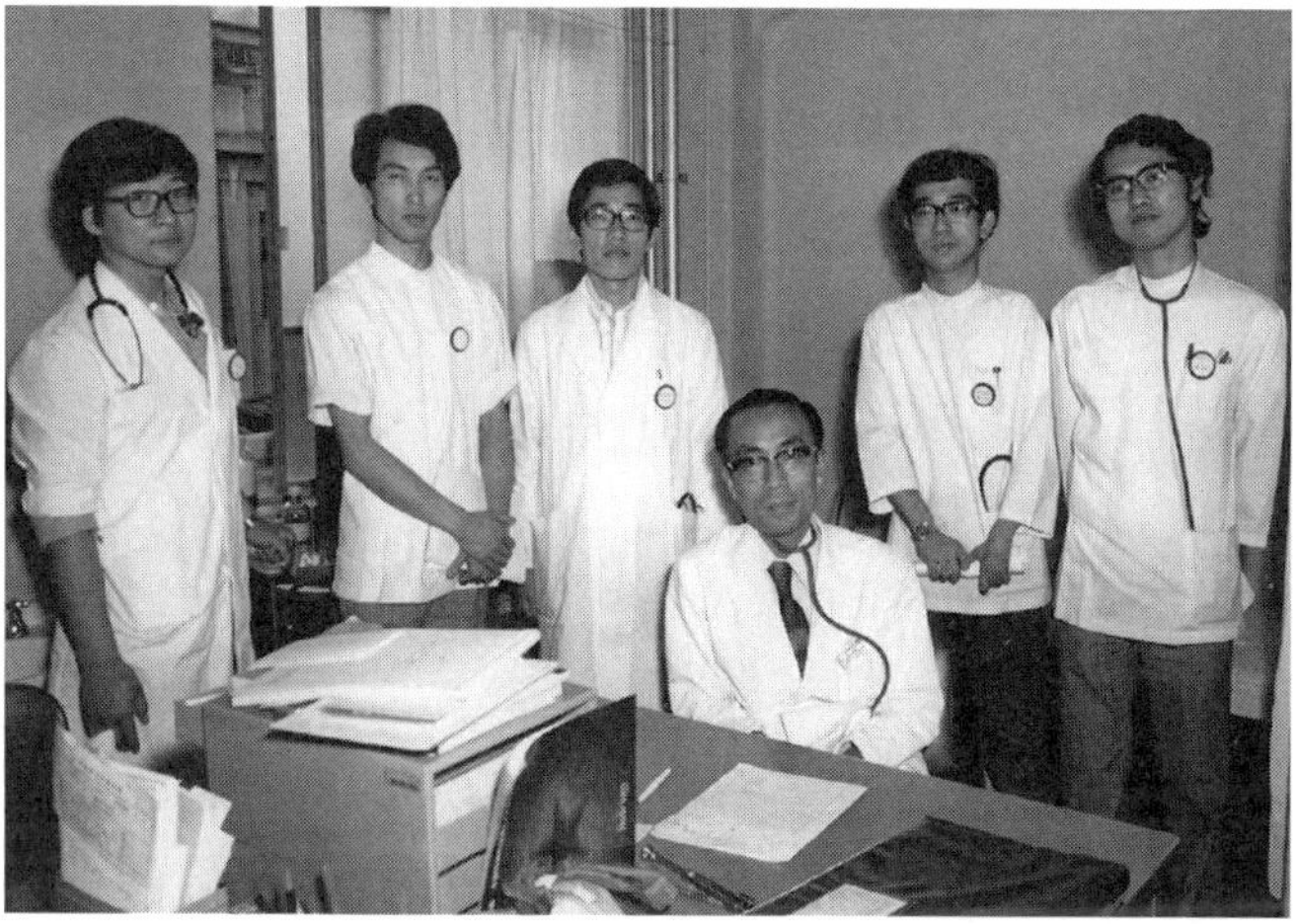

神戸大学における外来実習の学生たちと

代謝の分野が急速に伸びた。神戸大学出身の吉本祥生君、阪本 登君、山本弘之助君などに加え、京都大学から参加してくれた前出の松倉茂君、清野 裕君、加藤 譲君（後に島根医科大学教授）に加え、少し遅れて加わった田港朝彦君（後に香川医科大学検査医学教授）などの諸君の力が大きかった。

免疫学のほうは名古屋大学出身の磯部 敬君（後に神戸大学保健学科教授）、九州大学出身の中尾実信君、和歌山医大出身の山内康平君らが中心となり、神経学は神戸大学出身の高橋桂一君に委ねた。

一年もすると学会でかなりの演題を発表できるようになり、二年たつと内分泌学の分野では日本有数の大学の一つとして認められるようになった。若い力が一つの方向に向かって進んだときの爆発力のようなものを、私は感じていた。

臨床は、いろいろな事情で出遅れてしまった。教室が設置されたときには二〇床分の看護要員がついていたが、大学紛争中に他に使用されてしまっていた。しかたなく隔離病棟の看護単位を充てることになり、伝染病は中央市民病院に任せることとした。しかし、隔離病棟は三階建てでエレベーターもなく、とても内科病棟としては使えなかった。そこで研究室に充てられていたスペースを病棟にし、隔離病棟であったところを研究室として使用することとした。

内科学の教室であるので、教育、臨床、研究のバランスを取らねばならない。私はこれからの内科学は、きちんとした科学的な知識の上に構築すべきであると信じていたし、大学を離れて臨床の第一線に立っても学問をする気持ちは持ち続けてほしいと教室員に言い続けていた。

そうはいっても、病棟の発足が遅れたこともあって研究が先行し、臨床の態勢が遅れたことが気がかりであった。私はできるだけ教育、臨床に力を入れることとした。しかし、私自身の能力の限界もあって、当初はなかなか思うように進まなかった。そこで、珍しい症例があると、学会に発表するだけでなく、論文にまとめて教室の症例集を作ることとした。すでに述べたように、論文を書くことはずいぶん勉強になることを、私自身が感じていたからである。それらは『最新医学』誌編集長の好意で一年にわたって掲載され、後に私の業績集に再録された。それに、臨床研究のデータはできるだけ国際的な雑誌に発表するよう教室員に勧めた。その一つの目標が

『ニュー・イングランド・ジャーナル・オブ・メディスン《“New England Journal of Medicine”》』への投稿で、最初の論文が掲載されたときは、ほんとうに嬉しかった。

神戸大学時代にも日本内分泌学会の理事、国際内分泌学会のプログラム委員の仕事はあったし、学内の学生部委員も一期務めたが、学外の仕事はあまり多くなかった。内科学の専門家として、生涯のなかでもっとも充実した時期であったと思う。当初は研究経験のない人ばかりであったので、私自身が研究室で天秤の使い方から、抗体の作り方、放射性物質での標識のしかたなどを指導した。臨床の教授が研究室で仕事をするのは珍しかったようで、他の教室の人たちがときどき覗いていたようである。しかしそれも半年くらいで、しだいに研究室で過ごす時間がとれなくなった。

研究は多方面に発展したが、その後につながったのは、ＡＣＴＨ《adrenocorticotropic hormone》（副腎皮質刺激ホルモン）産生腫瘍において大分子ＡＣＴＨが生合成されることを証明できたことである。これは京都大学に戻ってからの研究につながった。臨床的には視床下部下垂体疾患の症例を多く経験し、この分野のわが国での研究に先鞭をつけることができた。京都大学でのクラスメートの松本　悟君が神戸大学の脳神経外科の教授で、連携がうまくいったことも大きかった。

私が自分自身に課したもう一つは、時間があれば図書館に行き、新しい文献を読むことであった。当時はまだ文献の入手が容易ではなく、時間がかかることもあったが、それだけに丁寧に読んだのではないかと思う。図書館から本を抱えて教授室に戻る姿は、多くの人に目撃されていたようである。そのことが、若い人に好影響をもたらしたのであれば幸いである。

守成の苦労

京都大学に帰るときは、意外に早く訪れた。前任の深瀬政市教授が島根医科大学長に就任され、定年を待たずに退官されたのである。後任の選考にあたって公募があり、私も候補者の一人に推薦された。私は迷ってしまった。手塩にかけた新しい教室が育ち盛りで、若い優秀な教室員も多く、私には強い愛着があったからである。研究も軌道に乗っていて、いましばらくはここで全力を尽くしたかったし、なによりも私には居心地が良かった。これに対して、京都大学第二内科には先輩五人が在職中で、そのなかで果たして仕事ができるか不安もあった。

他方では、紛争で大きな影響を受けた京都大学の母教室の再建に微力を尽くすことは、私の務めであるとも考えた。神戸大学に五年間在職して、良い所は十分に理解できたが、ある種の限界も感じていた。神戸大学の同僚には申しわけない気持ちが強かったが、ここで私が京都大学の教授に選ばれたら、それもまた運命であると考えるようになった。およそ一年の曲折があった後、最終的に私は京都大学内科学第二講座の第六代教授に選ばれ、一九七七年四月、母校に帰ることとなった。

神戸大学には紛争の後遺症はほとんどなくなっていたが、京都大学にはまだ強く残っていた。

立て看板は至る所に立っていたし、学生への対応は教授会の大きな仕事の一つであった。大学紛争時には、教授も助手も対等の教官であるという平等主義が、とくに内科学教室では強く主張されていたが、そうした空気も色濃く残っていた。毎週行う教官会議がとげとげしい雰囲気になることも少なくなかった。

私がまずなすべきことは、五人の先輩の身の振り方を決めることであった。新設医科大学の教授に一人でも多く就任できるよう、私は学長内定者のもとに何度か足を運び、最終的に三人が教授として赴任できた。

もう一つ、私がすべきは教室の方針を明確にすることであった。先代の深瀬政市教授は臨床免疫学が専門で、教室に多くの人材が残っていたし、免疫学は重要な分野であることから継承することとした。神経学や肝臓病学の専門家もいたので、これも教室の守備範囲に含めることとした。当時の内科学教室の原則はオールラウンドで、すべての疾患を受け入れねばならなかったのである。

そういうなかで最大の課題は、私の専門である内分泌代謝学グループをどう再構築するかであった。そこで、病院に勤務中であった私の二年後輩の稲田満夫君（後に関西医科大学内科教授）を助教授に選び、教室の伝統である甲状腺の研究を推進することとした。穏やかな人柄の稲田君は、難しい教室の運営にずいぶん努力してくれた。神戸大学で花開いたＡＣＴＨの研究は、かつて指導した中井義勝君（後に京都大学人間健康科学教授）に担当してもらい、私の最初の大学院生となった中尾一和君（後に京都大学第二内科教授）などと一緒に仕事をしてもらうこととなった。そのうち、神戸大学にいた加藤 譲君、松倉 茂君、清野 裕君などが徐々に京都大学に戻ってきて、教室の陣容が整った。

幸いなことに、学内の措置として設けられていた栄養治療室が正式に病態栄養部として文部省から認可され、私が部長を兼務することとなった。これで教官数が実質的に増えることとなり、糖尿病研究に弾みがつくこととなった。稲田満夫君が関西医科大学に転出した後は、森 徹君（後に京都大学臨床検査学教授）が甲状腺研究をとり仕切ってくれた。

このようにして数年をかけて、新しい教室の形が整ってきた。私は「守成」の難しさをいやというほど味わうこととなり、忍耐の日々が続いたが、同時に苦労は私を鍛えてくれたように思う。その後も困難な仕事に就くことになるが、それを忍耐強くなんとかこなすことができたのも、このときの経験が大きかったと考えている。

研究の発展――日本の内分泌学の成長

苦しい時代にも嬉しいことがあった。すでに述べたように、異所性ＡＣＴＨ産生腫瘍の研究から、ＡＣＴＨにも前駆体があることを神戸大学時代に報告していた。これが契機となって、京都大学医化学教室の沼 正作教授（故人）、中西重忠助教授（後に京都大学教授）との共同研究が始まった。組み換えＤＮＡ技術を使った二人の努力があって研究は大きく発展し、その結果ＡＣＴＨ前駆体の全構造が明らかになったのである。長年ＡＣＴＨの研究を続けてきた私にとって、これはたいへん嬉しいことであった。

私の研究室では、この前駆体から作られるいくつかのペプチドの生合成、作用の研究などを展開した。とくに、ＡＣＴＨと関係が深いモルヒネ様の活性を持ったオピオイド・ペプチドがもっとも注目された時代であった。これらの研究は国際的にも評価され、一九八〇年にオーストラリアで開催された「第六回国際内分泌学会」で、日本人として初めて特別講演の機会を与えられた。講演を終わった後、多くの人が長い拍手を送ってくれたことを、いまも忘れることができない。

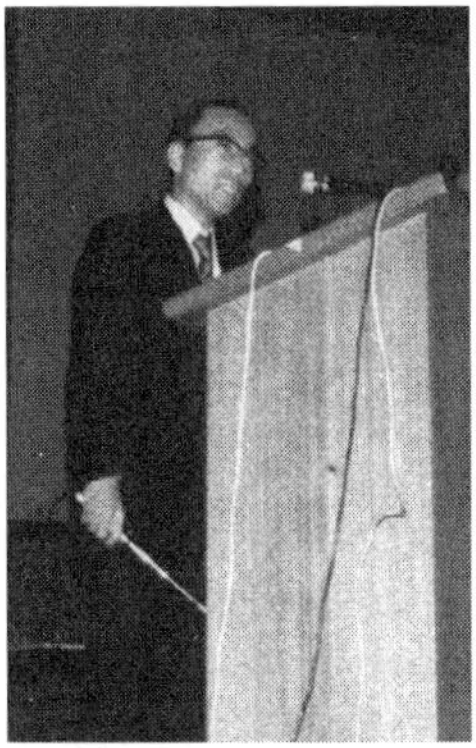

1980年の第6回国際内分泌学会で、日本人として初めて特別講演をする

その後、一連の研究はさらに発展し、思いもかけず一九八五年にイギリス内分泌学会から「デール・メダル《Dale Medal》」を受賞することとなった。神経伝達に関わるアセチール・コリンや、子宮収縮作用を持つオキシトシンを発見し、ノーベル賞を受賞したＨ・Ｈ・デール《Henry H. Dale》にちなんだこのデール・メダルは、内分泌の概念を生んだイギリス内分泌学会の最高の賞である、この受賞も日本人では初めてであり、過去の受賞者にはノーベル賞受賞者が多いという、私

には不相応なレベルの高い賞であった。私の少し後には、この賞を神戸大学の西塚泰美教授が受賞されている。私の研究は西塚教授の研究に比すべくもないが、それでも日本の内分泌学が世界から評価されたことは嬉しいことであった。

一九八五年三月末、デール・レクチャーをするためオックスフォードでのイギリス内分泌学会に行ったのは、母が亡くなって二週間後のことであり、私にとっては悲喜の感情がこもごも交錯して、忘れ難い思い出の学会となった。

教室では、血圧調節ホルモンとしてレニン・アンギオテンシン・アルドステロン系（ＲＡＡＳ）《Renin-Angiotensin-Aldosterone System》の研究を長く進めてきたが、それのみでは説明できない現象が少なくなかった。そこに、心臓のホルモンである心房性ナトリウム利尿ペプチド（ＡＮＰ）《Atrial Natriuretic Peptide》が発見され、この分野が急速に進むことが予想された。そこで教室では中尾一和君が中心となり、総力を挙げて研究を行った。

その後、宮崎医科大学の松尾壽之教授たちのグループによって、ＡＮＰだけでなく、ＢＮＰ《Brain Natriuretic Peptide》やＣＮＰ《C-Type Natriuretic Peptide》が心臓や脳から発見された。従来、たんなるポンプと考えられてきた心臓がホルモンを分泌する内分泌臓器であったことは大きな驚きであった。教室では、ＡＮＰとＢＮＰは臨床的にも診断・治療に応用できることを見出し、大きな拡がりのある研究となった。

このころ、筑波大学で血管のホルモン様物質、エンドセリンが見出され、心血管系内分泌学は日本が先頭を走る一分野となった。京都で国際シンポジウムを開いたときには一流の学者が集まり、しかも会場で熱心に議論してくれた。日本の内分泌学もようやく世界のレベルに達することができたと、私は喜びをかみしめていた。

糖尿病は患者数が多く、内科学教室としては重要な分野である。私が留学したフォーシャム教授の研究室は糖尿病の研究が盛んであったので、神戸大学時代から関心をもって研究を進めていた。京都に帰ってからは葛谷英嗣君（後に国立京都病院長）と清野 裕君（後に京都大学糖尿病栄養内科教授）が中心となって研究を進めてくれた。

私どもが興味をもったことの一つは、日本人糖尿病患者のインスリン分泌は、欧米人とは異なって、糖尿病の初期から低下していることであった。これは後になって膵インスリン分泌予備能が少ないことによると考えるようになった。この理由は現在も明らかになっていないが、東アジアの人たち全体に共通する現象で、日本人があまり肥満しなくても糖尿病になりやすいのはそのためであると考えられる。

いま一つは消化管ホルモンとインスリン分泌との関係で、これも清野 裕君のグループが精力的に研究してくれた。とくに上部小腸から分泌される消化管ホルモンＧＩＰ《Glucose-dependent Insulinotropic Polypeptide》（糖依存性インスリン放出ペプチド）がインスリン分泌促進因子、グルカゴン分泌抑制因子であること、食後に分泌が増加すること、脂質代謝にも関与することなどが明らかになった。当時はそれほど注目されなかったが、最近になってインクレチン（インスリン分泌を促進するホルモン）の臨床応用が始まり、その一つであるＧＩＰへの関心が高まって、清野君の研究が海外からも高く評価されるようになった。清野君はこの研究で、後にアメリカ内分泌学会の賞を受賞した。

内分泌系と神経系との関係を解明する神経内分泌学も、興味ある分野であった。とくに下垂体ホルモンの分泌は脳によって調節されているので、神戸大学時代から基礎、臨床の両面で研究し、加藤 讓君、千原和夫君、平田結喜緒君らが良い仕事をしてくれた。

京都に帰ってからは、島津 章君（後に京都医療センター臨床研究センター長）とともに行った特発性尿崩症の研究が記憶に残っている。神経内分泌学は、心と体を結ぶ重要な経路に関する研究分野であるだけに、今後とも研究が発展するであろう。

京都大学に帰ってからは学外の仕事が急速に増え、多忙を極めるようになった。学会の仕事、文部省や厚生省の委員会、学会の学術講演などである。そういうなかでも若い人たちと研究成果について議論したり、新しく研究室に入ってきた人たちと研究テーマについて相談したりするのは楽しいことであった。論文が学会等で評価されたり、賞をもらったり、教室員が他の大学の教授に選ばれたりするとやはり嬉しく、教授冥利を感じることが少なくなかった。

内科学の教授の一つの仕事は、後進の育成である。もちろん現場の医師の養成も大切であるが、大学でしか育たない医師研究者《physician scientist》をどのように育てるかは、それ以上に大きな課題である。優れた医師研究者がいないかぎり、その国の臨床医学は発展しないからである。私が一緒に仕事をした人たちのなかから、内科を中心に多数の教授が生まれたこと、その人たちが多方面に活躍していることは、やはり嬉しいことであった。

国際学会での活動

ここで少し国際学会のことについて触れておきたい。私の専門の国際内分泌学会《International Society for Endocrinology》（ＩＳＥ）は一九六〇年に設立され、第一回の国際内分泌学会議《International Congress of Endocrinology》は同年にコペンハーゲンで開催された。国際会議は以後四年ごとに開催され、最近は隔年の開催となっている。多くの国際学会のように会長はソサイエティの長が務め、会長が全責任を負い、会議は組織委員会によって開催される点は、日本の一般の学会と異なる。

私は一九六八年のメキシコでの第三回のコングレスから出席するようになり、一九七二年のワシントンでの第四回の会議で初めてシンポジウムの演者に選ばれた。さらに第五回のハンブルクの会議のためにソサイエティに作られた「プログラム委員会」のメンバーとなった。プログラム委員は特別講演やシンポジウムの演者になれない規則があったが、世界の学界の動向を知るうえでずいぶん役立った。第五回のハンブルクでの会議には、私は神戸の若い人たちを引き連れて参加した。

一九八〇年開催の第六回のメルボルンでの会議で特別講演の栄誉を与えられたことは、すでに述べたとおりである。ケベックでの第七回の会議ではプログラム委員長に選ばれ、何度かアメリ

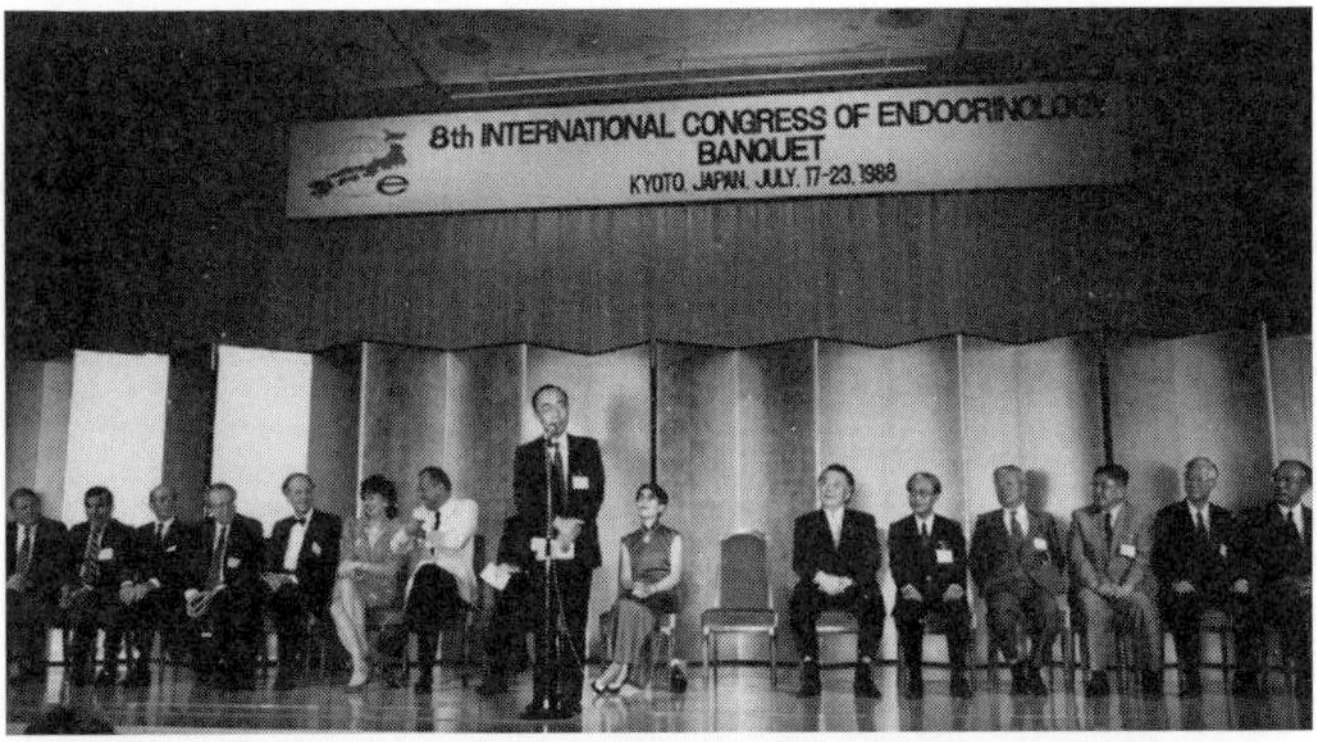
8th INTERNATIONAL CONGRESS OF ENDOCRINOLOGY
BANQUET
KYOTO, JAPAN, JULY, 17-23, 1988

第8回国際内分泌学会をアジアで初めて開催し、組織委員長として挨拶する

カ、カナダに行かねばならなかった。第八回の会議は一九八八年に開催され、私が組織委員長として京都で開催し、皇太子殿下・同妃殿下（現在の天皇皇后両陛下）のご臨席を得て、盛大な会議をアジアで初めて開催することができた。その後の私は、ソサイエティの執行委員長、会長、名誉会長を歴任することとなった。

　日本の内分泌学会は、京都大学の辻 寛治先生によって一九二七年に創設された世界で二番目に古い内分泌学会である。辻先生は私の恩師の三宅 儀先生の師であり、私はいわば孫弟子になる。

　第二次世界大戦の影響で、戦後もわが国では研究が困難な状態が長く続いた。それでも多くの若い研究者が欧米で学び、新しい内分泌学を日本に持ち帰るようになった。一九六〇年代になると良い研究が出るようになって、国際的にもしだいに評価されるようにもなった。

　たまたまそういう時期に、日本の内分泌学会を代表するような形で、私は国際学会のいろいろの役職を務めることになった。これは私にとって幸運であった。多くの世界の学者と知りあいになる機会を得て、彼らがなにを考え、どのように行動するかを学ぶことができたからである。

この国際学会を契機に、多くの学者が京都大学を訪ねてくれるようにもなり、若い教室員にとって良い刺激となった。夕食は自宅に招くことも多かったが、京都には仕出しをしてくれる料理屋があるので、好都合であった。外国で私の妻は料理が上手であるという評判が立ったのは、おかしかった。客はケータリングとは気づかなかったのである。

欧米の学者は地理的に近いところに住んでいるので、交流が多いことは研究を進めるうえで有利である。この点、日本は地理的に辺境にあるし、言葉のハンディもある。国際学会などに参加するほか、多方面での交流を積極的に進めるようにしないと、情報に疎くなってしまう。私は偶然に国際学会の運営に参加することになったが、その経験は後年、いくつかの国際会議に出席するようになったときに大いに役立ったと思う。

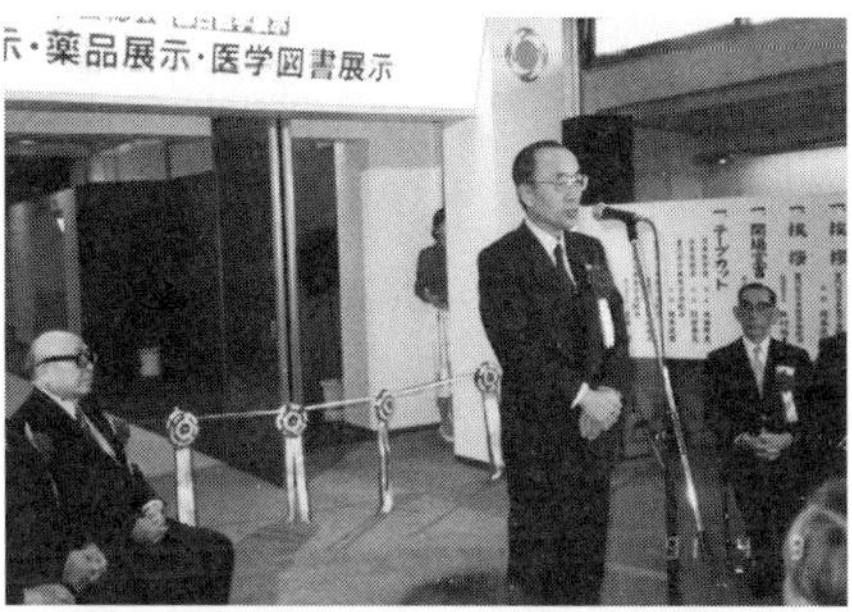

第99回日本医学会総会で、岡本道雄会頭（左）のもとで準備委員長を務める。展示会の開会式で挨拶。同時に日本内科学会の会長も務め、学部長職もあって超多忙な日々であった

判断し、行動する司令塔として

ウィーン大学と国際協力の調印をする。総長になってから、数多くの外国の大学関係者の訪問を受けるとともに、総長としても多くの外国の大学を訪問した

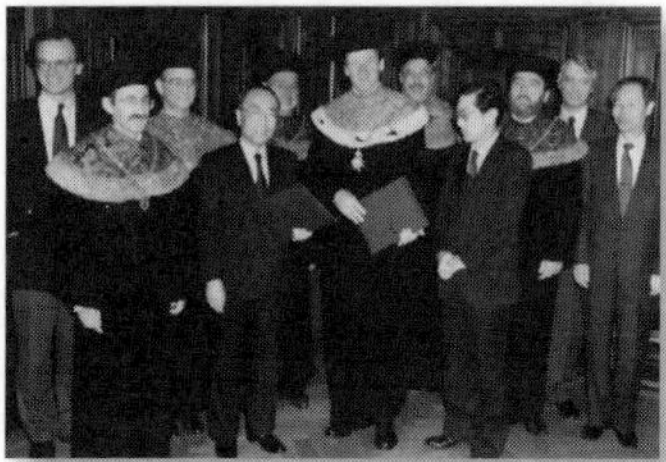

思いもよらず学部長に

私にとっての一つの転機は、一九八九年に突然訪れた。医学部長に選ばれたのである。京都大学医学部の学部長は、多くの場合は基礎医学の教授から選ばれるのがいわば慣習であった。まして、私の前任は第一内科学の内野治人教授であった。二代続いて内科の教授が選ばれるとは思ってもいず、想定外の出来事であった。

四月に学部長に就任して直面した最初の難問は、学生定員を一二〇名から一〇〇名に減らす概算要求を文部省に出すか否かであった。戦後のベビーブーマーの子どもたち（第二の団塊の世代）の進学時期には国立大学の定員を一時的に増やしたが、大学進学人口が急速に減少するなかで定員削限を求められていたのである。教授会には、減らす必要がないという意見もかなり強かった。しかし、もともと一時的という前提で増えた定員であり、かつ一八歳人口の減少にともなう私立大学の窮状もよくわかっていた。京都大学だけが増加

した定員を維持することは困難に思えた。

いろいろ考えた末、学部定員を減らす代わりに、大学院の定員を増やすことが京都大学にとって好ましいと判断した。京都大学のような研究大学では大学院の充実は重要な課題であり、他大学の優秀な学生を受け入れるためにも大学院は拡充すべきと考えたのである。そこで生理学の佐々木和夫教授とも相談して、京都大学で手薄な脳研究を振興するために脳統御医科学系を独立専攻として新設する方針を固めた。そして学内から二部門を出し、新たに二部門を要求するという概算要求書をまとめた。

直ちに文部省へ行ったが、唐突であったためか、初めは相手にされなかった。それでも本部の経理部も協力してくれて何度も足を運び、ようやく一部門四名の教員増を獲得することができた。この新しい部門には九州大学出身の柴崎 浩教授を迎えた。柴崎教授は優秀な神経内科学者であって、京都大学の脳科学を強化することに貢献していただいたと考えている。

こうして医学部の定員は一〇〇名に減ったが、大学院の定員は一三〇名となった。後年、京都大学総長になってから学部定員を増やすことはほとんどできなかったが、この経験は大学院を充実する計画を立てるうえで役に立った。

かなり後になって文部省の関係者から、「学生定員を減らすのに教官増を要求してきた厚かましい医学部長は、先生だけですよ」と言われてしまった。

学部長としてやりたいことは他にもあった。その一つが胸部疾患研究所（胸部研）の病院の問題である。京都大学では呼吸器疾患は胸部研が担当していたが、本院である医学部付属病院とは少し離れた別の病院であった。そのため患者が受診するには、あらたに手続きが必要で、患者にとって不便であった。そこで胸部研の所長とその病院長を招き、本院の院長にも入ってもらって何度も話しあいをしたが、病院の統合はなかなか実現しなかった。結局、その解決にはさらに数年を要することとなった。

医学部長になると、本部での部局長会議に毎週出席しなければならないし、隔週には評議会もあるほか、いくつもの委員会にも出なければならなくなった。患者を抱える内科の教授には、なかなかハードな仕事であった。しかも左翼の学生が暴れることがまだあって、不時に呼び出されて回診を中止して本部に駆けつけることも少なくなかった。一九九一年四月に学部長に再選されたときには、「もう学問を楽しむような暮らしはできない」とがっくりしてしまった。

アメリカの有名な臨床内分泌学者であったＦ・オールブライト《Fuller Albright》は、一九四三年のアメリカ臨床研究学会の会長講演で、臨床研究者として成功するためになすべきこと、してはいけないことを列挙している。「してはいけないこと」の最大のものは、「内科の主任教授」であった。やはり運営のために時間を取られるからであろう。医学部長を務めるなどは、オールブライトに言わせれば論外ということになる。

魂の暗夜——総長に選出

その年の一一月、私にとっては思いもよらないことが起こった。それは京都大学総長（公式には学長、学内では総長）に選出されたのである。当時の京都大学の総長選挙は教官による完全な互選で、被選挙権は全教授にある。第一日目に、助手以上の教官が二名連記で意向投票をする。その上位一五名について、第二日目に専任講師以上が投票して、まず三名、次いで二名に絞り、最終的に一人の候補者を決めるという方法であった。

前任の西島安則総長は工学部の出身であったので、次は医学部から出したいという声があることは私の耳にも届いていた。しかし、過去の総長の多くは学生の諸問題を扱う学生部の部長経験者であり、私は学生部長をしていなかったので可能性は低いと考えていた。ところが選挙が進むと常に票数がもっとも多く、あれよあれよという間に当選してしまった。

京都大学には遠隔地の研究施設が三〇以上あり、意向投票は郵便投票で、選挙の当日には全員が京都に集まって投票することになる。一週間がかりの選挙であるので、よほどの理由がないかぎり辞退はできない。私は腹を決めるしかなかった。

開票が終わるとすぐに、大学の最高意思決定機関である評議会から受諾するか否かを打診される。評議会に出席して私は受諾の挨拶をし、次いで記者会見が開催された。ここで抱負を述べねばならなかったが、抱負など考えてもいなかったので、「これからしっかり考えます」としか言えなかった。ＮＨＫからは早朝の番組に出席を求められるし、その他の取材もある。あれやこれやで、数日は目の回る忙しさであった。

少し落ち着くと、今度は教室の後始末を考えねばならなかった。私は定年まではまだ二年あまりあったので、教室には研究がほぼ終わっても学位論文をまとめていない研究者がかなりいた。その人たちを呼んで進捗状況を聞かねばならなかった。医学部では進行中の教授選考をできるだけ早くすませたかったし、後任の学部長を決めることも必要であった。最終講義、最終回診もしなければならなかった。いろいろ引き受けていた大学内外の雑用も、それぞれ適任者に引き継がねばならなかった。

総長に選ばれたのも、たまたまその時期に私が候補者となる地位にいたためである。考えてみれば、それまでも私は自分の身の丈を超えるような仕事をいくつかこなしてきた。ここには書かなかったが、一九九一年には第二三回日本医学会総会の準備委員長、日本内科学会会頭を務めたが、これもなかなか骨の折れる仕事であった。しかし今回の仕事は、これまでとは比較にならないほどの重責である。日本を代表する大学の一つである京都大学のいっそうの発展を図らねばならないし、近づいている「京都大学創立百周年記念事業」（一九九七年）もある。高等教育行政にまったく素人の私が、突如として責任を負わなければならなくなったのである。不安はあったが、ともかく私としては全力を尽くすしか方法はなかった。一九九一年一二月一六日、私は辞令をもらい、第二二代京都大学総長に就任した。

学長の仕事の忙しさは、教授の仕事の忙しさとは質の異なるものである。教授のときも学問だけというわけにいかなかったが、評価は主として学問の業績と後進の育成によって判断される。目標はきわめて明確で、「教育、研究、臨床に全力を尽くす」ということであって、問題はそれをどこまで達成できたかである。しかし、学長職はまったく異質のもので、管理職の多様な仕事をこなさねばならない。

私が就任してしばらくすると、卒業式、入学式のシーズンとなった。学部、大学院修士、博士、短期大学部といくつもの式があって、そのたびに異なる式辞を述べねばならない。とくに卒業式の式辞はしばしば新聞に取り上げられるのでたいへんであった。

京都大学の最初の公選によって選ばれた荒木寅三郎総長は名式辞で有名であったが、一年をかけて準備されたと言われている。しかし、現在の総長は多忙であるし、式辞の数も多くてなかなか十分な準備ができなかった。なによりも大切な思想・信条にしても、しっかりとしたものを持っているわけではないし、修辞の素養もない私には名式辞を書くことは不可能であった。日ごろ考えていることについて、心をこめて述べるしかなかった。

学内にはその他多くの会合があり、出席すれば必ず挨拶をしなければならない。それも短く、しかし心に残るような味付けが必要である。これもなかなか難しかった。

しかも当時は、学長就任と同時に研究費は取り上げられてしまった。学長職専念義務があるので、講義も思うようにできない。少し講義をしようと思ったら、「非常勤講師の手続きをしてください」と言われて、ばかばかしくなって結局やめてしまった。アメリカでは学長になることを、「魂の暗夜に入る」と言うらしいが、その意味が理解できるようになった。

学長職の孤独

総長に就任して数か月がたち、少し落ち着くと急に孤独を感じるようになった。当時は副学長や補佐の制度もなく、本部棟のなかでアカデミアの出身は私一人であった。もっとも近い存在の人たちは学部長、研究所長などの部局長であるが、それぞれの部局を背負っている人たちであるから、必ずしも全学的な立場で考え、行動するわけではなかった。事務局の人たちはよく尽くしてくれたが、アカデミックな問題を相談するわけにはいかなかった。

京都大学総長として緊急にしなければならないことが、就任間もなく起こった。雑誌『アエラ』が京都大学の施設がいかに老朽化し、貧弱であるかを取り上げたのである。曰く、「司馬遼太郎さんが高く評価したアイルランド文学の書籍を多数有する文学部図書館の窓枠が壊れ、応急処置として張られているテントに鳩が巣を作っている」、「ノーベル賞を生み出した理学部の研究棟も

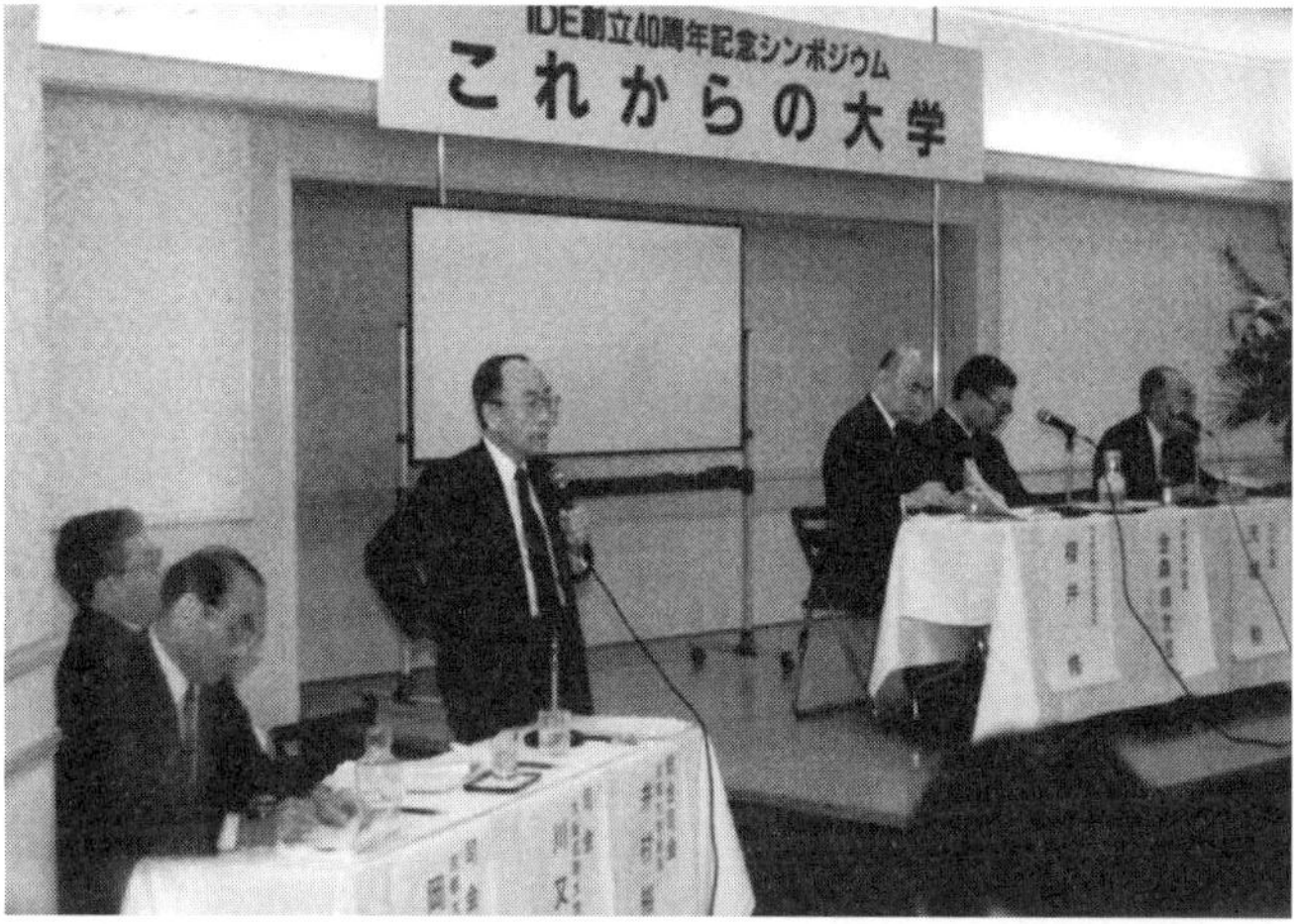

大学改革が叫ばれた時代、大学協会（IDE）や国立大学協会に参加しながら高等教育について勉強する

多くは老朽化し、研究費も乏しくて酒のコップを使って実験している」などなどである。私はさっそく、京都、宇治、大津にある施設を見て回って、たしかに多くが狭隘で、貧弱であることに愕然としてしまった。バブル景気の一〇年間で、町にはピカピカのビルが建ったが、大学の施設にはほとんど投資されていなかったのである。

もちろん、文部省に施設整備費がなかったわけではない。ただその多くは、キャンパスの統合移転を実施中の大阪大学、広島大学、金沢大学などに投入され、その他の大学の改築費用がきわめて少なかったのである。私は見て回った結果を整理して、優先順位を決めて改築を進めることにしたが、予算が少なく遅々として進まなかった。しかし『アエラ』

に指摘された箇所は、すべて在任中に新築することができた。

次に気になったのは、大学に将来構想がなかったことである。さっそく事務局から数名の職員を出してもらって企画室を立ち上げ、中川博次工学部長、佐藤幸治法学部長を中心に「将来構想委員会」を発足させた。

私には気になっていたことが、ほかにもいくつかあった。第一に、学部が基本的には明治時代のままで、その後に経済学部、薬学部、教育学部が加わったとはいえ、「この学部構成では学問の進歩について行けないのではないか」という懸念であった。第二に、京都大学には附置研究所や研究センターがたくさんあったが、一つひとつは比較的規模が小さく、改善すべき点があるように思えた。第三に、京都大学のキャンパスは主に吉田地区、宇治地区であるが、ともに狭隘で将来の発展が望めないということがあった。

とにかく立ち上げた委員会の冒頭に一委員から、「京都大学はこれまでから委員会をたくさん作ったが、報告書をまとめるとそれで終わりであった。総長はほんとうにやる気があるのか」という厳しい質問が出た。私は、「自分の力に限界はあるが、力を尽くしてできるかぎりのことはする」と答えるしかなかった。しかし、この発言は私の記憶に強く残り、その後に政府の委員会を作ったときも、その結論を少しでも実現できるよう、精いっぱいの努力をするようにした。

この将来構想委員会の結論を受け、私は成長しつつある学際領域の大学院独立研究科を発足させることとした。新しい学部も作りたかったが、第二次ベビーブーマーの時代が終わって若年人口が急速に減少するなかで、新学部を作ることは困難であることを、教養部を改組した総合人間学部を設置するときに身にしみて経験していた。それで大学院を拡充することにしたのである。

私の在職中に複数の研究科から人を出してもらって、情報学研究科、生命科学研究科、エネルギー科学研究科、アジア・アフリカ地域研究研究科を立ち上げることができた。いずれも独立専攻であったので、優秀な大学院生をどれだけ集められるか不安はあったものの、創立から一〇〇年近くたって高齢化が進んでいる京都大学に、若いエネルギーを注いでほしいと期待していた。

原子力研究所の大幅な改組と、懸案であった胸部疾患研究所の大改革も、なんとかやり遂げることができた。胸部疾患研究所は、かつてはわが国の国民病であった結核対策のため、結核研究所として発足した。ところが結核が激減したため、胸部疾患研究所へと衣替えしていたのである。病院も附置されていたが、医学部付属病院とは別の病院であったので、いろいろな問題があったことはすでに述べたとおりである。そこで臨床と基礎の教室を切り離し、臨床は医学部に、基礎は新しい研究所に移すこととした。そのうえで医学部から六名の定員を出してもらい、胸部疾患研究所の基礎部門と既存の生体高分子研究センターとを併せて、「再生医科学研究所」の発足に漕ぎつけた。

この再生医科学研究所からは、山中伸弥教授のｉＰＳ細胞の研究や、坂口志文教授の制御性Ｔ

細胞の研究が生まれた。改組は大成功であったと思う。その他の改革の成果は、もう少し経過を見て判断すべきであろう。

職業としての学長

従来の日本の大学では、学長はいわば教員の代表であって、独立した職業ではなかった。したがって、当時はなんらの準備期間もなく、ある日突然、学長に選出されるのが普通であったのである。現在は副学長や補佐の制度があって、大学行政について一定期間の訓練を受けた人が就任するので、事情はかなり異なっていると思う。それでも、学長は教員とは異なった職業であることを、アメリカの学長と出会ったことで痛感した。臨床医学の一教授として終わるつもりであった私にとって、これはかなり異質の世界であり、仕事をしながら学ぶしかなかった。

オン・ザ・ジョブ・トレーニングの場は、いくつかあった。一つは国立大学協会で、先輩学長の発言から学ぶところが多かった。またＩＤＥ《Institute for Development of Higher Education》大学協会という高等教育のための団体の本部が東京にあり、京都大学総長は慣例として近畿支部長を兼務することになっていたので、その会合や機関誌からも勉強することができた。さらに、大学を訪問する外国の学長、国際的な高等教育の会合、欧米の大学の訪問などを通して、たくさんのことを学ぶことができた。

これと関係して忘れられないのは、訪日されたハーバード大学の新任のＮ・ルーデンスタイン《Neil Rudenstine》

学長とのかなり長い時間の懇談であった。その内容は多方面にわたったが、とくに印象に残ったのは大学教育の改革であった。ハーバード大学では前任学長のD・C・ボック《Derek C. Bok》氏の名前を冠した教授法を研究する機関があることを知り、しかも教える側だけでなく学ぶ側の立場に立って研究するという話に興味をいだいた。さっそく、当時の岡田渥美教育学部長と相談して、三週間ほど調査に行っていただいた。その結果として、当時の文部省の遠山敦子高等教育局長の英断もあって、「高等教育研究開発推進センター」が生まれた。

ややもすると受験にのみ関心が集まり、大学入学後の学生はレジャーランドで遊んでいると批判されていた大学にとって、高等教育の改革は重要な課題であり、私としては教育学部の一つのフロンティアとなってほしいと考えたのである。このセンターは現在も活発に活動しており、京都大学以外からも参加者が多いと聞いている。

日本の大学には教養教育のありかた、教員の選考法、学生の評価、研究室の配分などさまざまな問題が山積しており、その多くは現在も解決されていないように思う。古き良き時代へのノスタルジーがなお、教員の間にはあるように思われる。欧米とは地理的にも離れたところにあり、言葉のハンデイキャップもある日本の大学が、きわめて厳しい国際競争のなかで今後どのように国際化に対応するのか、真剣に考えなければならない。

とくに旧制高校の教養教育を経験した私には、新制になってからの教養部の教育は理念が明確でなく、大教室での講義が多く、コア・カリキュラムもなくて、果たしてこれで教養人を育成できるのかと不安に思えた。ずいぶん力を入れたつもりであったが、教養教育の改革は進まなかった。

そこで最後に一つだけやってほしいと要望したのが、後に「ポケットゼミ」と名づけられた、新入生を対象とする少人数のゼミである。手を挙げてくれた教授に一学期、週一回、一〇人までの学生を対象に実施してもらうというゼミである。私の念頭にあったのは、イギリスのオックスブリッジにおけるチューター制度で、それがイギリスの学問が強い理由の一つであると考え続けてきたからである。ポケットゼミは現在も教員、学生ともに評判がよいそうで、こうした人間的な接触が教育の原点であることを示しているのではないかと私は考えている。

総長在職中は、アメリカ、イギリス、中国の著名な大学を視察する機会にも恵まれた。アメリカの大学では、入学者の選抜に手間と時間をかけており、複数の指標で選抜することによって、多様な学生を入学させるように力を入れていた。そうすることが大学の活力と将来の発展にとってきわめて重要であるという考え方で、一度の学力試験で選ぶ日本と大きく異なっていることに感銘を受けた。日本の大学の入学者選抜法も変えるべきであると考えたが、これは学部自治の一つの事項であって、総長は手をつけることはできない。できることは、入学者選抜法検討委員会に諮問することのみであった。それでも、後期だけは異なる選抜法を導入することになった。時間はかかったが、ほんの一歩だけ前進した。

もう一つ忘れられないのは、大学博物館である。ハーバード大学を訪問したときに案内された自然史博物館の学術的なレベルの高さに感銘を受けた。日本の大学でも、教授の専門によっては貴重な資料を集めていることはあるが、その教授が退職すると散逸してしまうことが多い。当時の文部省に働きかけて、ようやく大学博物館を造ろうとする動きになった。東京大学に次いで京都大学にも組織ができ、建物は京都大学が早く完成した。

貴重な資料を保管するだけでなく、大学の活動の一端を学外の人にも紹介する場として、「京都大学総合博物館」は、大きい存在となりつつある。二〇一五年に京都を中心に行われた「第二九回日本医学会総会」では、この博物館で「医学史展」を開催した。医学史展にとどまらず、博物館の展示も多くの人に見ていただけたことは嬉しいことであった。

京都大学の百周年記念事業

京大総長としてのいま一つの仕事は、「京都大学百周年記念事業」であった。京都大学は一八九七年（明治三〇）に創設されたので、もし私が再選されて二期総長を務めると、その最後の年、一九九七年が百周年に当たっていたからである。

京都大学は、東京帝国大学から一〇年以上遅れて、日本第二の帝国大学として創設された。東京帝国大学は、日本の近代化に不可欠な人材を育成することを目的としており、官界を中心に多

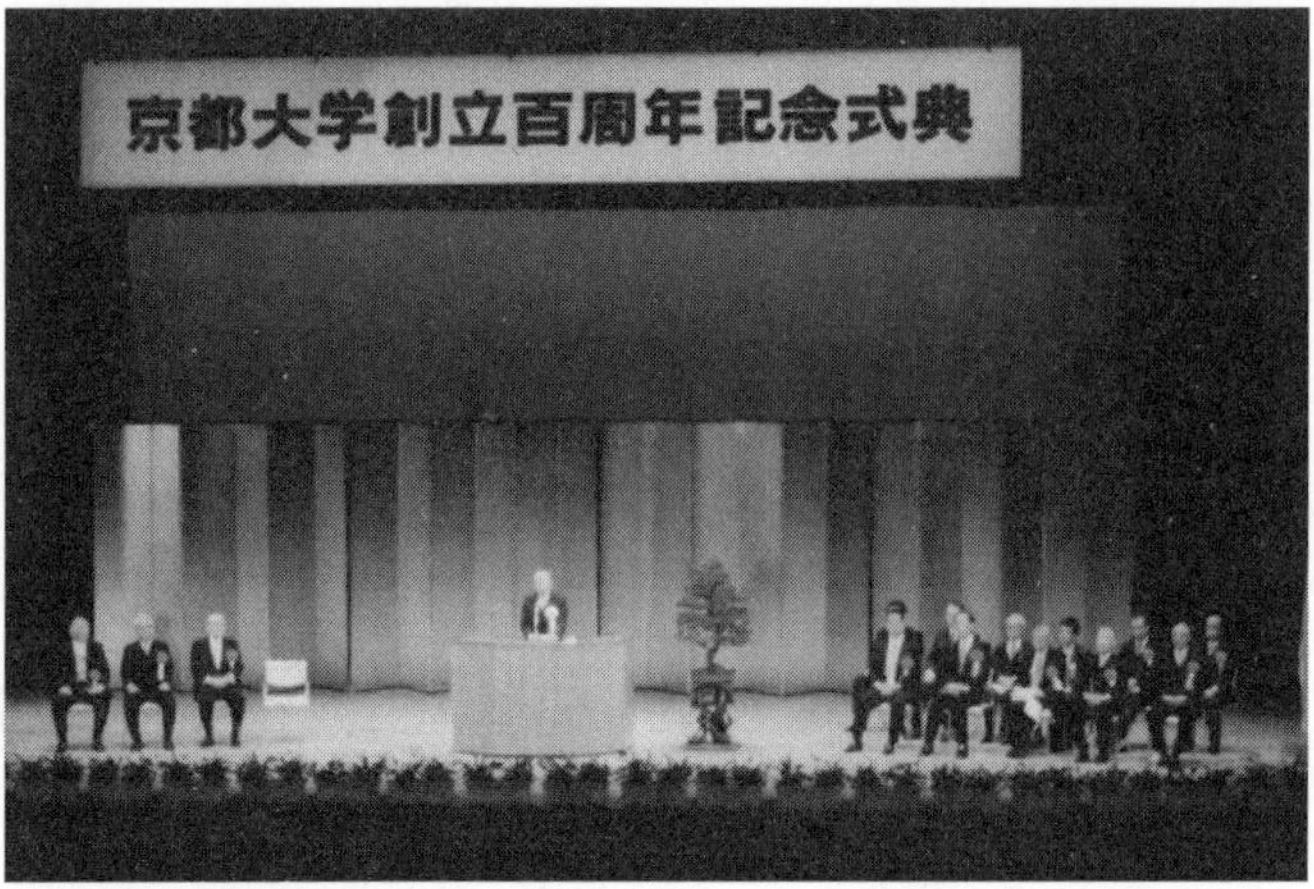

京都大学創立百周年記念式典で挨拶する

くの人材を育てた。しかし、大学が一つだけだと、教員も学生も慢心して十分に努力しないのではないかという議論が、政治家の間で拡がったと言われている。それでも、第二の帝国大学の設置は、日清戦争もあって少し遅れ、一八九七年になってようやく実現した。当時の法律によって、規模は東京帝国大学の三分の二とすると決められたが、その状態はほぼ現在まで続いている。

関西に造る第二の帝国大学がすんなり京都に決まったのは、すでに三高（第三高等学校）が京都にあったからであろう。当時の高等学校には大学に進学するための本科のほかに専門部があり、それを大学として移すことができたからである。そのこともあって、京都大学の学風の形成には、三高の伝統である自由を尊ぶ精神が大きく影響したものと考えられる。

当時の東京大学の教授のなかには、政府の役職を兼務する人が少なくなかったと聞いている。しかし、交通の不便な当時、京都大学の教授と政府の役職とを兼務することは不可能であった。しかも京都大学の創設に関わった人たちには、東京帝国大学とは異なった目標を持つべきであるという考え方があったように思われる。初代の木下廣次総長は最初の入学者宣誓式で、「当大学は東京帝国大学の支校に非ず、また小模型にも非ず、全く独立の一大学なり」と述べ、入学生に自主独立、自発自得を求めている。

京都帝国大学の創設に関わった教官の多くはドイツに留学し、教育と研究とを一体のものとする「フンボルト理念」を理想として、それをわが国で再現しようとした。そして京都が政治、経済の中心から離れていることから、学問を新しい大学の目標に据えた。くわえて、千年の古都、京都の静謐な環境と文化の伝統、町衆の心意気、三高に受け継がれてきた自由の精神などから、独自の学風が生まれたものと考えられる。私はそれをきわめて貴重なものと思い、これを守りながら新しい方向に発展させるべきであると、百周年の記念式典で述べた。

京都大学の自由な伝統に、私自身が驚いたことがある。それは大学院重点化を進めるにあたって、学科の多い学部にその統合を求めたときのことである。狙いは学科が細分化されていた工学部、農学部であったが、理学部は一学科でよいという案が、理学部自体から出てきた。これには私自身が少し不安になって、「数学と生物学はずいぶん性格が違うが、ほんとうに一つの学科でよいのですか」と尋ねたところ、「現在でも学生は自由に単位をとっていて、後でどの学科を卒業するかを判断するのです」という答えであった。京都大学のなかでも理学部がとくに異才を輩出した背景には、このような学風があったからであると納得した。

百周年の記念事業の実施にあたっては、多額の募金が必要であった。日本の国立大学は平素、あまり募金活動はしないが、節目の年には募金によってなんらかの事業をするのがしきたりであった。当初は「一〇〇周年だから一〇〇億円を目標に募金しようという意見もあったが、バブル経済が破たんして「失われた一〇年」が始まり、募金はきわめて難しくなってしまった。一部には五〇億円を目標にすべきという意見が出たが、いきなり半額にすると皆の気持ちが萎えてしまうのではないかと、六〇億円を目標にした。結果として六六億円を超える募金を達成し、百周年時計台記念館の建設、若い研究者の研究助成、海外研究支援ための基金の設置などの事業を行うことができた。

当時の町村信孝文部大臣、蓮實重彥東京大学総長をはじめ多くの外国の学長などに出席していただいた京都大学創立百周年記念式典、著名な哲学者Ｊ・ハーバーマス《Jürgen Habermas》教授などを招いての記念講演会・シンポジウム、記念音楽会などは、私の六年間の総長の任期の掉尾《ちょうび》を飾ることとなり、終生忘れ得ぬ感激を味わった。

募金が経済不況のもとで成功したのは、やはり多くの卒業生が日本の各地で、またさまざまな組織で活動していた結果であり、あらためて大学の役割と大学の力を痛感することになった。大学はやはり時代を代表し、また時代を先導する組織でなければならないとの認識を新たにした。

医学のもう一つの流れ――集団を対象とした医学

学長職とは直接の関係はなかったが、この時期に関心をもったことの一つが、臨床研究のありかたである。長い間、臨床研究に関わりながら、実はあまり関心をもたなかった領域があることに気づいたのである。

そもそも臨床研究は、病気の成因を明らかにし、それを診断・治療に応用することを目標とする分野である。そのためめくわしい臨床における観察と、研究室における分析が重視されてきた。これを「疾患指向型研究」といってよいであろう。しかし多数の患者を対象とし、統計学的に処理して結論を出す「患者指向型研究」は、わが国では重視されてこなかった。その理由はおそらく、明治期以降のわが国が学んだドイツ医学の性格によるものであろう。

一九世紀後半、ドイツでは病理学、細菌学、生化学などの基礎医学、研究室における医学がめざましく発展した。日本もアメリカも、この時期にドイツ医学を導入したのは当然であったと言えよう。しかし、イギリスではもう少し性格の異なる医学が発展しつつあった。一九世紀のヨーロッパ諸国が何回かのコレラの流行に悩まされたことが、その背景にあった。

コレラは、コレラ菌の感染によって起こる疾患であることを発見したのは、R・コッホ《Robert Koch》である。しかしその三〇年ほど前に、イギリスのJ・スノウ《John Snow》は、コレラの流行とロンドンにおける水道供給システムとの間に関係があることを見出し、一部の水道を止めることで流行を終息させることに成功した。これが疫学の始まりとされ、スノウは疫学の父と呼ばれるようになった。こうした集団を対象とする学問の発展とともに、イギリスでは近代統計学が進歩した。

イギリスは現在も、人間集団を対象に追跡調査をするコホート《cohort study》研究などですぐれた成果を挙げている。アメリカも、医学研究は一九世紀のドイツに学んだが、二〇世紀に入って公衆衛生大学院をいくつか設立し、統計学や臨床疫学などの集団を対象とする医学をイギリスから導入して発展させている。

私は総長就任後少したってから、最後の研究論文を書くことを思い立った。それは教室の島津章君、放射線科の藤沢一朗君（後に岸和田市民病院副院長）らとともに数年かけて観察してきたリンパ球性漏斗下垂体後葉炎の症例観察から、一つの新しい疾患単位を提唱できると考えたからである。

私は、数例の症例を論文にとりまとめ、アメリカの有名な医学雑誌『ニューイングランド・ジャーナル・オブ・メディスン』《“New England Journal of Medicine”》（ＮＥＪＭ）に掲載した。そのせいか、その前にも論文を掲載していたためか明らかでないが、この雑誌の編集委員の一人に指名されることになったのである。

そして最初の編集委員会に出席して、愕然とすることがあった。わが国からの論文掲載が少なくて、その数が世界の一三位であったからである。

ＮＥＪＭはすでに述べた患者指向型研究を掲載する世界最高の雑誌で、投稿された論文の数パーセント、多い場合でも一〇パーセント以下しか掲載されない。したがって、各国の臨床研究のレベルを知ることができる。当時の日本は、基礎医学・生命科学の分野では世界の四、五位であったが、ＮＥＪＭでは一三位であり、その他の「患者指向型研究」を掲載する著名な雑誌でも、順位は低かったのである。

私は、一九九五年末から始まった文部省の「21世紀医学・医療懇談会」でこの問題を取り上げた。生物統計学、疫学などの専門家を育成するため、公衆衛生大学院に相当する教育研究組織を作るべきであると提案したのである。

この組織づくりは最初は思うように進まなかったが、二〇〇〇年ころから京都大学をはじめいくつかの大学院で公衆衛生を目指すコースが発足した。しかし、いずれも規模は小さく、人材育成もなお不十分な状態にある。こうなると、この分野での世界の進歩が激しいので、わが国の順位はさらに低下して、いまや二〇位以下になっている。

伝統的な分野が強いわが国で、新しい分野をどう育てるか、これは現在にも続く古くて新しい課題である。たとえばゲノム情報などを統計的に解析するバイオインフォマティクス、いわゆるビッグデータを扱うデータサイエンス、人工知能などの分野を、わが国の大学でどのように発展させるのかなどは、喫緊の課題といってよいであろう。

第三の職業

京都大学総長の任期が満了したのは、一九九七年一二月であった。肩の荷を下ろしてホッとする気持ちが強かったが、同時に道に迷ったような複雑な心境も味わった。考えてみれば、内科学の教育・研究者そしてまた臨床医としての三七年、京都大学総長としての六年は多忙をきわめ、ただひたすら前を向いて突き進むしかない生活であった。悲しいことに、というべきか、それ以外の生活はまったくなかったのである。しかし、突然そのすべてが終わると、オフィスも秘書もなく、殺到する電話や郵便物への対応すらできなくなった。

私がかつて神戸大学教授を務めた縁もあって、神戸市の中央市民病院の院長に就任してほしいという要請を受けていたが、六年間も診療の現場を離れていたこともあって、気が進まなかった。しかし、神戸市長がわざわざ京都までこられて懇望されたし、オフィスと秘書なしではとても仕事をこなせないことがわかったので、お受けすることとした。

ところが、しばらくたって当時の文部省から総理府（現内閣府）の科学技術会議議員をぜひ引き受けてほしいと強く要請された。当時の「科学技術会議」は必ずしも強力な組織ではなかったが、首相が議長を務めるハイレベルの組織であった。すでに述べたように、学長時代に施設に関する予算や科学研究費の不足を痛感していた私には、そういう未解決の問題を少しでも前に進める機会となる重要な仕事であると思え、この要請を断ることはできないと考えた。そこで神戸市長とも相談し、後任の院長が決まるまで週一回は神戸に行くという条件で、総理府の仕事を引き受けることとした。これにもう一つの条件が付いていたが、これについては後に述べる。

思いもかけず私は、国の政策立案者という第三の職業に就くことになったのである。これもまた、私が予想もしなかった新しい仕事との出会いであった。

科学技術会議は、わが国の科学技術を推進するために、内閣総理大臣を議長として当時の大蔵大臣、文部大臣、科学技術庁長官、経済企画庁長官、日本学術会議会長と三名の有識者議員（後に増員、二名は常勤）によって構成されるきわめてハイレベルの会議として、一九五九年に発足している。しかし、総理出席のもとに行われる本会議は年に二、三回ほどで、「諮問された事項についてのみ審議し、答申する」という条項が法律で規定されていた。いわば手足を縛られた状態で始まったと言える。常勤議員の一人は科学技術庁事務次官経験者であったし、事務局は科学技術庁の科学技術政策局が担当するという片肺飛行のような組織であった。

それでも長い期間のなかで、この組織の活動にも少しずつ進展がみられていた。その一つは、科学技術政策を推進するための振興調整費という研究費が付けられたこと、もう一つは本会議の下に政策委員会が設けられ、大部分の案件をここで決定できるようになったことである。さらに、一九九五年には科学技術基本法が制定され、翌年にはその基本計画が策定されたことも、大きな変化であった。

一九九八年に私が議員に就任するとき、「諮問事項についてのみ審議できるのですよ」と、くどく念を押されていた。私はそれを無視する結果となったが、「今後の生命科学研究の推進の在り方に関する懇談会」を私的な立場で立ち上げた。ライフサイエンスに関する研究開発の基本方針は決められていたが、こうした方針はどうしても総花的になり、どこから手をつけるかが難しかった。しかも、世界的にヒトゲノム解読計画が進んでいるなかで、わが国はかなり遅れをとっていたことも気がかりであった。そこで、この私的な立場での懇談会でいろいろ議論して、変革の難しい大学とは異なる、身軽に対応できる研究センターをいくつか立ち上げて日本のバイオサイエンスの牽引車とするという、ある委員が名づけてくれた「新幹線構想」をとりまとめた。

そのうえで自由民主党の「科学技術創造立国調査会」にはたらきかけたが、なにぶんにも財政の厳しいころであり、容易には実現できなかった。しかし、この努力は決して無駄にはならなかった。新しい千年紀を迎えるにあたって、当時の小渕恵三総理が「ミレニアム・プロジェクト」を立ち上げることを決定され、私は直接に諮問を受けたからである。

私は新幹線構想に、長年の懸案であった実験動物や細胞などの研究に必要な生物材料を維持、供給できる「バイオリソースセンター」と「疾患遺伝子プロジェクト」、「イネゲノム解読プロジェクト」を加えて小渕総理に提案した。そして、このすべてがミレニアム・プロジェクトに盛り込まれたのである。

四つのセンターはすべて理化学研究所のセンターとして、二つは横浜に、一つは筑波に、もう一つは神戸に設置されることになった。これによって物理・化学を中心に発展してきた理化学研究所が、生命科学をも重視する方向に大きく舵を切ることとなったのである。

当時は、世界でヒトゲノム・プロジェクトが進んでいて、生命科学が圧倒的な勢いで発展しつつあるころであった。三〇億塩基対からなるヒトゲノムの情報をすべて読み取ろうとする世紀の国際協力計画は、一九九〇年に始まった。しかし、わが国ではゲノム解析センターの開設が遅れ、六パーセント程度しか貢献できていなかった。その遅れをなんとか取り戻したいという気持ちがあったので、ミレニアム・プロジェクトは、そのまたとない機会となった。

私のするべきもう一つの仕事は、二〇〇一年に始まる「第二期科学技術基本計画」の策定で、私はその基本構想部会長を務めた。第一期の基本計画は一九九六年に策定され、私も委員を務めたが、時間がなくて十分な議論はできなかった。そこで第二期の計画にあたってはワーキンググループも設け、部会も十分な時間をとって議論を尽くすようにした。

そのなかでもっとも大きな問題となったのは、この会議を「わが国の科学技術政策の司令塔とする」という文言を入れるか否かという点であった。これには省庁サイドから強い反対意見もあってかなり難航したが、前田勝之助議員（当時東レ会長）の強力なバックアップがあって、なんとか明記することができた。そして、新しく発足する「総合科学技術会議」をわが国の科学技術政策の、名実ともに機能・役割を備えた司令塔と位置づけ、重要事項をこの会議で決定することとしたのである。

もう一つの点は、国立大学の施設の改善である。京都大学総長時代には、老朽化した施設をごくわずかしか改善できなかっただけに、この機会になんとか前進させたいと考えたのである。これもなんとか、「第二期科学技術基本計画」に書き込むことができた。

科学技術政策の司令塔をめぐって

わが国では、橋本龍太郎内閣の時代から行政改革の議論が進められ、二〇〇一年一月に省庁の再編が行われたが、これとともに「総合科学技術会議」は内閣府に設置された。会議は内閣総理大臣を議長に、文部科学大臣、財務大臣、総務大臣、経済産業大臣、科学技術政策担当国務大臣、内閣官房長官、四名の常勤有識者議員、四名の非常勤有識者議員で構成され、約七〇名からなる事務局が設けられた。常勤議員は四名で、一人は人文社会系から、一人は産業界からというのが行政改革推進会議（行革会議）のおよその合意であった。間借りしていた科学技術庁から、新し

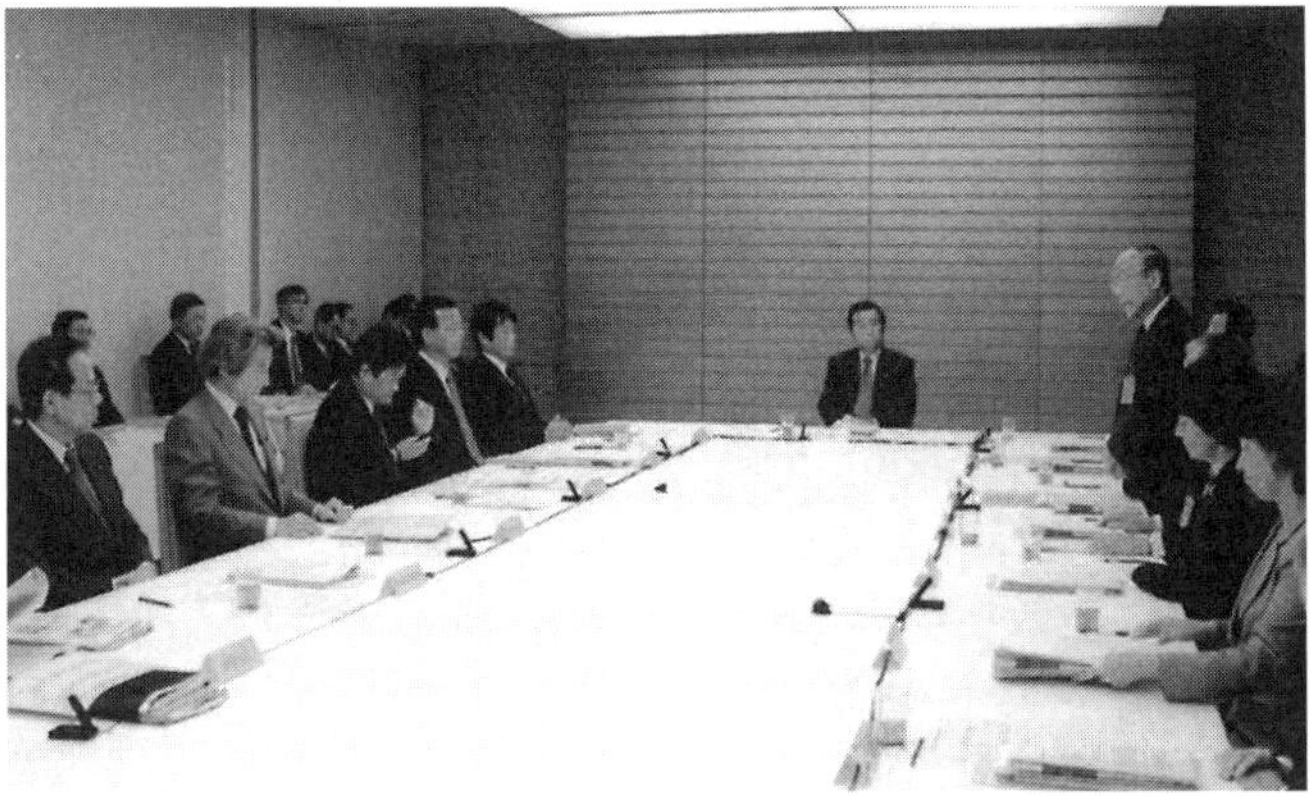

総合科学技術会議のひとコマ。総理出席のもと、毎月1回1時間の会議を開催

く内閣府四号館に移り、気分も新たに出発することとなった。

常勤議員は桑原 洋氏（産業界）、石井史郎氏（人文社会系）と私（生命科学系）、少し遅れて白川英樹氏（理工系）氏。非常勤議員は前田勝之助氏（産業界）、黒田玲子氏（理工系）、志村尚子氏（人文社会系）ら、それに日本学術会議の会長として吉川弘之氏（理工系）らが加わった。

初代の科学技術政策担当大臣は笹川 堯氏で、およそ六か月で尾身幸次氏に変わった。科学技術会議から続いたのは私と非常勤の前田勝之助氏だけで、私が筆頭議員の形で新しい組織を定着させる責を負った。科学技術会議のころと異なり、総理を議長とする本会議が原則として毎月一回一時間開催されることとなり、私たち常勤・非常勤議員も事務局もそれをいかに実りあるものにするかに腐心した。

第一の問題は、「司令塔としての役割をどのように果たすか」であった。予算の編成権は依然として財務省にあり、内閣府には予算はほとんどなかった。しかし本会議で決議すれば、総理が議長、財務大臣が議員であるだけに、その影響力はきわめて大きかった。そこでまず、各省の担当者と有識者に参加してもらって翌年の科学技術に関する重要課題を議論し、五月には科学技術予算の基本方針を本会議で決定した。

この間、同時に新しく発足した経済財政諮問会議と意見を交換し、八月に各省の予算要求が出揃うと九月から評価するという仕組みを作った。後には第三代の担当大臣の細田博之氏の助言で、各省の予算案件をS、A、B、Cの四段階で評価して財務省と協議・説明するという手続きをとることとなった。これによって予算に一定の程度の影響力を行使できるようになったが、なにぶん弾丸（予算）をごくわずかしか持たない司令塔だけに、限界があったことも事実である。

第二の問題は、「科学技術予算の増額」であった。当時のわが国の総研究費は、対GDP比では世界でも多いほうであったが、民間（企業）の研究費が大きな部分を占め、政府の研究投資は先進諸国のなかでもっとも低かった。とくに、必ずしも基礎研究のみを対象とする研究ではないが、研究者の自由な発想に対して配分される科研費（科学研究費補助金）の増額は、私たち大学の研究者の長い間の悲願であった。科研費は、私が京都大学の総長に就任したころは年間約四〇〇億円であったが、「科学技術基本計画」によって、およそ一〇〇〇億円にまで増加していた。そこで、科研費を最終的に二〇〇〇億円にするためのイニシアティブを始めることにした。この目標は、その後一〇年ほどで達成することができた。

第三の問題は、「研究費配分機関の充実」である。欧米諸国には独立した研究費配分機関があり、専門職のＰＯ（プログラム・オフィサー）が、配分した研究費の有効な使用に目を光らせるとともに、必要な助言を行ってきた。ところがわが国では、研究者である委員は申請書の採点をするだけで、配分などはすべて各省の担当部署が行ってきた。当然、研究経験のない人たちが配分し、なかには政策点と称して政府関係部局の委員の採点を重視する省もあった。しかも、評価は報告書の提出で終わり、しっかりとした評価は行われないことが多かった。

私は委員会を立ち上げて検討し、報告書をまとめて、曲がりなりにもＰＯ制度を発足させることとした。配分機関の独立性は少しずつ進んでいるが、まだ省の関与が強いところもあり、欧米のように完全に独立した組織には必ずしもなっていない。

研究費に関連する第四の課題は、「いわゆるオーバーヘッド（間接経費）」である。競争的な研究費が増加して大規模な研究が行われると、光熱水費をはじめさまざまな出費が増加する。それを大学の経費で負担することになると、研究費の獲得にとってネガテイブにはたらいてしまう。欧米には研究費を獲得すると一定額の費用が大学に支払われる制度があって、大学がすぐれた研究者を集めようとするインセンティブとしてはたらいていた。しかし、「研究費の総額が少ないなかで間接経費まで出せない」というのが当時の政府の姿勢であった。この問題の解決にも時間を要したが、国立大学の独立行政法人化の進行が追い風となって、最終的には解決した。

第五の問題は、「国立大学の教育研究施設の改善」である。これはすでに述べたように、私が京都大学の総長時代に身をもって経験したことである。全国の国立大学の施設の老朽化は、目を覆いたくなるほどひどかった。そこで「第二期科学技術基本計画」で取り上げるとともに、重点を決めて資金を投入することとした。前田議員もずいぶん支援してくださって、二人で主要な政治家を訪問したりした。当時の塩川正十郎財務大臣の配慮もあって、最終的には五年間で一兆三〇〇〇億円以上が投入されて、大学の施設はかなり急速に改善されたと考えている。

総合科学技術会議のなすべきことはあまりにも多く、私の力に余るものが少なくなかった。しかし毎月の本会議の効果もあって、小泉純一郎総理大臣をはじめ、関係各大臣の科学技術への理解はずいぶん深くなったのではないかと考えている。「政府委員は原則七〇歳以下」という規定もあったし、東京への単身赴任にも少し疲れてきたので、二〇〇四年に職を辞することとした。

その後、民主党政権になって以降は、総合科学技術会議の運営がかなり変わってしまい、司令塔の役割が果たせなくなっているように見える。日本の政治や官庁の組織はきわめて強固であり、私はしょせん蟷螂の斧であったというべきであろう。しかし、科学技術を国家の基本政策の一つにするために、一所懸命に活動した日々は、顧みて悔いはない。

国境を越えた科学技術政策――カーネギー・グループ会合

科学技術会議議員になって良かったことの一つは、外国の科学技術政策担当者と知りあえたことである。その一つの場が、カーネギー・グループの会合であった。この会合は、H・トルーマン《Harry Truman》大統領の事実上の科学補佐官の役割を果たしたW・T・ゴールデン《William T. Golden》と、一九九〇年ころの大統領科学補佐官であったD・A・ブロムレィ《David A. Bromley》の発案で始まった。先進八か国の科学アドバイザーまたは科学政策担当大臣の会合であり、年二回開催された。議題は決めず、記録も残さず、事務局も入れない会合で、出席者が自由に意見を交換することが主要な目的であった。科学技術が国際政治においてしだいに重みを加えるなかで、担当者の会合の必要性が高まってきたことが背景にあったと思われる。

ここでは各国の科学技術政策の現状、課題、見通しなどを、かなり本音で語ることができた。年二回の会合を通して親しくなり、必要があれば電話で話しあえるようにすることも目的の一つであったらしい。各国持ち回りで、たいていは景勝の地で、しかも料理のおいしいところで開催されるのも魅力であった。この会議に参加して痛感したことは、各国が直面している問題はほとんど同じであることであった。それだけ科学技術のグローバル化が進んでいるのであろう。

忙しい人たちがこの会合を重視して集まる理由は、間もなく理解できた。その一つは情報の交

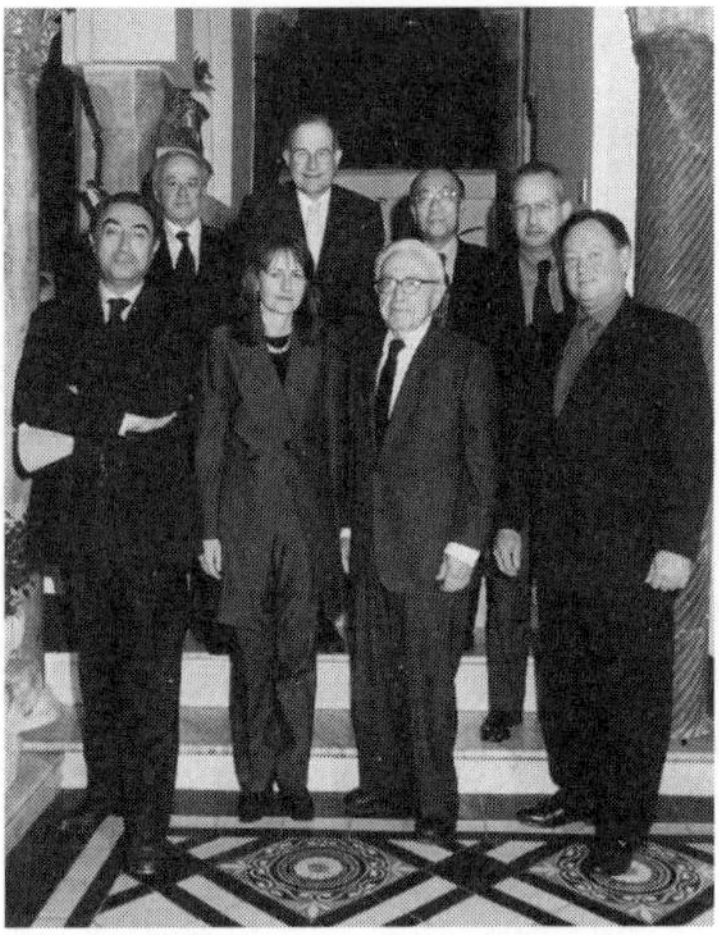

ロシアでのカーネギー・グループ会合にて

換であるが、もう一つは互いの理解を深めるためであった。国際政治にあっては人間としての相互理解が重要であると言われるが、科学技術政策においても同じであろう。

二〇〇〇年三月ころにフランスで会合があったとき、当時研究が進行中のヒトゲノムに対して特許が認められるかどうかが大きな議論となった。当時のアメリカでは機能のわからない遺伝子の断片にまで特許が認められ始めていたが、そうなると将来の研究に大きな支障が生じる可能性があり、ヨーロッパ諸国は懸念を示していた。この会合にアメリカの代表は急用で欠席したので、結論を得ることはできなかった。

帰国すると、私はアメリカの大統領科学補佐官に連絡をとると同時に、わが国で行われるサミット（先進国首脳会議）の議題として取り上げてもらうよう努力した。幸い二〇〇〇年七月の沖縄での第二六回のサミットで、当時の森 喜朗総理が議題に取り上げて解決の方向が示された。定期的に会っていないかぎり、このような微妙な問題に迅速に対応することは不可能であろう。それに、このカーネギー・グループ会合があったからこそ、Ｇ８サミット会合に影響力を及ぼすことができた。

カーネギー・グループ会合以外にも、類似の国際会合があった。その一つは生命科学の研究費配分機関の責任者の会合で、ＨＩＲＯｓ《Heads of International Research Organizations》と名付けられていた。この会合の発案者であるイギリスのＧ・ラッダ卿《Sir George Radda》にロンドンで会ったとき、冗談で「この会合はお前のためのものであるので、ぜひ出席するように」と勧められた。裕夫とＨＩＲＯをかけたジョークであった。これも毎回出席するようにしたが、カーネギー会合と同様に自由に話しあうインフォーマルな会合であった。

二国間の関係で忘れられないのは、新しいミレニアムを迎えるにあたって、日米間の科学技術協力を決めるミレニアム対話（二一世紀の社会における科学技術の役割に関する日米対話）を行ったことである。テレビ会議を一回、対面会議を二回行ってとりまとめたが、最後の段階でアメリカのグループがものすごいエネルギーを発揮して、日本側は圧倒されてしまった。最初はこちらも準備していたので問題はなかったが、ここというときのアメリカ人の集中力には驚かされた。生命力の違いのようなものを感じてしまった。

ホワイト・ハウスで会合をしているとき、急に何人もが屋根に上がる光景を見て、なにごとかといぶかしく思った。間もなく庭にヘリコプターが到着し、クリントン大統領の姿が見えた。広いアメリカでの政治家の活動の手段とテロ対策の一端を見て、忘れ難い思い出のシーンとなった。

次代をみつめて

科学技術振興機構研究開発戦略センターの臨床医学ユニットのメンバーと

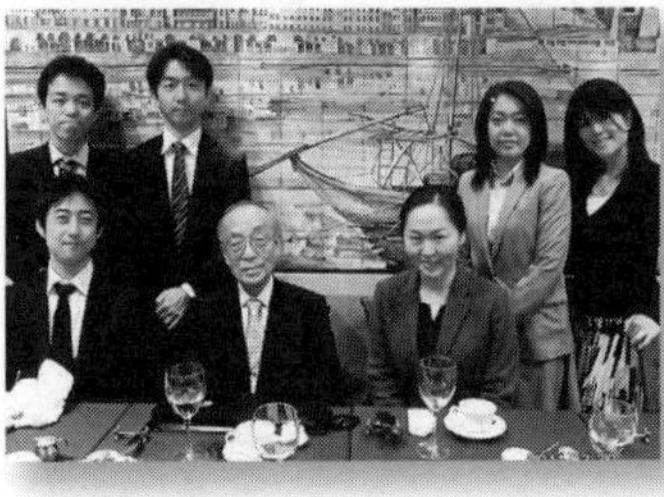

三都物語

二〇〇四年（平成一六）一月、私は任期満了にともなって総合科学技術会議を退任した。科学技術会議から総合科学技術会議への移行は一応完了して新しい体制が整ったと考えられたし、「第三期科学技術基本計画」は新しい視点から次の世代の人に考えてもらうのがよいと判断したからである。政府委員は原則七〇歳までとなっていたが、私はすでに七三歳になっていたことも辞任を考える一つの理由であった。

退任の少し前に挨拶する機会があり、「私は関西に帰るが、残した仕事が二つある。これをぜひ続けていただきたい。その一つは研究費配分機関の充実、とくにＰＯ（プログラム・オフィサー）の育成であり、いま一つは遅れている臨床研究の振興である」という趣旨の発言をした。

するとさっそく、文部科学省から、「科学技術振興機構の顧問として、科学技術振興調整費の配分とＰＯの育成をしてほしい」という要望がきた。東京で六年弱の期間を過ごしたこともあってかなりの仕事が残っており、東京にオフィス、秘書、車の準備があることはありがたいので、この仕事を引き受けることにした。すると間もなく、ＣＲＤＳ《Center for Research and Development Strategy》（科学技術振興機構研究開発戦略センター）から、首席フェローとして臨床研究の推進に関する提言をしてほしいという希望が出てきた。私が後輩に残したつもりの仕事を、結局は自分で決着をつける羽目になったのである。

一方、神戸市の矢田立郎市長（当時）からは、「計画段階から関与してきた先端医療振興財団の理事長職をぜひ引き受けてほしい」と希望された。なるほど、神戸医療産業都市構想を軌道に乗せることは、このプロジェクトを提案した私の責任でもあると考え、引き受けざるを得なかった。

さらに、京都市の稲盛財団では京都賞の選考に長く携わってきたが、「京都賞委員会の委員長になってほしい」と要望された。京都賞を国際的な賞に育て上げるために応分の尽力をすることは、私の社会的責任であるとも考えられた。なんのことはない、総合科学技術会議の議員を退任しても仕事は減らず、東京、京都、神戸の三都市間を行き来する生活を続けねばならなくなったのである。人は、「三都物語でよいですね」と言ってくれるが、それはそれで忙しい生活であった。

研究費の配分をどのように行うかは、科学技術政策の重要な課題の一つである。わが国では従来、各省の事務局が委嘱した委員によって研究計画の提案が採点され、その結果に基づいて事務的に研究費を配分してきた。独立した研究費配分機関はなく、研究費の配分の細部に研究者としての経験のある専門家が関与することもほとんどなかったのである。科学研究費がしだいに増加するなかで、これは大きな問題ではないかと考えられるようになった。

そこで私は、総合科学技術会議の時代に「競争的資金制度改革プロジェクト」を発足させ、制度改革案をとりまとめていた。

そのなかで私は、大型の研究費を管理するＰＯの制度を提案していたが、これも私が議員を辞めれば実現しないのではないかと危ぶまれた。そこで、科学技術振興機構のなかでＰＯを養成するとともに、研究費に関わるいくつかの問題点を解決する仕事をすることとなった。これについてはアメリカのＮＦＳ《National Science Foundation》（国立国科学財団）、イギリスのＲＣＵＫ《Research Council UK》（英国研究会議協議会）にお願いして短期間の講習をしていただき、一定数のＰＯを養成することができた。

また、その後の「世界トップレベル研究拠点形成促進プログラム」などの大型プロジェクトでは、研究者の経歴のあるＰＯを置いて進捗を管理することが一般化した。

一方、ＣＲＤＳでは、わが国で遅れが目立つ臨床研究をどのように推進するか、これからの臨床研究の重要課題はなにかについて議論し、提言をまとめることとなった。非常勤であるとはいえ、毎週東京に行って仕事をすることになって忙しかったが、それはそれでやり甲斐のあることであった。私は臨床研究の推進方策をまとめて、それを提言として政府に要望するとともに、私自身がそれを一冊の本にまとめることができた。

日本の臨床研究の遅れは深刻であるが、一般にはあまり気づかれていない。新しい薬や医療機器開発のための臨床試験、薬などの生命の予後への影響を調べる臨床疫学研究、疾患の発症過程を研究するコホート研究などは、いずれもかなり大規模な研究組織と統計学を専門とする研究者の参加が必要であるが、この分野の研究はわが国では遅れていた。

すでに述べた「21世紀医学・医療懇談会」で提案したこの分野の研究者の育成も、始まったばかりであった。そこでCRDSでは、まず専門家を集めて臨床研究、とくに薬などの治験を効率化するためになにをなすべきかを議論し、提言としてとりまとめた。

これに次いで、日本の臨床医学全体が直面している重要課題を俯瞰し、そのなかでいま何をなすべきかを議論した。何人かの専門家を呼んで、一泊で議論したこともあった。研究の現場を離れてかなり時間がたっていた私には、これは貴重な、刺激に富んだ作業であった。

その結果として、急速に少子高齢化が進む世界の動向のなかで、疾患の予防が今後の最重要課題になると考え、「先制医療」の重要性を提言した。

「先制医療」は予防医学の範疇に入るが、個人の特徴に基づいて行う「個の予防」である。現在まだ萌芽期にある学問分野であるが、高齢者が急速に増加する世界においてもっとも重要な分野であることに疑いはない。

この先制医療という言葉は、その必要性が理解されるとともに、このころから少しずつ一般に用いられるようになってきた。これも一冊の本にまとめることができた。そのうえで、これを契機に私は研究開発戦略センターの首席フェローを辞することとした。私としては、一つの区切りとしたかったのである。

瓦礫のなかからの神戸市復興プロジェクト——神戸医療産業都市構想

私が神戸市の中央市民病院長に就任した一九九八年は、阪神淡路大震災の三年後であった。表通りの復興はほぼ完了していたが、仮設住宅も少なくなく、街に暗い空気を感じずにはいられなかった。震災によって港湾が大きな損害を受け、神戸の経済は落ち込んだままの状態であったこと、復興のために大きな負債を負ったことなどによるものであったであろう。

市当局においても、たんに復旧するだけでなく、新生神戸市の旗印になるような構想を検討し、最終的に医療産業都市を建設する案が浮上した。私が中央市民病院長に就任すると、このことについてさっそく意見を求められた。

そのときの私は、「少子高齢化が進みつつあるわが国では、従来型の重厚長大産業よりも健康・医療関連産業のほうが相応しいと考えられる」という意見を申しあげた。ただし、「製薬の長い伝統のある大阪と違って神戸市には関連する企業が少ないので、果たして可能かどうかは慎重に検討する必要がある」と付け加えたように記憶している。率直に言えば、「無理ではないか」と、私は心のなかで考えていた。

しかし、神戸市は熱心で、笹山幸俊市長ら当時の関係者がアメリカの医学クラスターを見学に行きたいので、どこがよいかを教えてほしいと相談を受けた。私もかつては神戸市民であったし、厳しい試練にさらされている神戸のために、もしお役に立つことがあれば助力すべきであると考えた。それに、東京の仕事を本務とすることにしたときに、笹山市長から出された条件は、「院長はやめても、医療産業都市構想だけはまとめてくださいね」というものであった。

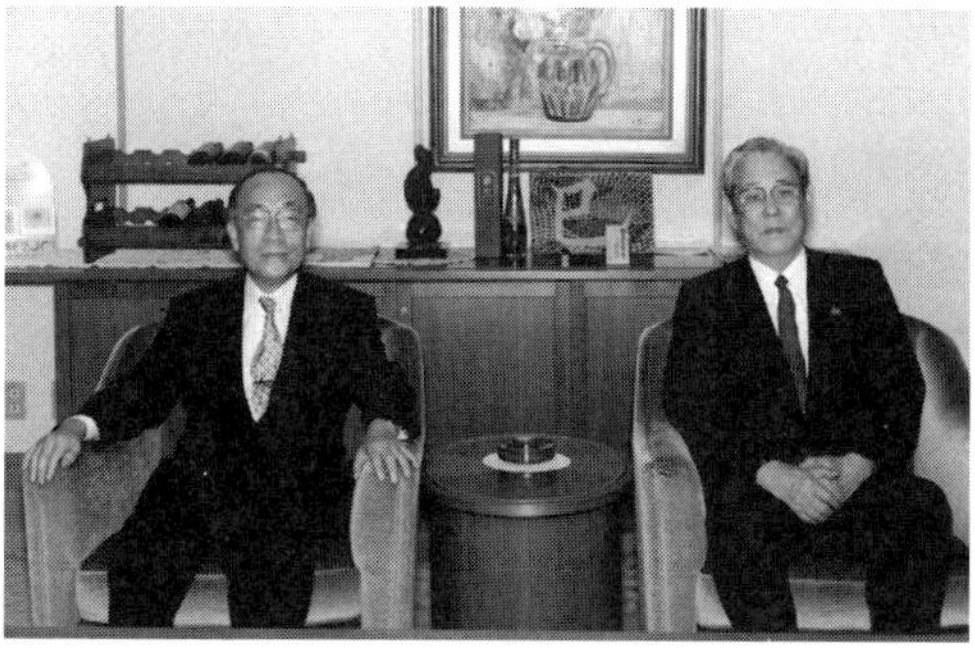

神戸医療産業都市の提案者、笹山幸俊元神戸市長と

私は、もし神戸で医療産業都市を目指すなら、基礎研究の成果を臨床につなぐ橋渡し研究（トランスレーショナル・リサーチ）のセンターを作れば、遅れている日本の臨床研究の推進の一翼を担うだけでなく、企業を誘致できるかもしれないと考えた。というのは、すでに述べた一九九七年の文部省の「21世紀医学・医療懇談会」で、こうした臨床研究センターの重要性を報告書に盛り込みたかったが、諸般の事情で取り上げられなかったからである。そこで大学でできないのなら神戸市で実現して、大学のシーズのトランスレーションに一役を担ってはどうかと考えたのである。まず京都・大阪・神

戸の各大学の医学部長、国立循環器病センター総長、神戸市医師会長に集まってもらって基本構想をまとめ、一九九九年には研究会を組織して細部を検討した。

先に述べたミレニアム・プロジェクトの一環として、神戸市は理化学研究所の「発生・再生科学総合研究センター」(現在の多細胞システム形成研究センター)の誘致に成功することができた。当初は、これを旧中央市民病院のそばに作る計画であったが、ポートアイランドの二期工事でできた人工島の真ん中に、「発生・再生科学総合研究センター」とトランスレーションのための「先端医療センター」とを並ぶように建設した。その効果は大きく、この二つの施設を中心に企業が集まり、ビジブルな医療産業都市がしだいに形成された。

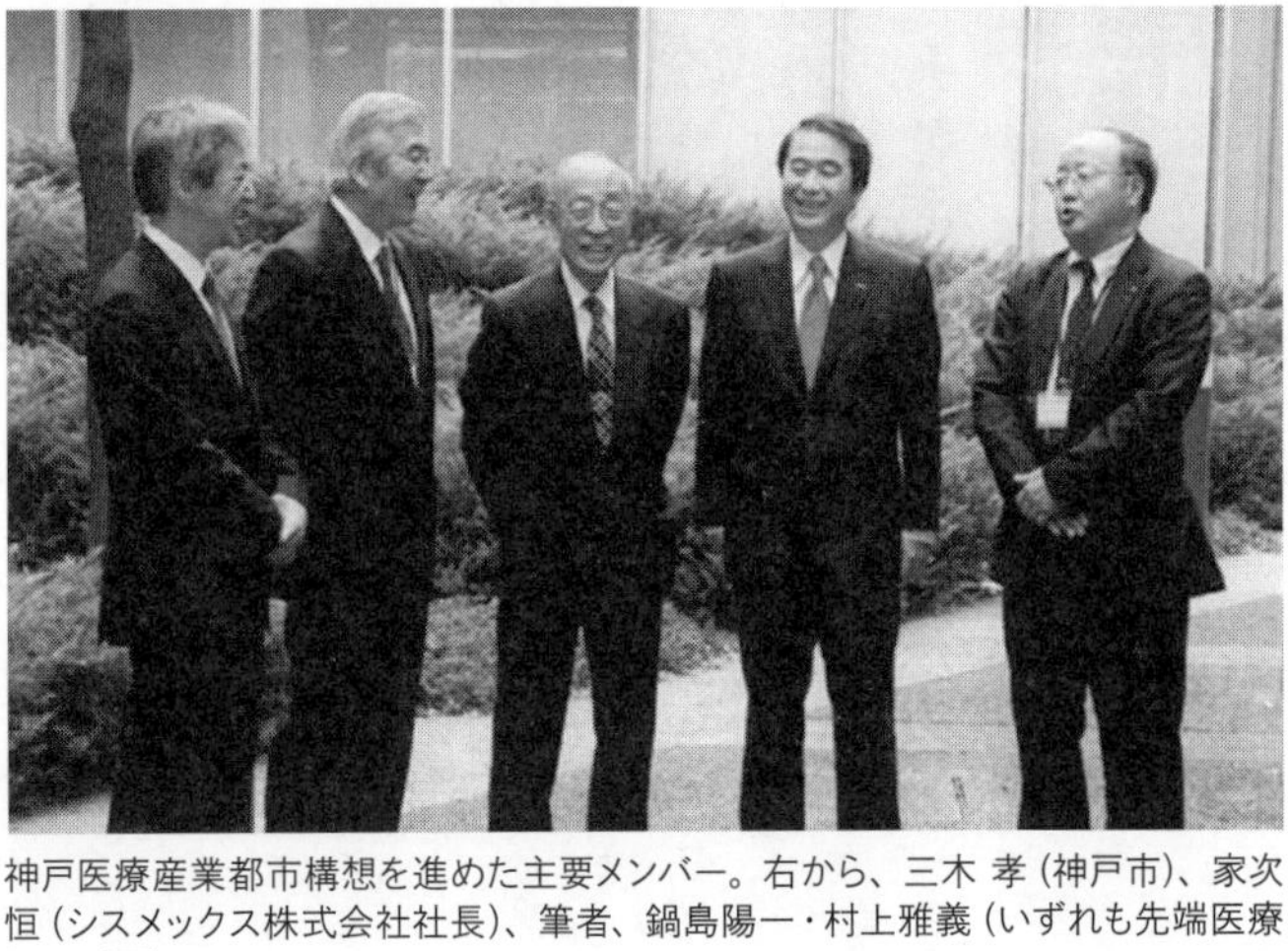

神戸医療産業都市構想を進めた主要メンバー。右から、三木 孝 (神戸市)、家次恒 (シスメックス株式会社社長)、筆者、鍋島陽一・村上雅義 (いずれも先端医療振興財団)

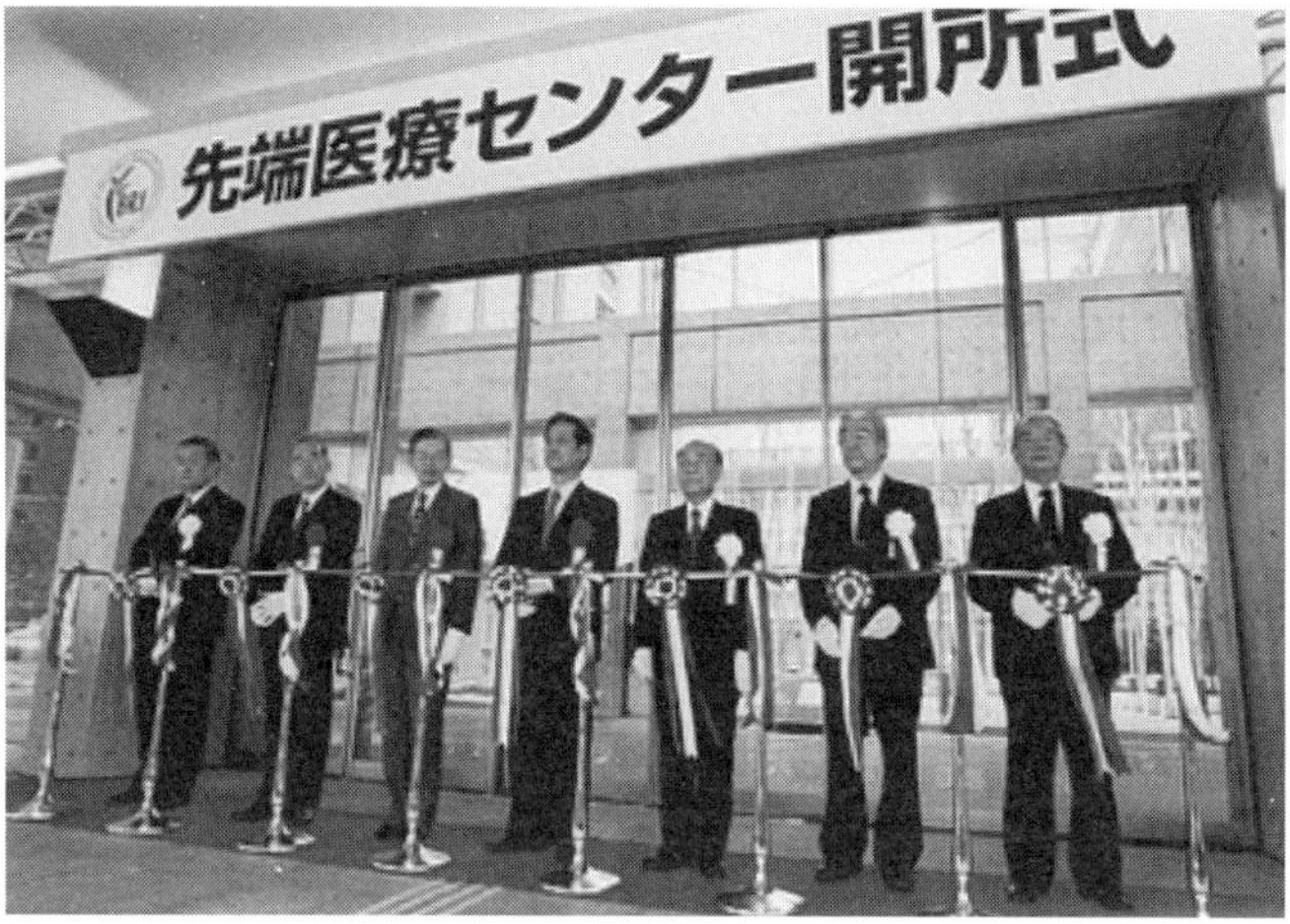

先端医療センターの開所式

さらに、この地域に中央市民病院が移築され、これを中心とする専門病院群の集積も進みつつある。理化学研究所の計算科学振興機構もこの地域に立地し、一時期は世界最高速を記録したスーパーコンピュータ「京」も建設されて、シミュレーション科学など、計算科学の機能も充実した。こうして神戸医療産業都市はわが国を代表するバイオ・メディカル・クラスターへと成長することができたのである。

この成功の理由を考えると、かなり綿密な計画を立て、定期的に外部有識者による評価・助言を得て軌道修正をしたこと、神戸市の並々ならぬ熱意があったこと、クラスターを推進しようとする政府の政策に沿って支援が得られたこと、そしてなによりも関係者の情熱によるところが大きかったと考えている。

私は二〇一五年六月をもって、このクラスターの推進役を担ってきた公益財団法人 先端医療振興財団の理事長を辞任することとした。新しい発想でこのクラスターの発展を図ってほしいと考え、高名な医学者である本庶 佑氏に後を委ねることとした。この事業は、私の晩年でもっとも長く携わった仕事であり、愛着もあるので、少し離れた場所から見守っていきたいと考えている。

「日本医学会総会二〇一五 関西」

日本医学会総会の歴史は古く、一九〇二年（明治三五）にさかのぼる。医学がしだいに分科して専門学会が増えたため、「専門の枠を超えて広く医学について議論すべきである」という理念で始まったのである。専門分科したといっても、その程度は現在とは比べものにならない。現在の医学会総会は、最初は連合医学会と呼ばれたが、これを提案したのは日本にドイツの医学をもたらしたE・V・ベルツ《Erwin von Bälz》であると聞いている。ベルツは内科を専門としたが、産科と精神科も担当していた。それらがしだいに、分科独立していったわけである。

医学会総会は、一度の例外を除いて四年に一度ずつ開催されてきた。第二八回の総会は東京で開催される予定であったが、東日本大震災のため一部の会合しか開催できなかった。したがって、第二九回の医学会総会は事実上八年ぶりということになった。八年ぶりとなると、若い医師は医学会総会のことを知らないことになる。そこで、いくつかのプレイベントを実施して、若い人た

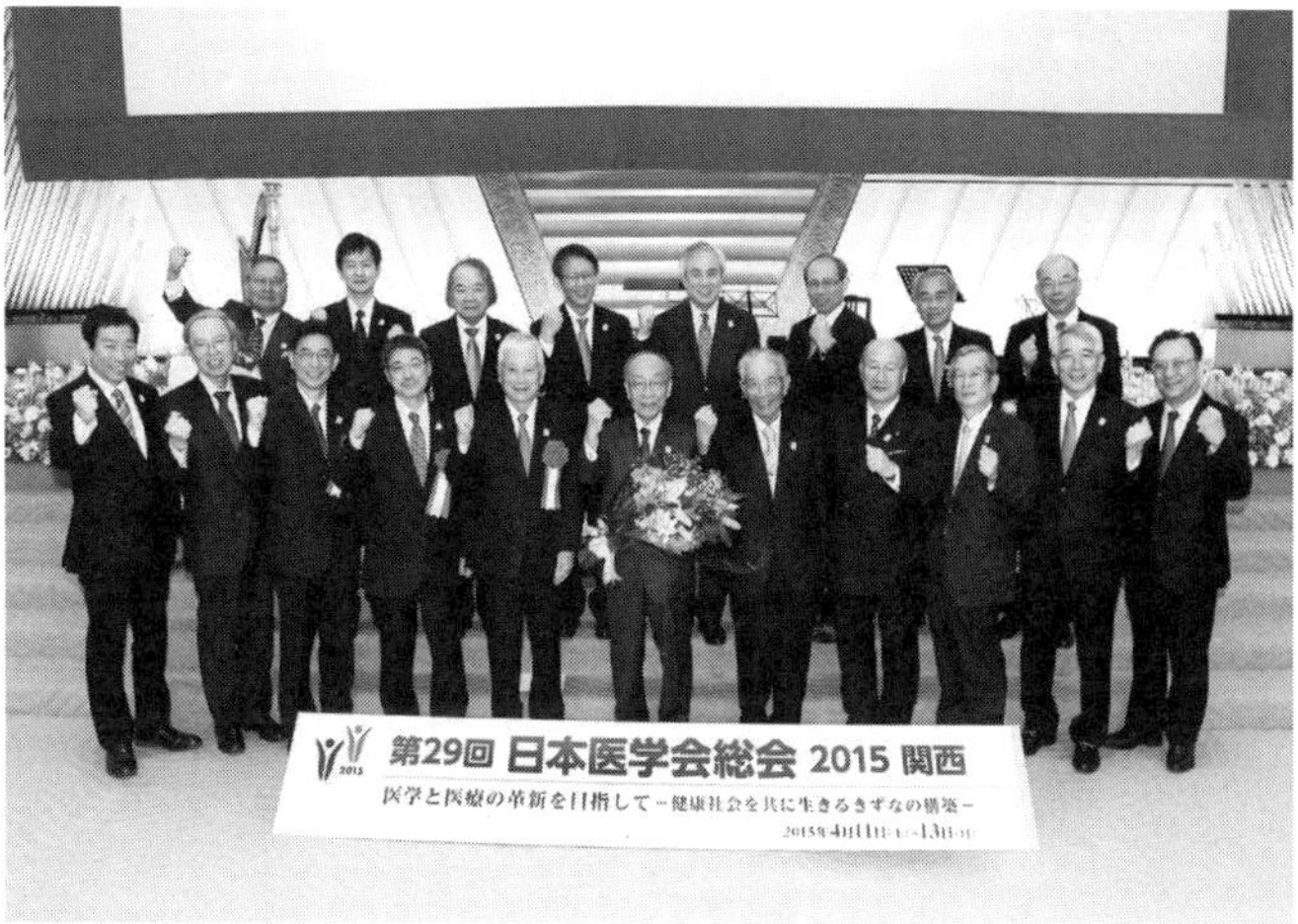
第29回 日本医学会総会 2015 関西
医学と医療の革新を目指して－健康社会を共に生きるきずなの構築－
会頭を務めた第29回日本医学会総会2015関西。閉会後にプログラム委員とともに

ちにも関心をもってもらえるよう工夫した。

日本医学会には、現在一二二の分科会がある。従来は、それぞれの分科会の重要課題を取り上げる形でプログラムが組まれてきたが、それでは分野を超えて医学・医療の直面する課題を議論できない。そこで第二九回は、プログラム委員会を設けて十分に検討して二〇の柱を立て、そのうえで各分科会から演者を推薦していただく形をとった。

この委員会を立ち上げる前に、私は日本の医学を取り巻く環境について、いろいろ考えてみた。科学としての医学の進歩は目覚ましく、これからの医療を大きく変えることに疑いはない。しかし、医学の社会的実践ともいうべき医療について考えてみると、わが国はきわめて困難な問題に直面していると考えられる。それは急速に進む高齢者の増加と、それを支えるべき若年人口の減少である。医学会総会が開催された二〇一五年は、戦後のベビーブームで生まれた人がすべて六五歳以上になった年である。日本が本格的な高齢社会になった年といってよいであろう。

一般に、七五歳を超えると医療費、介護費ともに急速に増加するので、一〇年先の医療費・介護費はこのまま進むと莫大なものとなる。いわゆる二〇二五年問題と呼ばれるものである。したがって医学・医療は、このような日本の社会の難題に対応できるよう、重点課題を変えねばならない。この医学会総会では、このことを強調したいと考えた。そこでメインテーマを「医学・医療の革新を目指して――高齢社会を共に生きるきずなの構築」とし、「きずな」という分野では、そのような状況を一般の人たちに理解してもらえるよう企画した。具体的には、総会の一部を一般の人に公開するだけでなく、京都、大阪、神戸で一般向けの講演会をいくつも開催した。

医学会総会では、「医学博覧会」と称して、医学の進歩と課題を一般の人に見てもらう公開展示を開催することになっている。私が準備委員長を務めた第二三回日本医学会総会（一九九一年）では、京都で公開展示を行った。しかし、京都には適切な会場がないこと、今回は「オール関西で開催する」と決めたこともあって、神戸で開催することにした。

なぜオール関西で開催したかというと、自治体が関西広域連合を作っていること、国の国家戦略特区も京阪神全体で指定されていること、産業構造の変化にともなって関西の経済が不振の傾向にあって人口減少も始まっていること、などが理由であった。そこで、新しい健康・医療関連産業のシンポジウムは、大阪で開催した。

医学会総会を通して感じたことは、言うまでもないことであるが、医学は人間を対象にした「人間のための学問」であるということである。したがって、人のよりよい生き方を求める学問であるといってもよいであろう。それには身体の健康を守り、病を癒やすことがなによりも大切であるが、同時に精神的にも社会的にも健康な状態をできるだけ維持できるようにすることが求められる。

医学の発展と環境の改善の結果、わが国をはじめ世界の先進国では、人は長い人生を享受できるようになった。しかし人は必ず老い、死を迎える。いかに医学が進歩しても、死を避けることはできない。とするならば、よりよい死に方を模索するのも医学の一つの目標になるのではないか。そう考えて、死生学を学術講演会の一つの柱として取り上げ、シンポジウムを実施するとともに、一般向けの講演会も開催した。「いかに生き、いかに死ぬか」が問われる時代になっていることを、国民が皆で考えるべき時がきていると言えるであろう。

それと同時に、人に迷惑をかけないで健康長寿をまっとうできるような予防医学を、とくに寝たきり防止の方策をいっそう推進することも大切である。総会の最後に、これらの問題を含めて「健康社会宣言二〇一五関西」をまとめて発表した。これが生かされることを期待してやまない。

新しい仕事――関西健康・医療創生会議

私は、医学会総会の会頭を最後の仕事に、第一線から引退したいと考えていた。陶淵明の詩にあるように、「菊を采る東籬《とうり》のもと、悠然として南山を見る」という暮らしに、心のどこかであこがれていたわけである。長年務めた神戸の財団理事長も引退したし、文部科学省の世界トップレベル研究拠点形成プログラムの委員長も辞職することが了承された。

しかし、医学会総会の後始末は、決して容易ではなかった。たくさんの方にお世話になったし、迷惑をかけてしまったところもあった。その後始末をする過程で、関西広域連合長の井戸敏三兵庫県知事から、「関西健康・医療創生会議」を作りたいので、議長を務めてほしいと委嘱されたのである。残された人生が何年であるかはわからないが、少しでも世のなかの役に立つ仕事をすることが、やはり私が選択すべき道ではないか。ずいぶん躊躇したが、そのように考えて最終的にお受けすることとした。南山を悠然と眺める暮らしは、お預けとなってしまったのである。

関西地区は日本の第二の文化圏であり、経済的にも重要な地域である。しかし日本の高度経済成長とともに、首都圏への一極集中が進み、関西の地盤沈下はだれの目にも明らかになっていた。社会保障人口問題研究所の人口予測によると、今後二〇年間の首都圏人口は増え続け、中京圏の人口はほぼ横ばいであるが、関西地区の人口は日本の平均かそれよりやや多い程度に減少すると予測されている。総生産、税収額を見ても同様な傾向にある。産業が、製造業からサービス業へと変わり、ＩＴの進歩が産業構造を大きく変えてしまったことが大きな理由であろう。

しかし、一つの国のなかで、多様な文化がなくなってしまうことには深刻な問題が潜んでいると、私は考えている。東京で数年間仕事をして、情報社会における首都圏の優位性は明らかであると思った。しかし、技術も社会も想像を超える速度で変化するが、現在の文明の方向が人類に幸福をもたらすかどうかはわからない。それであればこそ、性格の異なる文化が一国のなかに存在することは、その国にとって強みになることは明らかである。

東京から関西に帰って、関西には日本の伝統文化が根強く存在することを肌身で感じた。このことを大切にしながら、関西は若い人を引きつける産業をどのように構築するかが課題であると考えるようになった。「関西健康・医療創生会議」の活動を通して、微力でも新しい産業がこの関西に育つよう尽くすべきではないか。迷いながらもそう考えて私は、南山はもう少しお預けにすることとした。

しかし、ここ二、三年、やはり体力の衰えを身にしみて感じるようになっている。私のような高齢者が考えることが、現役世代の人たちにどの程度受け入れられるかも疑問である。教育・研究の現場を離れてからというもの、科学技術あるいは医学の動向を少し違った視点で俯瞰してきたと自負してきた。しかし、それは所詮、老耄《ろうぼく》のたわごとにすぎないのかもしれないと感じることも少なくない。

しかし現役の人は、めまぐるしく変化する科学技術の進歩に囚われがちで、広い視野から未来を見ることができにくいことを、私は自分の経験から痛感してきた。私の心身がある程度健全であるなら、やはり発言を続けることが少しは社会のお役に立つのではないかと考えなおしている。

二〇一七年には、私の大先輩である日野原重明先生が一〇五歳の長寿を全うし、大往生された。日本医学会総会のとき、先生は一〇三歳であったが立ったままで「日本における高齢化と真の健康社会」と題する講演をされ、「前進、前進」というスライドを最後に出して、手を振りながら退場されたことが思い出された。私に残された時間がどれだけあるか、それはだれにもわからない。しかし、ある程度の健康が保たれるのなら、未来に向けて少しずつでも前進したいと思う。

第三部

仲間たちと語り合う

「人生一〇〇年時代」にむけて

●関西を挙げて医学会総会を開催する意義
●iPS細胞が教えてくれる これからのライフサイエンス
●トランスレーショナルリサーチの活性化をめざして
●健康・医療の未来をリードする兵庫
●科学と心 —— これからの大学と学習社会

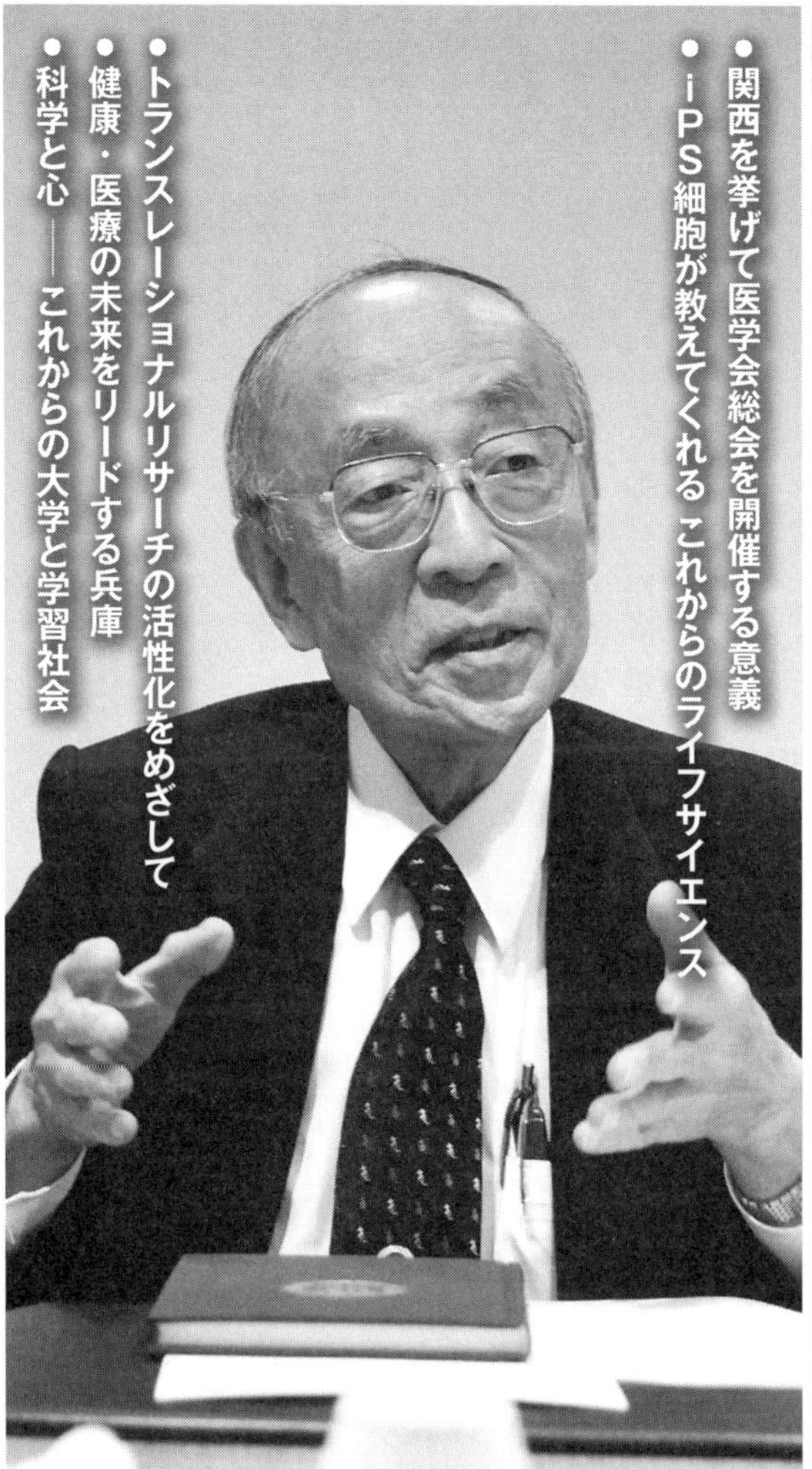

2012年12月、ハイアットリージェンシー京都にて

鼎談　第二九回日本医学会総会二〇一五 関西

関西を挙げて医学会総会を開催する意義

「第二九回日本医学会総会二〇一五 関西」の会頭を務めた井村は、四年おきに開催される日本医学会総会を成功に導くうえで、関西の多様な知性と力の集結が不可欠だと考えた。オール関西で開催することになった日本医学会総会は井村の思惑どおりに運んだといえよう。今後の医学を支えるのは医科学の進展に加えて、文化的な蓄積にもとづく豊かな発想力、幅広い学術的基盤にもとづく理念や信念に近い哲学や科学するこころの大切さであって、それらを訴えることができた。ヒトを医学の研究対象にしてきた会頭と副会頭に、霊長類のゴリラを研究する山極壽一氏が加わってのこの議論はやがて、医学の原点である「人間とはなにか」、「生きるとはなにか」へと発展。平野俊夫大阪大学総長と山極壽一京都大学総長、それに神戸医療産業都市の中核的機関「先端医療振興財団」理事長の井村を神戸の代表と考えれば、この鼎談は三都を代表する知性のぶつかりあいでもあった。（この一文は、『医は意なり　命をまもる知のあゆみ　第二九回日本医学会総会二〇一五 関西」医学史展図録』に掲載された内容に一部加筆・修正したものです）

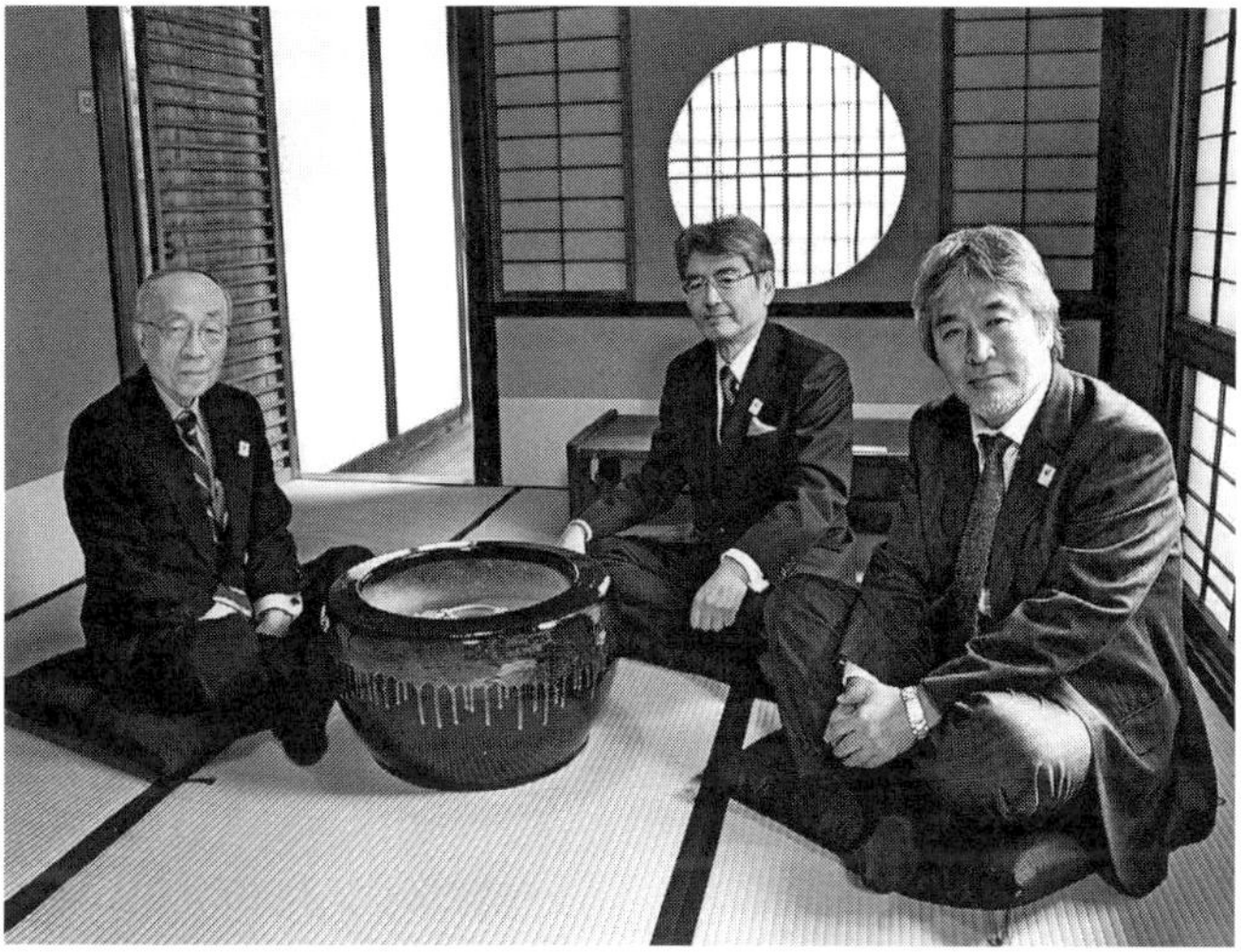

2014 年12 月19 日、適塾の緒方洪庵の書斎にて。洪庵はみずから、奥に見える机で薬を調合していたと伝えられる

❖出席　所属・肩書は当時❖

平野俊夫 氏
大阪大学総長、
「第二九回日本医学会総会二〇一五関西」副会頭

山極壽一 氏
京都大学総長、
専門領域はゴリラなどの霊長類研究

井村裕夫 氏
公益財団法人 先端医療振興財団理事長、
「第二九回日本医学会総会二〇一五 関西」会頭

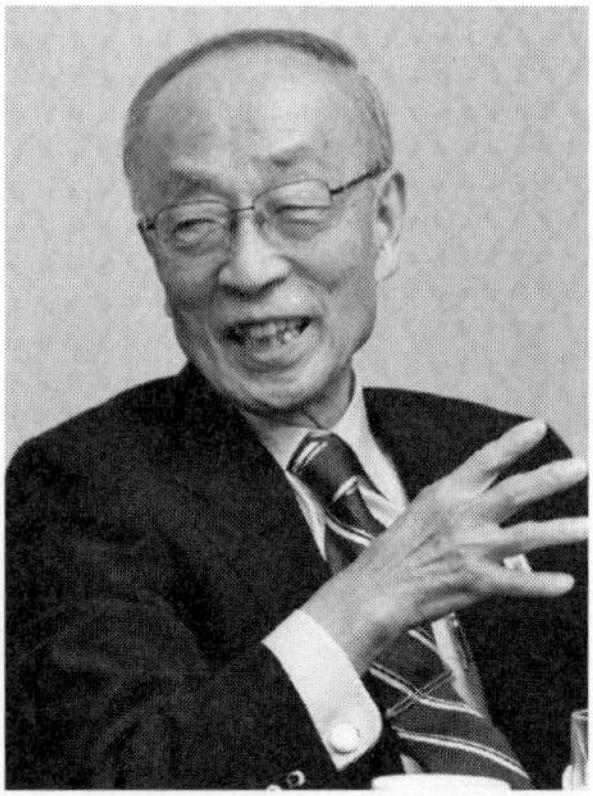

井村●オール関西で医学会総会を開催するのは、今回がはじめてです。関西が力をあわせて医学の未来を築くことが必要ではないかと考えたからです。というのも、江戸時代までの日本の医学は主として京都で発展しました。中国の医学を導入した漢方であったのですが、江戸中期になりますとオランダの医学の影響のもとに、山脇東洋が日本ではじめての人体解剖を京都で行ない、これを画家に描かせて『藏志』という本を発表しています。幕末近くになると、緒方洪庵が大坂で「適塾」を開いて、医学にとどまらず広く西欧の文明や政治体制までも学んで、明治の新政府を開く多くの人材を育成しています。関西には、それだけ長い医学の歴史があります。

近年においても、関西はたくさんのすぐれた医学研究者を輩出しています。ノーベル賞にしても、二人の日本人が医学生理学賞をもらっていますが、二人とも関西の出身です。ことし（二〇一四年）は京都大学の森和俊教授がラスカー賞を受賞しましたが、ラスカー賞をもらったこれまでの七人の日本人のうち、六人が関西の出身です。このさい、そういった力を結集して、関西の新しい方向をめざすことが必要ではないかと考えて、オール関西ということにしました。

自治体も関西広域連合というかたちになっていますので、この関西広域連合にも、今回の医学会総会を支援していただくことになりました。さらに国家戦略特区も関西、すなわち京都、大阪、神戸を一つの特区として認めています。こういったことで、平野さんには副会頭をお願いして準備しているところです。

適塾を原点に誕生した大阪大学

平野●井村さんが述べられたように、関西には豊かな歴史と多様な文化があると同時に、有史以来つねに世界に目をむけていた。日本の窓口が関西だった。関西で多彩で先進的な学問がはじまったのも、先取の心のもとに外国との交渉の歴史があったからですね。

井村さんが指摘されたように、医学においても関西がつねにリードしてきたし、日本の先端を走ってきました。そういう関西の力を集結して医学会総会を開くことには、大きな意義があると私も思います。

大阪には特異な点があります。日本の大都市は歴史的には大名のいる城下町で、城下町には藩校があって学問・教育の中心でした。ところが大坂は大名や武士が極端に少なく、封建制とは無縁というと言いすぎですが、町人の町でした。お上に気を遣いつつ勉強すれば官僚的に出世するような、藩校の学問ではなかったのですね。大坂の学問は町民みずからの知的好奇心がもとになっていて、勉強したからといって、出世につながるわけでもなかった。

大坂には、江戸時代中期に「懐徳堂」という私塾ができますが、これも町人が集まってできたものでした。ここでは天文学とか化学、物理、医学などを町人が自発的に、もちろん武士も参加して、平等に学んでいました。

そういう雰囲気のなかで、岡山に生まれ、蘭学を志して江戸や長崎で勉強した緒方洪庵は、江戸後期の一八三八年に「適塾」を大坂につくって花を開かせます。この適塾には、「全国から学びに集まっている」という記録が残っていますね。福沢諭吉、大村益次郎、長與専齋など、多種多彩な人たちがここに集まっています。学んだのは蘭医学だけではありません。オランダの学問、そしてオランダを介してヨーロッパの学問を、とにかくみんなで勉強している。

緒方洪庵は病弱な人だったようですが、とにかく「人のため、世のため、道のため」と言いつづけた人です。洪庵がまとめた医者が守るべき十二箇条、『扶氏医戒之略』というものがあります。扶氏というのはベルリン大学教授だったC・W・フーフェランド《Christoph W. Hufeland》のことですが、その一条は、「他人のために生活して、己のために生活せざるを医業の本體とす」にはじまります。二条は、「病者に対しては、ただ病者をみるべし。貴賤貧富を顧みるなかれ」。相手がいかに貧乏であろうが、いかに金持ちであろうが関係ない。病人を診るのだと洪庵は説いています。

とにかく勉強しなさい、「人のため、世のため、道のため」に尽くせとあります。そういう精神のもとに、洪庵は種痘を普及させる「除痘館」を建てています。種痘の知識は日本にもあったのですが、これを組織的に整備したのは緒方洪庵らがはじめてです。しかも、日本各地から人が集まり、学び、再び各地に散らばることで、適塾は医療の中心的存在になっています。大阪大学はその適塾を原点にしていますので、大阪大学でも、「人のため、世のため、道のため」の精神をいつも説いております。

関西人の独創性がもたらす視点と着想

井村●京都もすこし似たところがあって、侍はあまりいなかったのですね。しかも京都の住民は、権力が移り変わる長い歴史をみてきている。ですから京都の市民は独立の精神が強くて、祇園祭にしても町衆が主体になってやってきたわけです。

維新のすぐ後の一八六九年（明治二）には、市内の各町内がお金を出しあって「番組小学校」という学校を建てています。政府が「小学校をつくれ」という指令を出したのは一八七二年です。小学校設置を議論していない時点で、京都はすでに基礎教育制度を実現している。独立独歩の精神の発露です。こういうことも京都大学の校風のバックボーンの一つかもしれません。

山極●もう一つの例は動物園でしょうね。東京は「恩賜上野動物園」ですが、「京都市動物園」は市民がつくった動物園です。日本で二番目でした。やはり市民の力が強いし、京都人意識も高い。

平野●関西という狭い地域に、京都があり、奈良があり、神戸があり、大阪がある。多様性のるつぼだと思うのですよ。それが多彩なものを生み出す原動力になっているのでしょうね。

井村●たしかに、学問にはそういう多様性が必要です。技術開発ならみんなが同じ方向をむいて走ればよいが、学問にはちょっと違うアイデア、とんでもないアイデアを出す人が必要です。

平野●東京には日本各地から多くの人が集まっているので、本来は多様性があるはずですが、なんとなく単一的になっているように思います。しかし、関西は違う。多様性まる出し。（笑）京都は京都、大阪は大阪、神戸は神戸。この多様性のインタラクションがいいと私は思いますよ。

井村●少なくとも生命科学については、関西の研究者は創造的な大きな仕事をしてきている。ラスカー賞だけでなく、ガードナー賞も関西の人が圧倒的に多い。もちろん、東京が強い学問分野もあります。実験物理学には大きな装置が必要だから、これは東京大学を中心にやっています。けれども、生命科学には大きな設備はかならずしも必要でない。そういう領域で、関西の人たちはそれぞれ独創的な発想でいい仕事をしてきたと、私は思っています。

医学だけに許された「人間を科学する研究」

井村●問題は、そういった基礎研究の成果をどう臨床に結びつけるかです。平野総長は基礎の免疫学者として、その成果を臨床につなごうと努力しておられますね。たしかに、これからは応用の面もあわせて研究する必要があって、この医学会総会がそういう機会になればと考えています。
これから日本は、これまで人類が経験したことのない少子高齢社会になります。医学、医療がこれをどう支えるべきか。難しい問題ですが、アジア諸国もいずれ同じ状況になります。その先端を走っている日本は、基礎的な医学研究の成果を臨床、応用に活かすことが求められます。そういう機会をこの医学会総会の場でつくることも関西にはおおいに役だつと思います。

平野●AMED（日本医療研究開発機構）《Japan Agency for Medical Research and Development》ができたのは、日本は基礎医学が進み、いい論文も、いい仕事もあるが、この成果が臨床に活かされていないのではないかとの疑念からですね。基礎的な成果がたくさんあっても、それを現場につなぐシステムがない。この接点をなんとかしよう

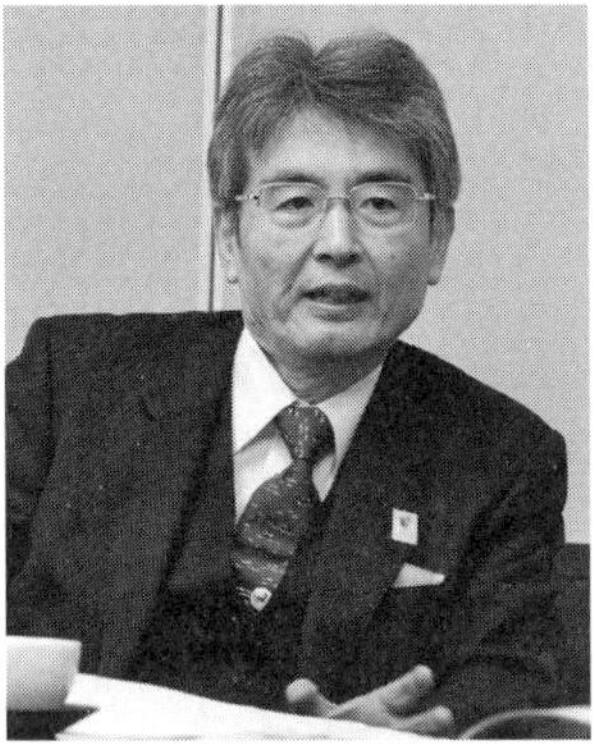

平野俊夫
大阪大学第17代総長

1947年、大阪府に生まれる。1972年に大阪大学医学部卒業後、同大学医学部第三内科学教室に入局。アメリカNIH（国立衛生研究所）の研究室に留学。大阪府立羽曳野病院内科、熊本大学、大阪大学助教授をへて、1989年に大阪大学医学部教授に。同大学院生命機能研究科教授、同研究科長、医学系研究科長、医学部長を歴任。2011年8月から現職。総合科学技術・イノベーション会議議員、日本学術会議会員。専門は免疫学。「インターロイキンの発見、それらの特性決定と炎症性疾患における役割の探求」という基礎的研究が、関節リウマチなどの炎症性疾患の画期的な治療薬開発への道を開いたことで、2009年にクラフォード賞を受賞。

というのがＡＭＥＤ構想の出発点です。

日本全体を考えたときに、なにも医学だけでなくて、物理とか化学などの分野もそうですが、基礎的な研究をいかに社会に実装するかが弱い。そこで、この橋渡し的なことを国として行なうシステムとして誕生したのがＡＭＥＤです。基礎ですごくベーシックなことをしていた人が社会実装の段階まで関わることは、日本ではふつうはありえないですね。それぞれの持ち場があるだろうという考え方が強いのですね。


山極●さきほどは学問の多様性のお話がありましたが、適塾ができたのは一八三八年で、京都帝国大学が一八九七年の創立です。大阪府立大阪医科大学が一九一五年にできて、それが大阪帝国大学の前身になります。じつは、このあいだにヨーロッパの人間観が大きく変わっている。というのは、一八五九年にダーウィンが『種の起源』を出し、一八七一年に『人間の由来』を出版した。人間もほかの動物と同じように「進化する存在だ」ということが常識になりつつあった。

しかし、ヨーロッパはキリスト教国ですから、「人間は神がつくった創造物である」との考えが根強かったのですね。しかも人類学者は、「社会も進化する」とした。人間は原始的な社会から、欧米が果たしたような社会に進化させてきたという社会進化論をうちだしたのです。

これには猛烈な反発がありました。人間に自然科学を適用してはいけないという運動が起こったのです。ですから、一九世紀から二〇世紀の中盤にかけては、人間を科学することは禁じられました。これが許されたのは医学だけです。自然科学者は人間を対象とせずに、動物や植物、地球や宇宙を対象にサイエンスをした。人間を研究するのは人文科学で、人間をサイエンスするという発想は、応用学問である医学だけにまかせられることになった。

人間を知るために人間以外の動物を研究する

山極●この制約を討ち破ったのが、今西錦司（元京都大学名誉教授・故人）さんです。戦後すぐに動物社会学という分野の学問をたてられた。日本にはニホンザルという野生動物が人間に近い場所で暮らしています。欧米にはない動物と人間との距離感です。今西さんは、このニホンザルの社会や行動を研究しながら、人間や人間社会の由来を探ることをはじめられたのです。こういった発想は、ヨーロッパには生まれなかった。その後一〇年くらいしてようやく、欧米の学者たちもこぞって霊長類学を開始しました。

このような霊長類研究は、人間を知るために人間以外の動物を研究することからはじめるという発想でした。いうならば、今西さんはダーウィン流の進化論にのっとってサルの研究をはじめられたわけです。進化論を強く意識していた。そのうえで、日本の輪廻思想、あるいは動物と人間とのあいだにあまり強い境界線は引かないという風土や考え方も影響していると思いますが、自然のなかに学問の題材を探すという日本独自のナチュラリストの伝統があったのだろうと思い

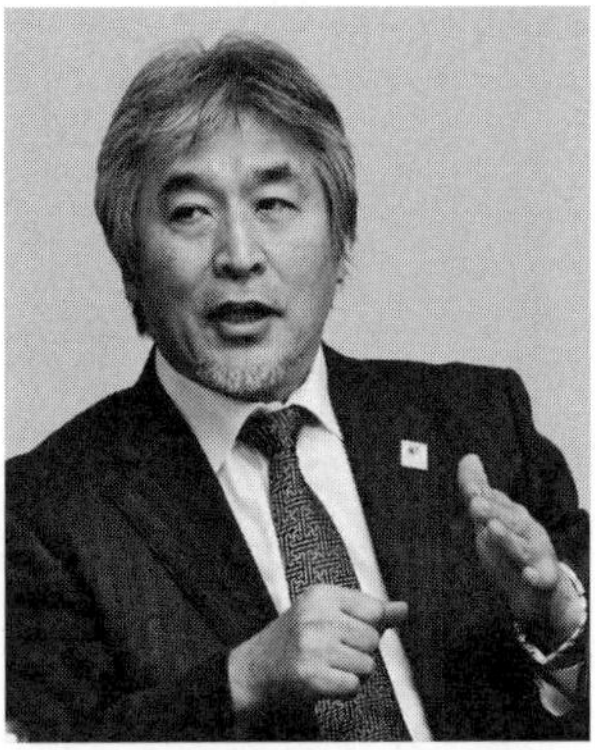

山極壽一
京都大学第 26 代総長

1952年、東京都に生まれる。1975年に京都大学理学部動物学科を卒業後、同大学院理学研究科博士後期課程認定退学。日本モンキーセンターリサーチフェロー、京都大学霊長類研究所助手、京都大学大学院理学研究科助教授をへて、2002年から同研究科教授に就任。2011年4月～2013年3月には同大学院理学研究科長、理学部長。2014年10月から現職。主な著書に、『ゴリラとヒトの間』（講談社現代新書）、『オトコの進化論 男らしさの起源を求めて』（ちくま新書）、『家族の起源 父性の登場』、『ゴリラ』、『家族進化論』（以上、東京大学出版会）、『「サル化」する人間社会』（集英社インターナショナル）などがある。

ます。なかでも京都には、そういう風土がとくに強くありますからね。

大阪大学にも、最初の「人間科学部」がたちあがっています。文理融合型で人間を研究するサイエンスの学部です。関西には、西洋の学問に追従するのではなくて、日本の発想と学問をたちあげる自負とおもしろさを追究する精神がありますね。井村さんのご指摘のように、それがノーベル賞につながるような新しい発想やイノベーションに行き着いたのではないかと思っています。

その今西さんは、一九三八年に霊長類研究グループをたちあげられて一〇年間にわたってニホンザルを研究され、一九五八年からはアフリカでもっとも人間にちかい類人猿の調査をされました。そのお弟子さんたちが、いまもこの研究を受け継がれています。私の先生の伊谷純一郎（元京都大学名誉教授・故人）さんも今西さんのお弟子さんで、チンパンジーやゴリラ、オランウータンの研究を推進されました。こうして、私にいたってようやくオランウータン、ゴリラ、チンパンジーという類人猿と、人間の一生を通じた生活史の比較ができるようになりました。

この結果、ヒトは生物としてはユニークな特徴をそなえていることがわかってきました。成長期間が長いにもかかわらず、産まれるときの体重が他の動物にくらべてすごく重いというのもその一つですね。ゴリラの二倍もある体重で産まれてくる。ところが、離乳期はとても早い。これは不思議です。だけど、離乳が早いのに成長は遅い。矛盾した生活史をもっている。人間の進化史――七〇〇万年くらいかかったといわれていますが、人間的な特徴が出てきた順番が、そういう不思議な生活史をもたらしたのだろうということです。

医学になぜ進化の視点がなかったのか

山極●ヒトはまず、直立二足歩行をはじめます。そこから五〇〇万年もたって、ようやく脳が大きくなりはじめます。直立二足歩行することで骨盤が変形してしまいましたから、産道の大きさも制限されました。脳の大きな子どもは産道を通す余裕がなくなった。ですから、頭の小さな子どもを産んで、急速に脳を成長させる必要ができたのです。したがって、脳の成長を優先しますから、どうしても体の成長が遅れる。それに脳は脂肪ですから、その成長が遅滞しないよう、栄養をたくわえて生まれてきます。だから、脳は生まれたときから重いのですね。

ゴリラには、そのようなことは起こりません。ゴリラは、わずか一・八キログラムほどの赤ん坊として生まれ、体は急速に成長します。四、五歳で四、五〇キログラムになる。しかし、三歳で脳が二倍の大きさになると、成長はそこでストップします。ところが、人間の赤ん坊の脳は生後一年間で二倍になり、一六歳くらいまでは成長をつづけます。人間の子どもの体重は五歳で二〇キログラムくらいですから、ゴリラとくらべて体の成長は遅い。そういうアンバランスが生まれ、かつ人間のお母さんは難産になった。

人間のお母さんは、頭でっかちな、とても手のかかる子どもを何人も抱えることにもなりました。離乳期が短いのは、授乳する期間を短くして、すぐに次の子どもを産もうとする人間の繁殖戦略なのですね。だから、成長が遅いのにたくさんの子どもができてしまう。こういう事態を進化史のなかで抱えこんだのがいまの人間の社会だといえます。

井村さんはさきほど、少子高齢化の時代を迎えたとおっしゃいましたが、このような事態は人間としてはじめてのことです。多子高齢化社会だったからです。たくさんの子どもを産んでも、何人もが早く死ぬので釣りあいがとれていた。ところが、子どもは死ななくなって、少なく産むようになってしまった。しかも高齢化が進んでいる。人類がはじめて直面した現象です。これに医学はどう対処するのか、こういう問題を抱えながら社会をどう発展させるかは重要な課題です。

医学と社会とは密接につながっているのです。

いっぽうで、人間の生物学的な性質を睨みながら、人文科学としての人間社会の考え方とも統合して、人間を考えなくてはならない。いまはそれが求められている時代だと思います。

井村●いまの話はよく理解できました。ヨーロッパでは、医学の研究と生物の研究とは別のものとして考えられてきた。だから、医学に「進化」という視点はほとんどなかったのですね。

私がこのことに関心をもったのは、一九九一年に京都大学の総長に選ばれたときです。翌日に、「もう研究してはいけない」と、研究費をすべて返上させられました。「せめて講義でも」と言ったら、「では非常勤講師の手続きをしてください」。（笑）そんな時代でした。寂しくなって、いろいろなことを考えているなかで、人間は進化の所産で誕生したのに、病気を考えるうえで進化の考え方がほとんどないことに気づいたのです。

一九九五年だったと思いますが、アメリカに出張してサンフランシスコの空港にある本屋に入ったところ、『エボリューショナリー・メディスン《“Evolutionary medicine”》』という本があった。「これはおもしろそうだ」と読んでみました。思想的に深くはないし、断片的だけれど、病気を進化の立場から考えた本でした。それから私も進化医学に関心をもって、三冊の本を書きました。

ゴリラというのは、われわれの祖先の親戚ですね。だから、われわれの病気もそういった生きものとの対比で考えると、これまで見えていなかったものが見えてくることがある。だから、私

は山極先生が書かれたものはときどき読んでいます。（笑）

少子高齢化と生命体の使命

井村●かつての日本人は多産多死でした。たくさん産んでたくさん死んでいた。だから、すこし多めに産んでおこうとした。緒方洪庵の家系図を見ると子どもが十数人。（笑）これがふつうだった。女性は一八歳か一九歳くらいで産みはじめて、四〇歳をすぎても子どもをつくっていた。

私の旧制中学時代に、「おじさん」というあだ名の子がいました。お母さんが、孫ができてからも子どもを産んで、年の若い叔父さんになったからです。これがそんなにおかしくなかった。ところが、産まれたらほとんど死なない時代になった。核家族にもなった。子どもは周囲の人たちが助けないと育てられないのに、助ける人がいなくなったことも少子化の理由だと思いますね。

平野●そもそも、生命体の最大の使命は子孫を残すこと。かつての人間も基本的にはそうでした。子孫を残せば、極端には交尾したとたんに一生が終わる生物はたくさんいます。人生三〇年、五〇年の時代は、人間も子孫を残したら死んでいた。

ところが、五〇歳くらいで生殖年齢を過ぎてもさらに五〇年も生きる時代に突入すれば、なんのために生きるかの生物学的な目的が失われますね。それに、これまでの医学は、どちらかといえば「病気を治す」医学。あるいは、いかに病気を克服するかとさまざまな医薬を開発して、

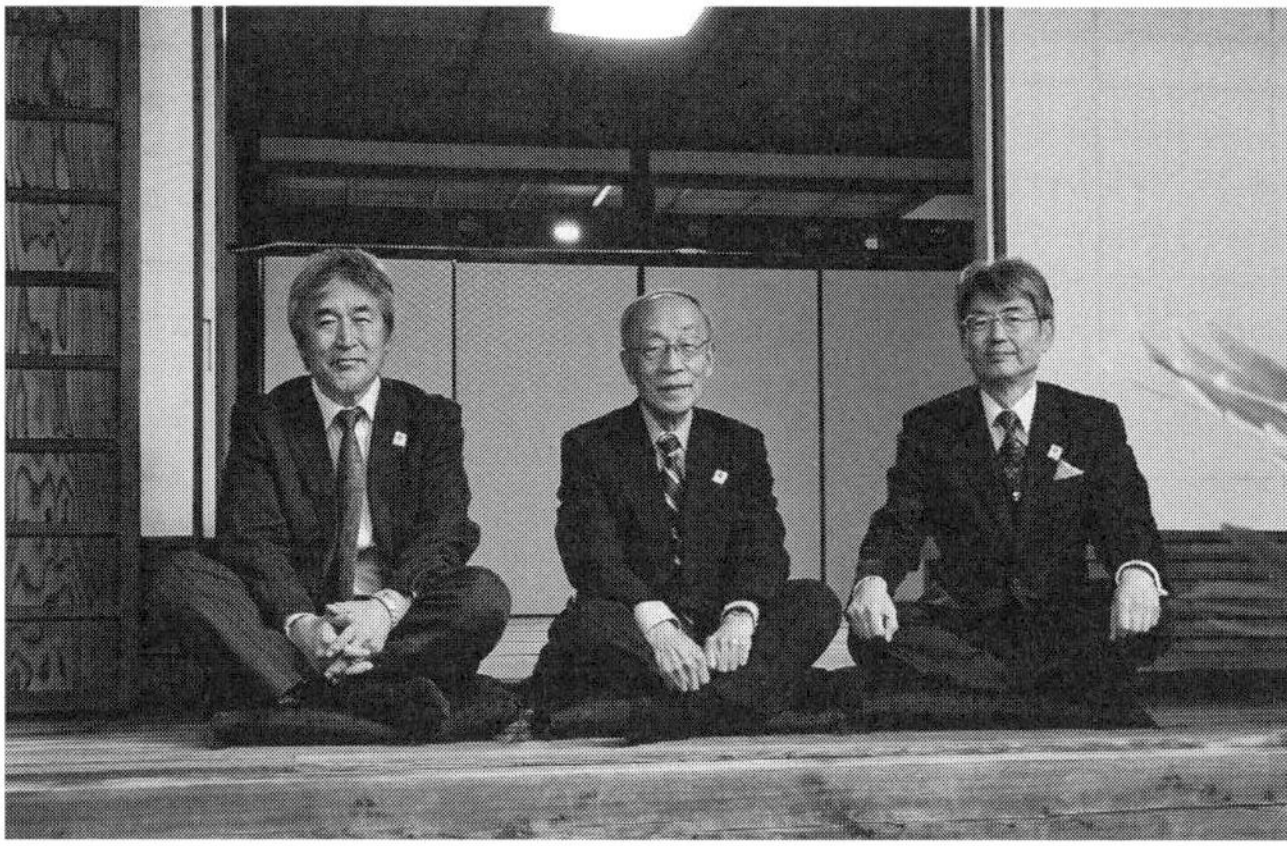
適塾は現存する日本唯一の蘭学塾の遺構。主座敷書院を背に中前栽を臨む縁側で

「病気と闘おう」という観点の医学でした。これまではそれでよかった。とはいえ、「老・病・死」は避けられない。たとえ一兆円を支払おうとも、「老・病・死」はかならず訪れます。(笑)

こうなると、医学の考え方を根本的に考え直す必要がありますね。「病気と闘って克服する」という考え方ではなくて、患者の側では病気といかにつきあうか。医学の側はいかに病気をコントロールするか。どちらの側も、いかに自然な「老・病・死」とつきあうかという観点での医療への転換です。予防の充実、それに健康寿命をいかに延ばすかなどが課題になります。なにも病気を完治させる必要はない。病気と仲よくつきあって、かつクオリティ・オブ・ライフの維持・向上をめざせばよい。

医学は、まさにいま変わらないといけないのです。若い人には、病気を克服する対応はもちろん必要で

すが、高齢の人には、別の観点の医療も考える必要があります。

井村●だから、死に方も考えないといけない。

平野●安楽死の問題も、その延長線上に出てくると思うのですよ。

山極●人類の多子高齢化ですが、動物では寿命と子どもの数とがトレードオフの関係にあるわけです。一度にたくさんの子どもを産む動物の寿命は短い。

平野●多くの動物の寿命は短いし、成長過程でたくさん死にますね。何万と卵を産んでも、ほとんど成長せずに死ぬ生き物もいる。それでも、結果として種の保全は維持されている。

山極●ところが不思議なことに、人間はそれがトレードオフになっていない。子どもが生き延びるには、親が生き延びる必要があるからです。そうして親も子も生き延びた。だから寿命も長くなった。つまり、子どもの親への依存が高齢になるまで延長された。かつては早く自立した子どもが、自立しなくなった。(笑)

平野●それは、どっちが卵でどっちがニワトリかはわからないですよ。(笑)

山極●「おばあちゃん仮説」というのがありますね。人間の女性は難産ですから、加齢にともなって体力が衰えると、出産は自らの命を危険にさらすことになる。だから、体力があるうちに出産を止めて自分の娘の出産を手伝う、あるいは孫の成長を助ける側にまわったのだという説です。高齢者の存在価値が生まれたのです。老人の価値が上がった。女性だけでなく、男性も過去の経験を言葉で若い人に伝えることで若い人の生存率が上り、寿命が延びた。
しかし、高齢者が生き延びるには介護がなければいけません。老人の価値が上がることで介護を受けられるようになり、高齢者はそれで生き延びられるようにもなった。これは進化史のなかでは最近の現象ですね。ところが、いまは若い人が高齢者に依存しなくても生きられるようになった。科学技術のおかげです。知識にしても、高齢者に聞かなくても、過去の経験は本に記載されているし、インターネットにも掲載されている。ですから、高齢者から若い人への知識の伝達に、あまり意味がなくなってきた。これが高齢化社会の大きな課題です。

井村●私のような年寄りが会頭をやってはいけないのかもしれない。（笑）

山極●いいえ、そんなことはないですよ。（笑）問題は伝達すべき知識とその方法ですから……。

ゴリラを見る視点で人間を考える

山極●人間に「どういうふうに死にたいですか」とアンケートすると、「健康なままポックリ死にたい」という人が多いようです。ゴリラは、これを実践しています。歳をとって体が弱ったゴリラは、物を食べなくなってしまうのです。生きながら仏になった人たちに似た死に方をする。病気で死ぬのではなくて、いわば自己餓死するのです。

平野●ゴリラは何歳くらいで死ぬのですか。

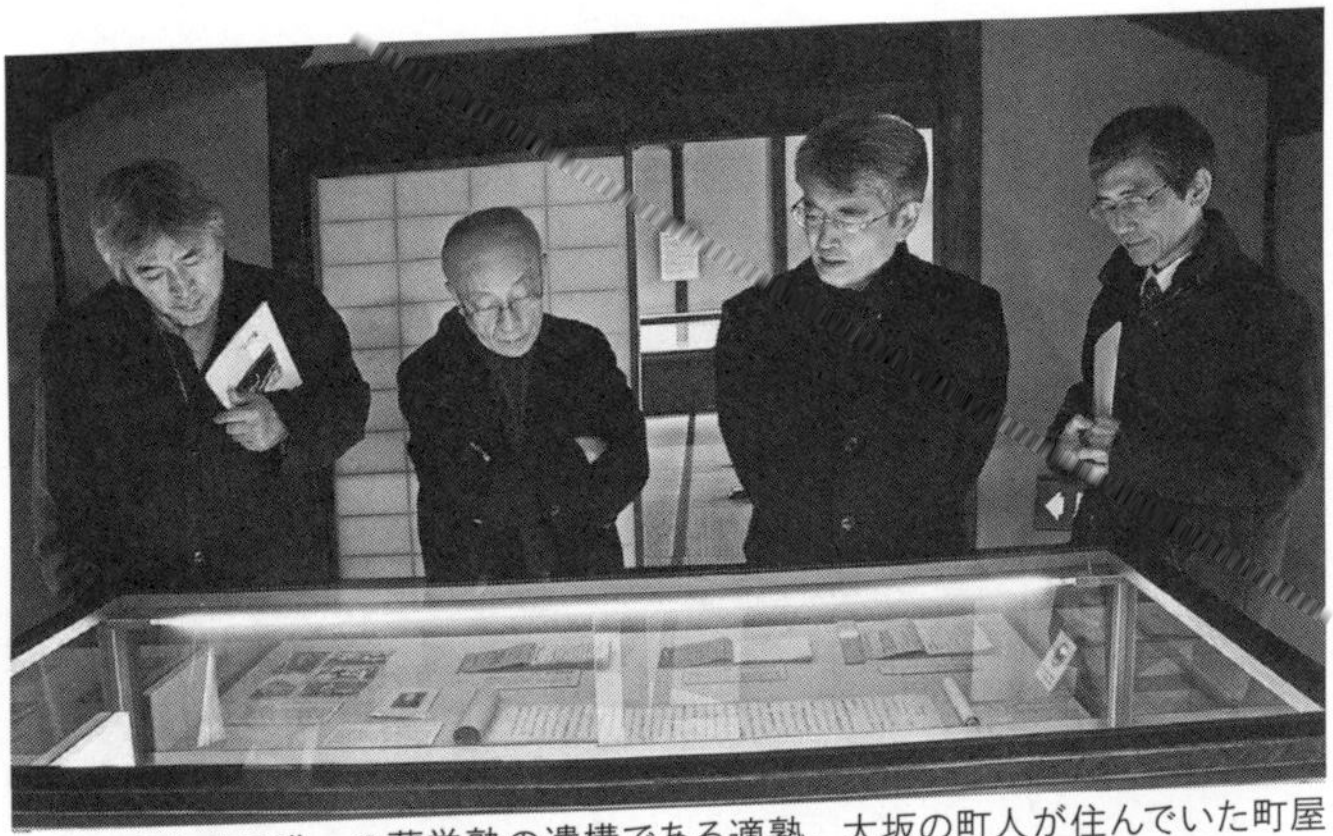

日本に現存する唯一の蘭学塾の遺構である適塾。大坂の町人が住んでいた町屋建築で残っているものはほぼ適塾のみで、江戸末期の大坂の船場町屋の遺構としても貴重。歴史資料も多く展示されており、緒方洪庵や近代日本を牽引した塾生たちの功績にふれることができる

山極●だいたい三〇歳から五〇歳くらいですね。

平野●生殖年齢は何歳くらいからですか。

山極●一〇歳くらいで最初の子どもを産んで、死ぬまで生みつづけます。

平野●人間は生殖年齢を超えて生きる、ここに大きな違いがありますね。

山極●人間は成長期が長くなったことで内臓が強化されたり、学習で精神的にも強くなったりした。だから歳をとっても、健康を維持できるようになったのだという説もありますね。

井村●アドレッセンス《adolescence》という英語は、青年期と訳すのかな。これはゴリラにはないのですか。小児期の一〇歳くらいから生殖をはじめるとなると、青年期は人間に特有のものですか。

山極●ゴリラにも、なくはないのですよ。人間は長くて、ゴリラは短いだけです。アドレッセ

ンスの時期のメスは、ステライル《sterile》といって妊娠しません。オスはすこし長くて、しかも「思春期スパート《spurt》」といって身体がどんどん変わる時期です。しかし、この間はメスに相手にされませんから、社会的ステライルなのです。

井村●人間だと数年間ありますね。ティーン・エイジャーは、だいたいそうですよね。

山極●そうですね。大きな違いだと思いますね。

井村●しかし、そのあいだに社会性を身につける。社会が複雑ですから、社会的な行動を学ぶなどをするわけですね。

山極●人間におもしろいのが、女の子は性ホルモンの分泌がはじまると女性のからだになる。しかし、月経がきたり大人の排卵頻度が達成されたりするのは、それからずっとあとです。

男の子は、性ホルモンが分泌をはじめると声がわりをしたり、ひげが生えたりしますが、筋肉はまだ増強しない。精子は生産されますから、子どもを産ませることはできる。でも、男の体になるのはずっとそのあと。女の子と男の子とは、成長のしかたが違うという特徴があります。

医療技術の進展が問いかける「あるべき人間像」

平野●いまは発生学の研究が進んで、再生医療も盛んですね。一方で人工臓器も移植医療もある。再生医療にしても移植医療にしても、話題になっている生殖可能な五〇歳までの比較的若い人の病気を克服するとか、寝たきりから助けるなど、医学の進歩にともなって大きな役割が出てくると思うのですね。

一方でわれわれは、「高齢化社会における医療とはなにか」という問いかけに答えなければならない。「老・病・死」が避けられないなかで、再生医療や人工臓器、胃ろう、植物人間になったときの延命装置などの倫理的な問題などなど。医療はそういう問題にどう立ちむかうのか。

人間には「永遠の生命を手にいれたい」という願望があって、再生医療を使えば寿命は一五〇歳、二〇〇歳も可能かもしれない。このあたりをどう考えるかはとてもむずかしい問題です。いまでも胃ろうや安楽死、人工心肺をいつはずすかなどの問題がある。

山極●社会という観点から医療をみると、医療が故障した体の部分や足りない部分を補うことに問題はないと思います。ただし、「子どもをもつことが人間としての幸福をもたらす」というが、自分では産みたくない人もいる。そういう人が自分で産まずに、体外受精で試験管ベビーをつくることが進行してもよいのかですね。

本来ならば、男性と女性が意思統一をはかりながらセックスをして子どもができ、親族の協力を得ながら大人に育てるプロセスが家族。けれども、「子どもはほしいが夫はいらない、だから精子バンクの精子で」という事態が、いまは現実味を帯びてきましたね。

平野●代理母とかね。

山極●そういうことがどんどん増えている事態をきちんと考えるべきです。男と女が、どう生殖に関わるべきなのか。子どもをどういう責任をもって社会のなかで育てるかの問題も、医療の技術とは切り離せない問題だと思いますね。

井村●どういう方法を選ぶことが社会の多くの人にとって幸せか、を考えないといけない。

数年前ですが、大阪のある経済界の人から先端医療技術の話をしてくれと頼まれて講演をしたのですよ。すると質問が出ましてね、「再生医療もこれから充実するだろうから、一〇〇歳といわないで二〇〇歳くらいまで生きられませんか」と……。私は、「いまの技術では無理だが、将来は可能になるかもしれません。でも、考えてみてくださいよ。もしそうなったら、会社に行けば歴代の社長が相談役として三〇人も四〇人並んでいる。家に帰れば六代くらいまえからのおじいさん、おばあさんがいる。そんな社会に生きたいと思いますか」。(笑) 人間の生存期間だけを延長すると、社会にたいへんな負担がかかって、いろいろな問題が起こるでしょうね。

平野●たしかに、再生医療とか人工臓器を使えば——いまでも人工関節、人工心臓、人工血管、それに入れ歯もそうですね。あるいは、インプラント。眼鏡だって一種のそういうものかもしれません。人工内耳、人工網膜、ありとあらゆるものが機械に置き換わっていて、気がついたら自分の首から下はすべて機械だったりするかもしれません。機械でなくとも、再生医療でいろいろ部品を交換して、井村さんのお話のように……。(笑)

ブラック・ジャックの問いかけ

平野●こういうときに、医療とはなにか、生きるとはどういうことかを考えさせる逸話がありま す。漫画家の手塚治虫さんは大阪大学医学部卒業の医学博士ですので、学生たちに手塚さんの話をよくします。手塚さんのマンガには、「命とはなにか」を問いかけるテーマがかなり多いからです。なかでも、永遠の生命をあつかったのが『火の鳥』。医療と命がテーマの『ブラック・ジャック』。

山極●ありましたね。

平野●こういう話がありました。ある南の島で画家が絵を描いているときに原爆実験があって、その画家は被爆します。余命二週間と言われて、画家は「なんとか助けてくれ」とブラック・ジャックに頼みこむ。ブラック・ジャックは画家の脳と心臓を若い人に移植することになります。ブラック・ジャックは最初は断るが、たまたま交通事故で若い人が死にます。そして、画家の脳は、その若い人の手足や肉体を使って一年かけて絵を完成させるのです。しかし、一年たつと、被爆しているから画家の脳に腫瘍ができて死んでしまいます。すると、周りがブラック・ジャックに言うわけです。「この移植はなんの意味があったのか。結局は死んだのだから無駄だったのではないか」と。ブラック・ジャックは、「意味はあった。画家の脳の思いを叶えることができた」と。

山極●脳のね。

平野●人間はいつか死にます。二〇年生きようが、一〇〇〇年生きようが、その長さにあまり意味はない。いまの瞬間をいかに生きるかこそが重要であって、何年生きるかに意味はない。だから、ブラック・ジャックが画家の思いを脳移植で叶えたことには意味があったと。

医療というのは結局、クオリティ・オブ・ライフというか、人間が生きるとはなにかということの問いでもある。自分の思いのもとで、いかに生きぬくか。医療は、そのような人間の思いを医学的に助けることであって、植物状態の人をいつまでも延命させることが、ほんとうの医療とは言えないのではないかと思います。安楽死の問題などを考えさせるいい逸話です。

総会で「死生学」のシンポジウムを

井村●こんどの医学会総会では、「死生学」についてのシンポジウムをしようと思っています。「生きるとはなにか」をあらためて問わなければならない時代だからです。息さえしていればよいのなら、かなり長く息をしていられるかもしれない。しかし、それでは生きていることにはならない。では、生きるとはどういうことか、どう死を迎えるべきか、みんなで考えたいのです。

具体的には、意識のない人に胃ろうをつくり、人工呼吸器をつけて、それで息していることに意義があるのか。おそらくないと思うのですよ。このあたりが大きなテーマになると思います。

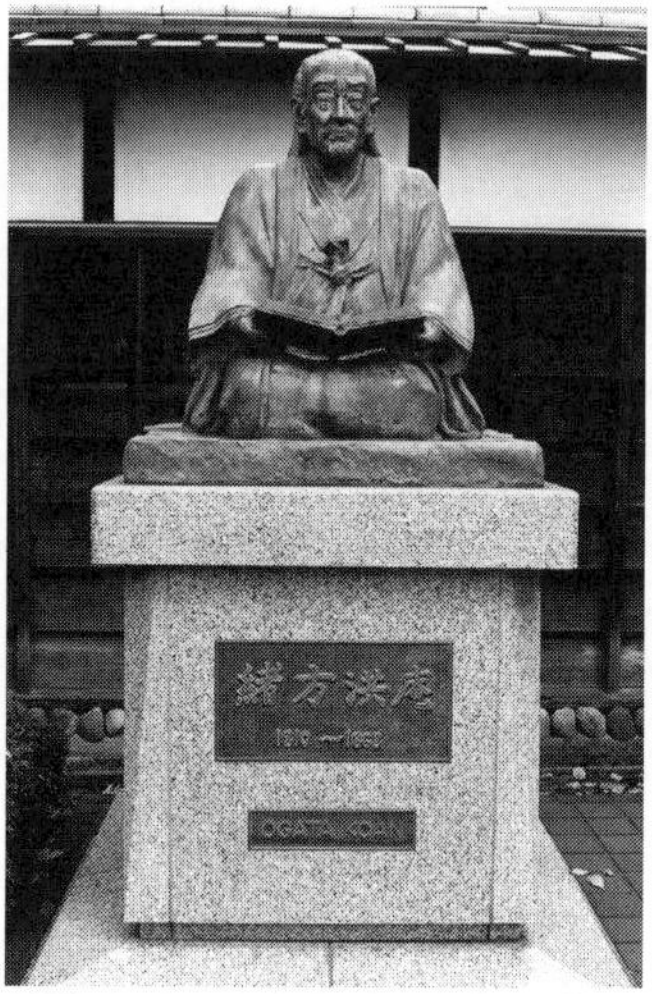

読書にふける緒方洪庵の銅像。適塾の西側に隣接する公園の一角に建てられている

人間はゴリラのように潔くは死なないかもしれない。でも、人間だって、食べない、水を飲まないと、わりと苦痛なく死ねるらしいですよ。(笑)

平野●山で遭難すると幸せな気分で死ねるそうです。私に経験はないけれど、想像はできますね。凍え死ぬときは、苦しむことなくして、気持ちよくスーっとそのまま逝ってしまう。

人にはポックリ死への願望があります。平均寿命と健康寿命との差は、日本は女性が一二年、男性で九年と言われていますね。平均年齢は八五歳でも健康寿命は七〇代まで。このギャップをいかに埋めるかが、われわれに課せられた課題でしょうね。

井村●そうでしょうね。

平野●平均寿命を延ばすことにあまり意味はないですね。平均寿命と健康寿命との差を限りなくゼロにすることが、ポックリ死ぬということですよ。

山極●そうですね、たしかに。

平野●私だってそう思うし、みなさんに聞いても「ポックリ死にたい」と言う。寝たきりで一〇年も生きたくないと。しかし、歳をとれば病気はなかなか治らないですからね。治療には苦痛をともなったりもする。歳をとってがんになっても、がんを治す必要はないかもしれない。がんと仲よくして、すこしでも元気に明るく生きることを考える。

山極●でも、医者はどうしても治したくなるでしょうね。

井村●これまではね。いまもそういう医者は多い。

平野●これまでは、「病気を克服する、病気と闘う」。これからは、「どうすれば病気と共生できるか」の道を追究すべきです。これは自然災害も同じだと思います。

山極●アフリカでエイズがすごく流行ったころに、エイズで一つの村が消滅するくらいの状態のウガンダに行ったことがあります。すると地元の新聞に、「私たちは長生きしたいために生きるわけではない」とのスローガンが英語で書いてあった。なかなかいいスローガンだなと思いましたね。クオリティ・オブ・ライフですよね。

ほとんどの人がエイズを宣告されていて、自分がどのくらい生きるかはだいたい想像がつく。体はどんどん衰えるし薬は高額、しかもその薬も出まわっていませんでしたからね。だから、死ぬまでになにをしなければいけないのか。

平野●何年生きるかは問題ではない。いまをどう生きるかが重要です。

人間も自然の一部なのだという出発点

山極●私が今西先生から受け継いだのは、「人間を超えろ」ということです。動物になりきって自然を眺めてみる。動物の目をとおして自然の感触を味わって、それからもう一度人間に戻りなさい。そうすれば、人間というものが違ってみえてくると。

この視点は重要だと思うのですよ。いまの人間は、視野がどんどん狭くなっている。もっと広い視点で、地球や生態系を考える。人間と自然とを対立構造で考えるのではなくて、人間も自然の一部なのだと考える。

といっても、私たちは人間という枠は超えられない。自然にしても、われわれ人間が考える自然科学で解釈している。だから、私たちは身の周りから自然をどんどん排除して、人間にしか通用しない自然を構築しようとする。でも、この自然が壊れたら人間は生き延びられないところまできているかもしれない。このことをもう一度考え直すためにも、若い諸君には自分を超える、日本人を超える、人間を超えるというかたちで、視点をどんどん拡げてほしいと思っています。

平野●私が若い人によく言うのは、「夢は叶えるためにある」。夢は実現が困難だから夢であり、かんたんにできることは夢とは言わない。まずは、その夢をもたないといけない。「夢ははるか彼方の非現実的なことだ」と思えば、夢は永遠に夢。そうではなくて、夢は叶えるためにあると考える。夢にむかって目の前の一歩一歩を歩む。これは日常的にできるかんたんなことです。これを持続的に、夢にむかってやる。このプロセス、努力が重要ですね。これが、「いまの瞬間を生きる」ということで、これに全力投球する。そうすれば、夢はむこうから近づいてくるという意味をこめて私は、「夢は叶えるためにこそあるんだ」と。

井村●私は、子どものころに体が弱かったので医者になりました。医者になったら田舎に帰って開業しようと思っていました。けれども、当時の医学はとても遅れていて、医者になって最初に担当した患者さんの診断すらつかない状態でした。これではだめだと、研究をはじめたのです。

医学の研究は、その後たいへん発展しました。現在もまだまだ激しく進歩しています。そういうなかで若い人には、自らがやりたいことをみつけて研究してほしいのです。

さきほどから議論があるように、人間というものをつねに意識しつつ勉強しないといけない時代です。ですから、ときには自分の専門以外のことも勉強

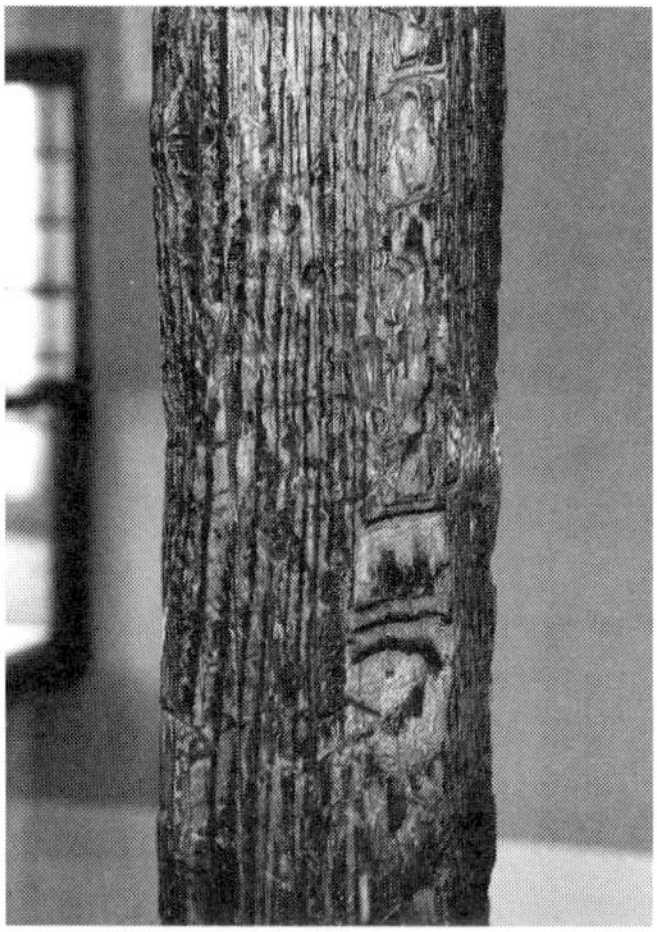

塾生が暮らした大部屋の中央柱にのこる刀傷。ひたすら学問にはげんだ塾生だが、ときには血気さかんな若者らしく、はめを外していたずらをすることもあったという

し、広い視野を育んでほしいのです。そうでないと、道を誤る可能性があります。医学会総会を機会に、若い人にもぜひ広い視野で、現在の医学のあり方をみてほしいと願っています。

鼎談を終えて　井村裕夫

学問や芸術の発展のためには、一つの国の中に性格の異なる文化圏があることが望ましい。その意味で、日本の中で関西の果たすべき役割は大きいと言える。関西は、かつてはわが国の「まほろば」であり、日本文化の揺り籠であった。その長い歴史の伝統は現在も健在であることを、この鼎談で強く感じることができた。

日本の古い医学は中国から導入された、いわゆる漢方であった。それでも江戸時代になると、しだいに西欧医学の影響が浸透し、新しい胎動が始まった。それが山脇東洋の人体解剖へ、緒方洪庵の蘭学へ、そして華岡青洲の麻酔下の手術へとつながった。

適塾を訪れると、当時の若者の燃えたぎるような学問への情熱を感じることができる。そうした先人の努力があったからこそ、明治以降に西洋医学が短期間でわが国に定着したのであろう。その流れを、今回の医学史展「医は意なり」で、理解してほしいと思う。

時代は人口増から人口減の時代へ、開発から環境保護の時代へ、物質的な豊かさから精神的な豊かさの時代へと、移行しつつあるように思われる。しかしいつの時代にも、重要なのは健康である。人口減と少子高齢化の時代の医学をどのように築いていくのか、未来を考えるうえで歴史への理解を欠くことはできない。鼎談を終え、あらためて医学史への期待が高まる思いであった。

対談　『実験医学』連載「生命に魅せられた研究者たちのマイルストーン」から

iPS細胞が教えてくれるこれからのライフサイエンス研究

雑誌『実験医学』（二〇一三年五月号）に、「生命に魅せられた研究者たちのマイルストーン——医学・生命科学の無限のフロンティアへの挑戦」という新連載の第一回特別対談が掲載された。それがこの対談である。井村は、この連載の監修者でもあった。井村は前年の二〇一二年八月の同誌の創刊五〇〇号記念号でも「世界を動かした生命医科学のマイルストーン」の特集を企画している。ライフサイエンスの発展に大きく貢献されている研究者たちに、ブレイクスルーの瞬間の発想から将来展望までを語っていただく内容で、この連載のきっかけになっている。連載をはじめるにあたって、「今日の医学・生命科学の発展の影には、マイルストーンとなる研究、またそれを成し遂げた研究者たちの苦労や情熱が存在します。そのようなマイルストーンを築かれた先達の、いまなお未踏の分野を切り開き続ける飽くなき挑戦心には、次のブレイクスルーへのヒントが溢れています」と記している。本稿は、掲載誌のタイトル、内容に一部加筆・修正して転載したものである。原題には末尾に「に大切なこと」が加えられている。

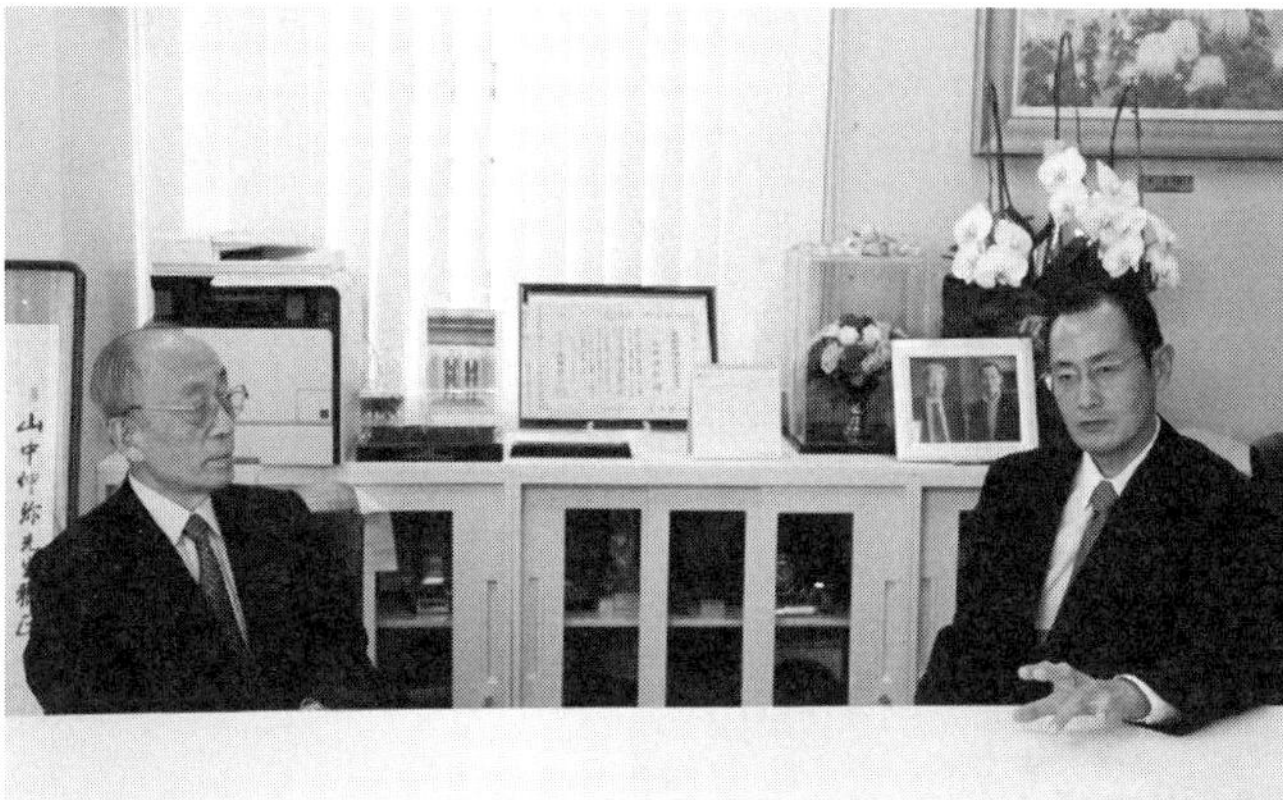

2013年1月、iPS細胞研究所にて

❖出席　所属・肩書は当時❖

山中伸弥 氏
京都大学iPS細胞研究所（CiRA）所長

井村裕夫
公益財団法人 先端医療振興財団理事長、
京都大学名誉教授

二〇一二年に日本人で二人目となるノーベル生理学・医学賞を山中伸弥先生が受賞された。今回、その舞台裏にはどのような発想や背景があったのかを井村裕夫先生と対談いただいた。日本中が沸いた感激の瞬間から数か月、ｉＰＳ細胞の応用を次のステージにすすめるため、また今後も日本から一流のサイエンスが生まれる環境づくりのため、山中先生はいまたくさんの課題と向き合っている。同じくライフサイエンスの発展のため力を尽くす井村先生と交わされた、二人の「医師研究者」の生の声をお届けしたい（リード文から）

ノーベル賞の真価が問われる「縁の下の力持ち」

井村●昨年、山中先生が日本発の研究で若くしてノーベル賞を受賞されたことは、非常に大きなインパクトがあったと思います。一般的には、その業績が話題になってから受賞まで一〇年と言われていますが、とても早い受賞でしたね。

山中●マウスでのｉＰＳ細胞《induced Pluripotent Stem cell》作製成功の論文が二〇〇六年ですから[*]、私にとってはそうですね。一方で、共同受賞されたＪ・Ｂ・ガードン《John B. Gurdon》先生が体細胞核移植でカエルのクローン作製に成功してからは五〇年が経っていますから、実はこれまでの生理学・医学賞のなかでも、発見から受賞まで一番時間がかかった一つではないでしょうか。

ガードン先生は、遺伝子という概念がない頃から信じられていた「完全な情報をもっている細胞は受精卵と生殖細胞だけで、ほとんどの分化細胞は情報を失うか、不可逆的に消し去っている」という固定観念を覆されました。カエル成体の腸の細胞から取り出した核を、除核した未受精卵に移植してオタマジャクシやカエルをつくり、「分化した細胞も、個体をつくるすべての情報をもっている」ことを示されたのです（図1）。私が生まれた一九六二年のことです[**]。

ただ、このガードン先生の分化の巻き戻し《Reprogramming》の手法は、世界中でもできる研究者が限られるほど難しいものでした。それに、カエルの卵は大きいからまだよいのですが、哺乳類になるとそれが一〇分の一の大きさです。マウスやヒツジなど一部では成功していますが、ヒトではいまだ誰も成功していません。それがiPS細胞によって、普通の高校程度の設備と簡単な知識があればできるようになったということで、ガードン先生と一緒

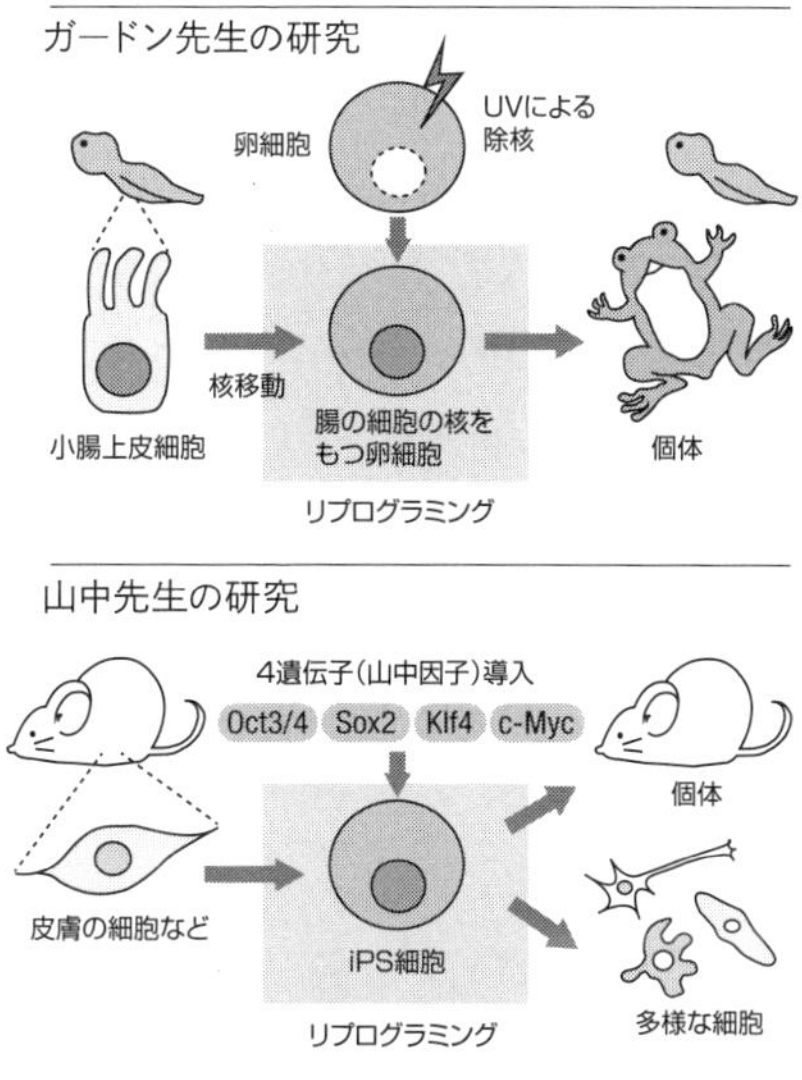

図1　ガードン先生と山中先生の研究の概略
ガードン先生が証明した分化細胞の「巻き戻し（リプログラミング）」を、山中先生は圧倒的に簡便な手法で実現し、汎用化した

に受賞させていただいたのです（図1）。だからこそ、これからはその技術をどのように応用するかという大きな課題があります。

井村●病気のｉＰＳ細胞をつくれば、試験管内でヒトの病気が研究できるようになりますね。そのためには現場の研究者が、意識をもって細胞を集めないといけません。

山中●日本では、井村先生の言われた「ツールとしてのｉＰＳ細胞の利用」といいますか、とくに創薬への応用が米国に比べて遅れていると思うのですね。再生医療への応用はかなり進んでいるのですが。応用というのは、私一人やこのｉＰＳ細胞研究所一か所でできるものではまったくありません。いかに日本の、また世界の方々と協力して技術を広めていくかにかかっています。いまならまだ挽回可能ですので、日本も一般のアカデミアの方がｉＰＳ細胞を気軽に使える状況にしたいと考えています。企業の方にもぜひ参入してもらいたいですね。

そういったなかで、他の研究者にはやりにくい、縁の下の力持ち的な仕事がいっぱいあります。例えばｉＰＳ細胞を神経細胞や心筋細胞に分化させて、病気の患者さんへの移植を目指している研究はたくさんあります。でも、「材料となるｉＰＳ細胞のつくり方」の研究はあまり脚光を浴びないのです。これは私たちｉＰＳ細胞研究所が担うべきだろうと強く感じています。それに、ｉＰＳ細胞のストックづくりもはじめようとしています。これまでｉＰＳ細胞・ＥＳ細胞を触ったことのない方がまだまだ多いので、実地トレーニングをこれまで以上にやっていきたいとも考えています。iPS細胞の基礎的なメカニズムにも不明な点が多いので、いままさに一生懸命に研究を進めているところです。

現実か夢か、ノーベルウィークの感動

井村●受賞の瞬間はもちろん感激されたでしょうけれども、ノーベルウィークで印象に残ったのはどんなことでしたか。

山中●「ノーベルウィーク」と言いながら、実際は一〇日近くいろいろな行事がありました(図2)。忙しくてたいへんでしたが、素晴らしい思い出ばかりです。

受賞者はノーベルミュージアムの椅子の裏にサインをするのが習わしですけれど、実は同じ椅子にガードン先生とサインすることになっていたのを知らなかったんです。先に私が真ん中に大きくサインをしてしまい、ガードン先生は端のほうに小さく書かれていて恐縮してしまいました。

その次の日にはノーベルレクチャー（記念講演）があり、ガードン先生のこれまでの道のりを初めてじっくりお伺いできました。意外なことに、子どもの頃は生物の成績がクラスで一番悪かったそうで、卒業文集に「将来は生物学者になりたい」と書いたところ、先生から「それはバッド・アイデアだ、考え直したほうがいい」とコメントされた記録が残っているそうです。

井村●といっても、ガードン先生の体細胞核移植の研究は、お若いころにされた仕事ですね。

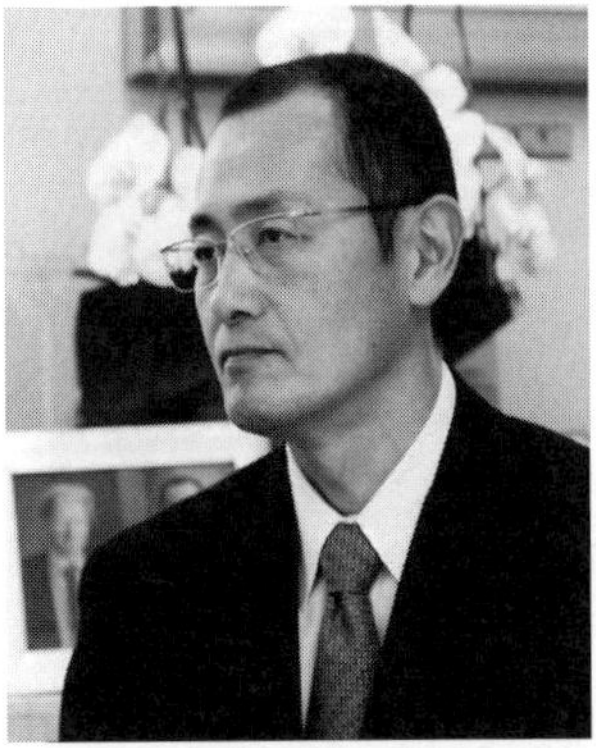

山中伸弥

京都大学 iPS 細胞研究所（CiRA）
所長

1962年、大阪市に生まれる。神戸大学医学部卒業、大阪市立大学大学院医学研究科修了。医学博士。奈良先端科学技術大学院大学教授等を経て、2004年に京都大学再生医科学研究所教授。2006年にマウスiPS細胞、2007年にヒトiPS細胞の樹立成功を報告した。2008年に同大学物質－細胞統合システム拠点iPS細胞研究センター長。改組により、2010年から同大学iPS細胞研究所所長。米国グラッドストーン研究所上席研究者兼務。2012年ノーベル生理学・医学賞受賞。

山中●ガードン先生はいま七九歳ですが、三〇歳になるかならないかくらいの頃ですね。そこから今日までずっと研究をリードされてきた。私もそれなりに苦労したつもりでしたが、ガードン先生に比べるとたいしたことはなかったなと感じました。

　レクチャーの次の日にはコンサートが、その二日後には授賞式がありました。コンサートに観客として参加していた会場の舞台に、授賞式では自分が上がって観客席を見渡すことになりました。感激というか、「現実なのか、夢なのか」と不思議な感覚にとらわれたのを覚えています。

井村●ノーベル賞は、スウェーデン国王から直接渡されるのですね。

山中●そうです。スウェーデンの方みんなが誇りに思っている、国全体の賞という感じです。

井村●山中先生はラスカー賞、ガードナー賞、ウルフ賞と、いわゆるプレ・ノーベル賞というべきものをほとんど受賞されていますが、やはりノーベル賞は特別でしたか。

山中●すべての賞が素晴らしいのですが、やはりノーベル賞は歴史も一番古いですし……。

井村●授賞式の後には立派な晩餐会がありますね。

山中●一三〇〇人近い方が参加されるのですよ。晩餐会では受賞者が少し会場を沸かせるようなお話をされるのですが、各賞一人との決まりですので、私はガードン先生にお願いしました。

井村●一つの賞に一人とは知りませんでした。私が直接聞いたわけではないのですが、晩餐会で

2012年12月

4日	ストックホルム入り
5日	ヴァーサ号博物館見学
6日	ノーベル博物館にて懇談会・見学（椅子裏にサイン） カロリンスカ研究所にて記者会見・夕食会
7日	王宮でテレビ収録 カロリンスカ研究所にてレクチャー・レセプション
8日	日本大使館主催昼食会 ノーベル賞コンサート
9日	ノーベル財団およびスウェーデン王立科学アカデミー主催晩餐会
10日	ノーベル賞授賞式（ノーベルの命日） ストックホルム市庁舎にて晩餐会
11日	日本メディア向け記者会見 文部科学省・京都大学主催昼食会 王室晩餐会
12日	Meet the Laureates（カロリンスカ大学学生とのディスカッション） ノーベル財団訪問
13日	ウプサラ大学にて講演 ウプサラ城にて昼食会 ルシアボール（カロリンスカ研究所の医学系学生が催すイベント）

14日帰国

図2　怒濤のノーベルウィーク

「ストックホルムはこの5年で4回ほど行っていましたから、知人も多く比較的リラックスできました」と山中先生は語る（スケジュールはCiRAホームページを参考）

のS・ブレナー《Sydney Brenner》さん（器官発生とアポトーシスの発見により二〇〇二年にノーベル生理学・医学賞）の逸話が残っています。ある新聞社が、「どうしたらノーベル賞をとれるのか？」と聞いたところ、「それは簡単だよ。ケンブリッジ大学にラボを持って、H・R・ホロビッツ《Howard R. Horvitz》とJ・E・《John E. Sulston》サルストン（共に共同受賞者）をポスドクで雇えばいいんだ！」と返したそうです。晩餐会の少し砕けた雰囲気が窺えますね。

山中先生はES細胞の研究者？

井村●山中先生が奈良先端科学技術大学院大学にいた二〇〇〇年頃には、誰もが「山中先生はES細胞で発現している遺伝子の研究をしている」と思っていました。その成果をリプログラムに使おうなんて、誰も考えなかった。そこが山中先生の凄いところですが、はじめからリプログラムという発想が胸にあったわけですか。

山中●奈良先端科学技術大学院大学で独立する機会に恵まれ、自分の研究室のテーマをしっかり考える必要ができたときから、長期目標は「体細胞からES細胞をつくる」でした。でもそれは簡単に成果が出ないことがわかっていましたから、まずは「ES細胞がなぜ分化多能性を維持できるか」というメカニズムの解明を短期目標として、研究をつないでいました。

井村●ES細胞の扱いは留学時に学ばれたのですか。

山中●米国で習いました。最初は遺伝子改変マウスをつくる「ツール」でした。米国へは動脈硬化を研究しに行きましたので、まず動脈硬化に関係していると思われていたＡＰＯＢＥＣ１の過剰発現マウスをつくったところ、予想外にがんができました。この結果にすごく興味をもって、その原因らしき遺伝子を見つけてＮＡＴ１と名付けました。その後、ＮＡＴ１のノックアウトマウスをつくったところ胎生致死になって、ＮＡＴ１がＥＳ細胞の分化多能性維持に大切な存在であることがわかりました。そこからＥＳ細胞がツールではなく、研究対象になったんです。

ただ、「ＥＳ細胞を研究しよう」と思っても、その分化誘導にはすでに多くの人が取り組んでいました。「これはもう勝ち目がない、『逆』をやろう」と帰国後にはじめたのが、いまの研究です。豊かな発想といったものは全然ありません。研究結果に引っ張られながら、「どうすれば勝ち残れる可能性があるか」と懸命に考えた結果ですね。

井村●周りは、リプログラミングはできたとしても複雑なプロセスだろうと考えていたでしょうね。

山中●私の場合、過去に衝撃を受けた研究があったんですよ。ショウジョウバエではホメオボックス遺伝子とよばれるたった一つの遺伝子で、Ａｎｔｐを発現させれば触角から足が生えてきたり、Ｐａｘ６を発現させれば触角から目ができたりしますね。マウスでも、ＭｙｏＤという遺伝子が発現すると細胞が筋肉に変わる「マスター遺伝子」という考え方がありました。ですから、ＥＳ細胞のマスター遺伝子を見つければリプログラムは可能ではないか、という単純な発想がありました。

ただ、必要なのはたぶん一遺伝子だけではないだろうとも思っていました。一個なら誰かがすでに見つけていたはずです。では何個だろうかと、理化学研究所の丹羽仁史先生ともよく話したりしていたのですが。

井村●四遺伝子でできるとは誰も想像していなかったわけですね。

山中●結果として、「四個」というのはよい数でした。一〇〇個だったらいまだにできていないと思いますし、一、二個なら誰かが先に見つけていたでしょうから。

井村●四個という数が多くの人を驚かせましたね。よい研究にはやはりサプライズがあります。

山中●正直なところ、四個の遺伝子で体細胞をリプログラムできると解ったとき、「これは間違いだろう」という気持ちでした。それまでにも、「すごいことを発見した！『ネイチャー』誌の掲載も間違いない！」と有頂天になったことが何回もありました。ところが、一か月くらい実験を続けると間違いだと判明して、絶頂から奈落の思いを経験していましたから。

真っ先に疑ったのは「リプログラム処理した細胞にＥＳ細胞がコンタミ（混入）したのではないか？」ということです。ＥＳ細胞をたくさん培養していましたからね。コンタミしていなかったとしても「見た目はＥＳ細胞に似ていても、よく増えるが分化はしないような全然違う代物ではないか？」といった恐怖感に苛まれ続けました。「いつ間違いだと解るだろうか」と。でも、何度実験をしてもポジティブな結果だったんです。研究をしていて初めてのことです。

最終的には、成体マウスの肝臓からｉＰＳ細胞ができ、そこからキメラマウスができて、ジャームライン・トランスミッション《germline-transmission》に成功し、全身がｉＰＳ細胞由来のマウスが生まれてきました。*** 半年前まで肝臓の細胞だったものが、目の前でマウスになって走り回っている――これを見たときは、「こんな研究、してよいのだろうか」という気持ちもありました。ｉＰＳ細胞の発見には、手放しに喜べるような瞬間はあまりなかったんですよ。

直線型の人生、回転型の人生

山中●ｉＰＳ細胞はこうして日本で生まれましたが、拡がるスピードを見ていると米国のほうがはるかに速く、歯痒さを感じます。私が研究の道に入って二十数年になりますが、その間にいくつかの新技術ができたとき、やはり日本のほうが欧米より導入が数年遅いことを感じていました。

私がかかわった技術の例を挙げれば、一つは遺伝子改変マウスです。一九八九年に米国や英国で生まれた技術ですが、日本にはなかなかできるところがなかったのです。私はトランスジェニックマウスやノックアウトマウスの技術を身につけたくて、一九九三年に米国へ留学しましたが、日本は間違いなく数年は遅れをとっていました。

一九九〇年代後半には米国でマイクロアレイが登場しました。それまでは遺伝子を一個一個調べていたのですが、何千何万という遺伝子を一度に調べられるようになる技術です。私が帰国する一九九六年には、米国ではみんな導入しはじめていたのですが、日本に帰って「この技術は絶対に必要です」と言っても誰も知らなかった。その後、二年くらいして日本にも広まりましたが、大きなギャップを感じましたね。

井村●いろいろ考えるべき問題がありそうですね。

山中●一つの原因として、日本人は比較的「この道一筋」を重んじることがあるように思いますね。これと決めたら困難に打ち勝ちながらその道を行く、「直線型」の人生です。米国にもそういう人はたくさんいます。ところが米国には、「直線型」と同じくらい「回転型」とでも言いましょうか、こっちをやって、次はこっち、その次はこっち……と、コロコロ変える人もいる。どちらがよいかはケース・バイ・ケースですが、新しい技術が出たときに、回転型の人は必ず使ってみますから、その技術が有用であれば成功する。その技術がダメだった場合は、直線型の人たちが成功する。日米にはそういう違いもあるのではないでしょうか。

井村●日本はみんな同じ受験勉強をして大学に入りますから、あまりにも多様性が少ない。もう少し自由な発想のできる人材が育たないといけないのかもしれません。

山中●もう一つ、ｉＰＳ細胞の普及にかぎった問題として、もともと米国のほうがＥＳ細胞を使う研究者が圧倒的に多かったことがあります。米国でもブッシュ大統領の時代には、受精卵の使用に強い反対があってＮＩＨ《National Institutes of Health》（アメリカ国立衛生研究所）の研究費はつきにくかったのですが、カリフォルニアなどは州の資金や民間の資金で、たくさんの人がＥＳ細胞を駆使していました。日本はというと、国の規制が非常に強く、国がダメと言えば都道府県も企業も当然手を出しませんので、ごく限られた人だけがＥＳ細胞を扱っていました。ＥＳ細胞もｉＰＳ細胞も使い方は同じですから、そのことが日本でのｉＰＳ細胞の普及にもろに響いてしまった。これは、私がカリフォルニアのグラッドストーン研究所《Gladstone Institutes》にもラボをもった理由の一つでもあります。

井村●そういった米国の「層の厚さ」はやはり大きいですね。もちろん、単純に生命科学の研究費が日本の一〇倍くらいあることも影響しているかもしれませんね。

山中●ところで、米国にノーベル賞受賞者が多いのは当然としても、ガードン先生の出身地である英国は国土こそ日本の三分の二ほどですが、ノーベル賞受賞者は六倍の一〇〇人以上もいるんですよ。ＢＢＣ（英国放送協会）の記者にガードン先生のことを聞いても知らない顔をしていました。それくらいノーベル賞が当たり前のことになっているようです。

井村●第二、第三の山中先生が現れる環境をつくるよう、日本も考えなければいけませんね。

山中先生のノーベル賞受賞が決まる前後に、ある記者が「日本人は物理学賞を七名、化学賞も七名輩出していますが、なぜ『生理学・医学賞』は少ないのですか」と尋ねにきたんです。そのときはすぐに答えがみつからず、生理学・医学賞は骨髄移植や心臓カテーテルのような臨床技術から基礎研究まできわめて幅が広いので、どうしても少なくなるのではないかと話しておいたのですが……。山中先生が先ほど言われたようなことが、他の要因としてあるのでしょうね。
考えてみれば、今回の受賞を誰もが喜んだのは、日本から出た二人目の「生理学・医学賞」だからということも大きいですね。
山中●日本人初の生理学・医学賞を利根川 進先生が、多様な抗体を生成する遺伝子機構の解明で受賞されたのは、私が医者になった一九八七年ですから、じつに二五年ぶりでした。
井村●四半世紀ですか、次がまた二五年先だと少し寂しいですね。

ストックホルムは若く自由な発想を待っている

井村●山中先生がリプログラミングの研究をしようと思ったのは、いくつの歳でしたか。
山中●三八歳くらいですね。
井村●実は日本人でノーベル賞を受賞した人の大部分が、四〇歳までにその研究をしているんですよ。一番若いのは、中間子の存在を予言して一九四九年に物理学賞を受賞した湯川秀樹先生の二八歳でしょうか。フロンティア軌道理論の発表によって一九八一年に化学賞を受賞した福井謙一先生も三四歳と若かったですね。利根川先生も三七歳くらいの仕事です。
例外はありますが、世界的に見てもノーベル賞はだいたい四〇歳までの研究が多い。やはり若い人はとらわれない突飛な考え方ができるので、大きな発想の展開となるのでしょう。

山中●私も、留学から戻って独立したての頃は、「どういう実験をしたらいいか」など、アイデアのことばかりを考えていました。いまは、どうやって人材を得ようか、若い研究者をどう指導しようかというようなことばかりで、「一〇年前の自分とは違う職業だな」という気がしています。一、二割はまだ科学者でもあるのですが。

井村●たくさんの人をしたがえて、責任も生まれてきますからね。大きな研究所の所長ともなれば、どうしても行政的な対応も出てくるでしょう。大事なのは、できるだけ若い人に自由な発想で研究してもらえる場をつくることでしょうね。

山中●いろいろな条件が必要だと思います。保守的な考えでは、自由な発想はできませんよね。とりあえず論文を書こうと思ったら、誰かがすでに発表したことの条件を少し変えたりするのが手堅くて、楽です。いまは任期制が一般的になった結果、目に見える成果＝論文を出さないと再任されるかどうかわからない恐怖から、若くてもどうしても手堅いほうに走りがちです。研究費も基盤的なものはほとんどなくなり、競争的資金しかありません。二、三年単位で成果を出さないと生き残れない。これではリスクの高いことは、やりたくてもできません。

井村●まして、地位が上がればそれだけ研究室のメンバーも増える。「安全に論文を積み重ねていかないと後がない」というのは、競争的資金の一つの欠点ですね。かつては少ないながら、なに使ってもいいような研究費が教室ごとに支給された時代もありました。個々の研究がすぐに評価されるいまは、大きなプレッシャーでしょう。違った形の研究費も用意しないといけない。

山中●その一方で、米国では民間の篤志家の寄付で、最先端の研究施設がどんどんできている、という現実もありますね。

井村●日本はそういう寄付もあまりなく、民間のお金では研究できない国ですね。

山中●「質実剛健」という言葉はありますが、やはり環境にもかなり左右されると思います。米国だと研究所が明るくて、ジムまであったりして、研究所にいることが楽しいくらいですね。私たちは、このようなｉＰＳ細胞研究所をつくっていただいて、本当に恵まれていますけれども。

研究者という職業の社会的地位も、米国では臨床医と同じくらい、もしくは臨床医よりも高いのではないかと思うくらいで、尊敬されていますよね。

井村●私が米国に留学した頃の話ですが、まだ一ドルが三六〇円の時代で、身の周りの必要なものはすべて鍵付きの箱に詰めて日本から送ったんです。サンフランシスコで荷物を受け取りにいったら、アジアからの荷物だというだけで麻薬を疑われました。荷物を出されたら入れ直すのは一苦労だなと悩んでいたら、たまたま箱の中の一番上に私の学位論文が置いてあったんです。すると、「こういうものを持っている方が麻薬を隠しているはずがない。オールライト・サー」と途端に無罪放免となりました。米国とはそれくらい博士の待遇が違うんだなと……。

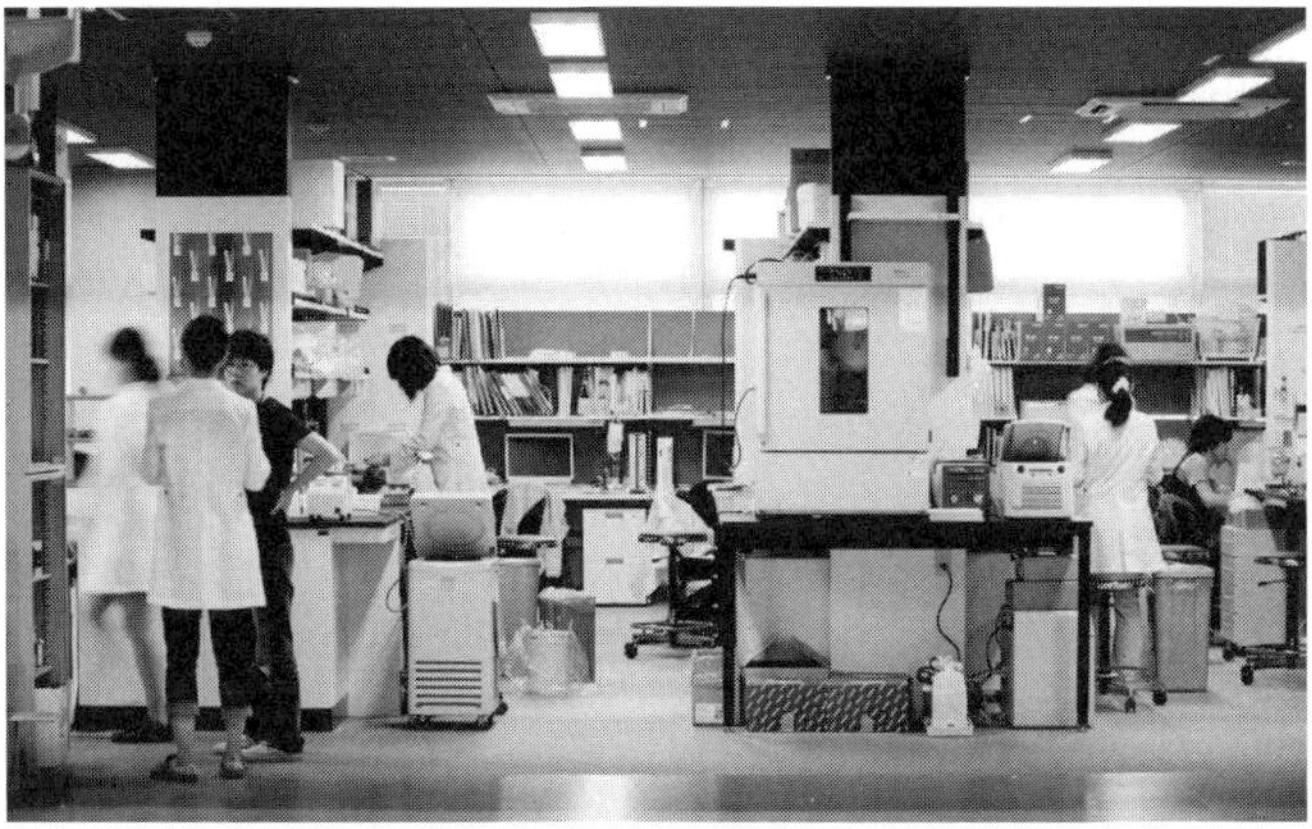

iPS細胞研究棟内4階のオープンラボ。グループの垣根を越えて自由なアイデアが生まれるよう、実験スペースに壁は存在しない（2010年6月撮影、ⓒ京都大学iPS細胞研究所）

「医師研究者」だからこその冒険

山中●私がもう一つ心配していることがあるんです。私が若かった一〇年、二〇年前と比べると、ＭＤ《Doctor of Medicine》で本格的に研究する方がどんどん減っていることです。

　私も医師免許を持つＭＤ研究者ですので、「ダメだったら勉強し直して診療に戻ろう」という強さがあったからこそ大胆なことができた。そういうところも実はありました。

　いまでもｉＰＳ細胞研究所にはＭＤの大学院生がたくさんきます。しかし昔と比べると平均年齢が五歳は高い。かつては二年くらいの研修の後、極端な場合は研修をせずに直接研究にくるので、二十代が普通でした。それがいまは三十代が大半で、三五歳で子どももいてと、人間としてそれなりに完成した方がこられます。指導はある意味楽ですが、彼らは数年で臨床に戻りますので、あまり長期間のプロジェクトやリスクの高いことはできません。他の大学でも、基礎研究を志すＭＤの方は少なくなっているのではないでしょうか。

井村●二年間の研修が必修になり、しかも大学病院以外での研修を勧められますからね。そこでいろいろな技術を覚えて、「もう少しやりたい」という気になると、さらに三年くらいたってしまう。給料も上がり、結婚して子どももできたら、無給で大学院に戻るのはなかなか難しいですね。

山中●そうなると当然、留学もしなくなりますね。

井村●かつては医学部を卒業して二、三年で研究をはじめて、日本での研究が一区切りしたら海外でさらに研究を、というのが一般的でしたがね。

山中●そこで海外の一流の方とのパイプをつくる。それが後でものすごく役に立つ。グラッドストーン研究所でも日本人のポスドクが減って、韓国、中国の人が圧倒的になっています。

井村●それは心配なことですね。

山中●留学しても、「いつ日本に帰れるか」と気もそぞろです。私も、「二年くらい留学したら、なにかしらのポストができて帰れるだろう」と思っていましたが、あてがないまま留学も三年になり、学術振興会の特別研究員に採用されて、なんとか帰国できたという状況でした。これでは、「留学するよりも日本の大きな研究所にいたほうがいいんじゃないか」と思っても無理はないでしょう。

井村●患者さんを直接の対象とする医学研究は、医師免許を持つＭＤでないとできませんからね。山中先生が心配されているように、フィジシャン・サイエンティスト（医師研究者）がいなくなってしまうと、そういった研究ができなくなってしまいますね。

山中●米国ではいま、ｉＰＳ細胞の研究はとくにそうですが、Ph.D.の方が疾患に関してものすごく興味をもっていたりするんですよ。臨床をやめてから長い時間がたっている私以上に、もちろん普通の医師よりもはるかに知識を持っていたりします。Ph.D.の研究者が、「病気をなんとか直すんだ！」と完全な医学の研究をしている。逆に、普段は臨床で患者さんを診られているような方が、実験室で線虫やゼブラフィッシュを使ったりしていることもあります。私も、「研究に使えるものはなんでも使う」ということで、ショウジョウバエの実験をしたこともありました。

日本でも病気に深く興味をもったPh.D.研究者ですとか、診療の傍ら基礎研究をするような方とか、そういった人材が増えてきたらいいなと思っています。

たくさん挑戦し、失敗から学べ

山中●私の二人の娘もいま医学生なのですが、いろいろなことに挑戦してほしいと話しています。若い人には、たんに学校の勉強ばかりではなくて、海外に出たり、スポーツをしたり、できるだけ多くのことに挑戦して、たくさん失敗してほしい。失敗は若い頃のほうがしやすいし、失敗から学ぶことは多いものです。

でもそれは、「言うは易し、行うは難し」ですよね。現在は、失敗があまり許されない社会になっていますからね。私たちの時代は医局制度もあり、「成果は出ていないけど、彼は頑張っているからなんとかしてあげよう」というような、よい意味での「組織」もありました。でも、そういうサポートも薄くなっているのが現実です。

自分自身振り返ると、大胆にあちこちに行ったことがiPS細胞の発見に結びつきました。ですから、いまの若い人にもできたらそうあってほしい。そのための制度を少しでもつくるために、私もなんとか尽力できたらいいなと思っているんです。

井村●失敗を恐れていたら、なにもできませんからね。京都大学に沼 正作先生という私の二年先輩の教授がおられました。医化学の教授で、私も共同研究をしましたが、結腸がんが転移して入院されたのです。その頃、京都大学の総長に選ばれた私に、沼先生はこう言われました。「自分たちはなにもない時代の日本に育ち、とにかく外国へ行ってがむしゃらに研究した。ところが、いまの若者は安全に論文の書ける仕事をやりたがる。それではいけない」。いまから二〇年以上も前のことですよ。さらにこう続けました。「京都大学は山登りや探検が有名だから、命を失う者も少なくない。しかし、研究は失敗しても命までは失わない。それくらいの気持ちで思い切った発想の研究をしてほしいと、若者に伝えてくれ」と。これが遺言のようなものになりました。

山中●沼先生はイオンチャネルや神経伝達物質受容体の解明に多大な貢献をされ、ご存命ならそれこそノーベル賞をとられたような方ですよね。

井村●そのとおりです。何事にも徹底された。酵素学が専門だったのですが一九七〇年代の中頃になって「これからは遺伝子だ」という時代になると、すぐにご自身の弟子で当時助教授だった中西重忠先生を米国に送り出し、遺伝子組換えの手法をいちはやく日本に持ち帰らせました。その後、なにをしたかというと、教授自ら研究室に入って中西先生と一緒に実験した。学会講演も執筆もすべて断って、朝から晩までです。だから、中西先生が間もなく教授になって独立しても、沼先生は少しも困らなかった。そういう思い切った決断をする心構えが、研究では大事でしょうね。

今回の山中先生のノーベル賞受賞をきっかけに、「研究をやろう、未知の問題に挑戦してみよう」という方が一人でも増えてくれればと願っています。

文献
＊ Takahashi, K. & Yamanaka, S.: Cell, 126 : 663-676, 2006
＊＊ Gurdon, J. B. : J. Embryol. Exp. Morphol.,10: 622-640. 1962
＊＊＊ Aoi, T. et al. : Science, 321 : 699-702, 2008

対談　「ライフサイエンスのトップリーダーと語る」から

トランスレーショナルリサーチの活性化をめざして

広報誌『千里ライフサイエンス振興財団ニュース』の理事長対談「千客万来」が、「ライフサイエンスのトップリーダーと語る」と題して、公益財団法人 千里ライフサイエンス振興財団の岸本忠三（元大阪大学総長）氏と、財団法人先端医療振興財団理事長としての井村とが二〇〇七年八月に語りあった。岸本氏は、液性免疫を制御するサイトカインの一つ、インターロイキン-6の発見者であり、免疫学の世界的権威として知られる。この対談シリーズは、『岸本忠三対談集　千客万来』と題して、冊子にまとめられている。帯では「大切なのは、誰もやっていないことをやること。トランスレーショナルリサーチ、インフルエンザウイルス、オートファジー、iPS細胞……。ライフサイエンス（生命科学）の先端的な研究や医薬開発などをめぐって、それぞれの分野や製薬企業を代表する〈お客様方〉とざっくばらんに語り合う」とうたっている。お客様は、井村に続いて、武田國男、松原謙一、谷口維紹、米田悦啓、本庶佑、松沢哲郎、河岡義裕、大隅良典、成宮周、山中伸弥、遠藤章の各氏が登場している。

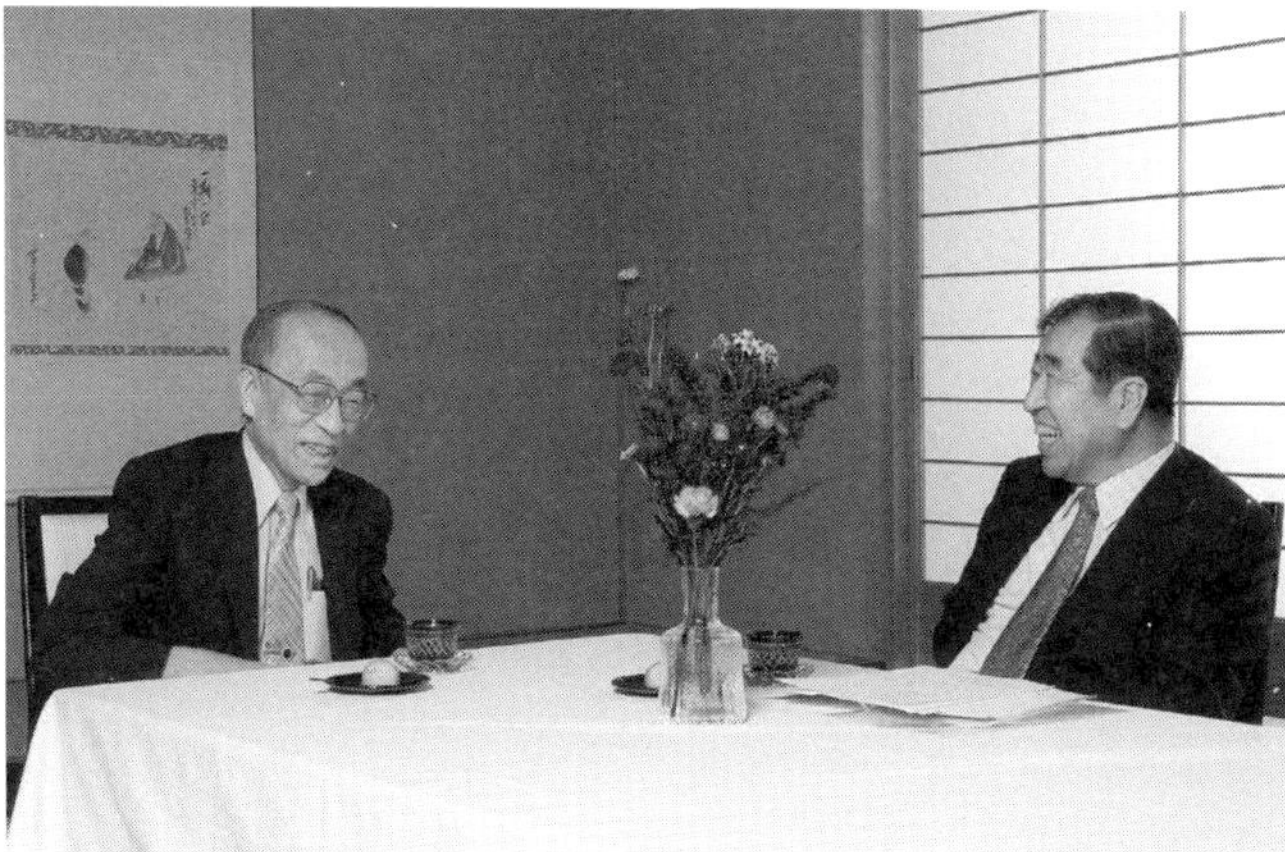

2007年8月、千里ライフサイエンスビルにて

❖出席　所属・肩書は当時❖

岸本忠三氏
公益財団法人 千里ライフサイエンス振興財団理事長、
元大阪大学総長

井村裕夫
公益財団法人 先端医療振興財団理事長、
元京都大学総長

懸命に講義することは大事

岸本●僕がホストを務める対談の第一回に井村先生に登場していただけるようお願いしたのは、内科の教授、総長、総合科学技術会議議員、財団の理事長という井村先生のご経歴は、僕がすべて一〇年遅れて追いかけた道筋でもあるからです。その井村先生に、その時々にどのようなことを考えておられたのか、今後どうすればよいかなど、いろいろ教えていただきたいのです。

ところで、先生は滋賀県のご出身で、京都大学の医学部に進まれたのですね。どうして医学部に行こうと思われたのですか。

井村●私の家は医者とはまったく関係なくて、お茶の製造と販売をやっていました。ただ、子どものころの私は、熱ばっかり出していましてね。小学校もかなり休んで、近くの病院によく通いました。そういうことがあって、いつのまにか医者になろうと決めていたようです。ですから、大学を卒業したら将来は田舎で開業しようと考えていて、それが理由で平凡な第二内科に入ったんです。第一、第三は当時、個性的な教授がおられましたしね。（笑）

ただ、担当の患者さんを持ってみると、臨床もなかなか難しい。大学院に入って少し研究でもしようかと思ったのが、いまに至る始まりですね。

岸本●それで、内分泌の研究を……。

井村●私が京都大学から離れて外の病院に出ている間に、第二内科は血液学の菊地武彦教授から、三宅 儀先生という内分泌の教授に代わっていました。我々の時代は自分ではあまり専門を選べなくて、内分泌をやれと言われたら、「ハイ」とやるだけでしてね。

岸本●一九五〇年代は内分泌というか、ホルモンの研究が盛んになって、内分泌学の教授がたくさん出た時代ですね。

井村●そうです。内分泌というのは他の内科の分野とはちょっと違うところがあって、当時はホルモン・ハンターがいましてね。新しいホルモンを見つけると、みんなが臨床に使えないかといろいろな面からワッと研究する。まさにそういう時代だったですね。

岸本●先生が最初に教授になられたのは、神戸大学に行かれたときですね。そのとき、下垂体で作られる副腎皮質刺激ホルモン（ＡＣＴＨ）には、まず前駆体のステージがあるという画期的な仕事をされました。それは病気の症状から調べられたわけですか。

井村●そうです。異所性ＡＣＴＨ産生腫瘍というのがあって、これは下垂体ではなく胸腺などの腫瘍ですが、これがＡＣＴＨを作るのです。そのＡＣＴＨを調べると、免疫学的に測ると高い値なのに、生物活性がずいぶん低いことに気づきました。これはどうしてだろうと。

そのころ、インスリンの前駆体のプロインスリンが発見されましてね。これじゃないかと考えたのが、京都大学にいたときです。その後、ＡＣＴＨ産生肺がんの血液中には大分子のＡＣＴＨ

が多いという論文も発表され、神戸大学に移ってからＡＣＴＨ産生腫瘍の組織を調べてみると、やっぱり大分子のものが見つかって、しかも生物活性も低い。

これがたしかに下垂体のＡＣＴＨの前駆体であるのかどうか、京都大学医学部の沼 正作さんの研究室と共同で研究することになりました。そうしたところ、三万五〇〇〇くらいの大分子が前駆体であることがわかった。それで沼さんの教室の助教授で、遺伝子の研究をしていた中西重忠さんが、これをアメリカに持っていってクローニングして、その構造決定にも成功した。

岸本●沼・中西グループと合流して、大きな研究に発展しましたね。その神戸大学には、井村先生は何年くらいおられたんですか。

井村●六年近くおりました。神戸大学に第三内科が新設されて、私が行くことになりました。しかし、行った日に、「井村は罷免《ひめん》した」という立て看板が立っていました。（笑）まだ大学紛争が終わって間もない一九七一年で、助教授と講師でつくる助講会が反対していたのですよ。京都大学から神戸大学にくるのは、けしからんと。ですから、新設の第三内科に学生は誰もきてくれない。一人で内科はできないし、どうしようかとしばらく考えて、「こういうときは原点に戻ろう」と、慎重に準備して、懸命に講義をしました。あんなに準備したのは、一生にあのときだけですね。

岸本●そんなことはないでしょうけれど……。（笑）

井村●そうしていると、ある日電話がかかってきて「会いたい」、「私の教室づくりの抱負を聞きたい」と。話をしたら、「入れてください」と言ったのが私の最初の大学院生で、今は神戸大学の医学部長をしています。

岸本●講義をきちんと充実させるというのは大事ですね。僕が大阪大学の五年生のときに山村雄一先生が面白い講義をされました。それで、「この人のところに入ろう」と思ったのですよ。内科をするつもりはなかったのに、第三内科に入った。だから、僕も内科の教授になったときは懸命に講義しました。今は教授になっている人たちがたくさん入ってきましたね。

井村●それは大事だと思います。若い人の心に火をつける、といいますかね。早石修（元大阪医科大学学長）先生がものすごく講義がお上手で……。

岸本●今でもお上手ですね。

井村●早石先生の講義を聞いて、たくさんの若い人たちが生化学の分野にどんどん進んだわけです。やはり講義は大事ですよ。

「白い巨塔」のほうがよかった？

岸本●僕が関わった大学は大阪大学だけですが、井村先生は京都大学からいったん外の神戸大学に出ておられますね。外に出るというのはいい経験ですか。

井村●私にとってはよかったと思っています。古い大学には、善きにつけ悪しきにつけ、どうしても澱《おり》のように溜まったものもありますからね。別の大学では環境はまったく違います。それに、神戸大学は比較的若い大学でしたから、若い人がワッと勉強する雰囲気があった。これはよかったですね。

岸本●最近、「大学を卒業してそのまま同じ大学に残るのはいかん」という声があります。大学院は、「同じ大学からの院生は三〇パーセントまでで、それ以上は採るな」などと言っています。アメリカはそうだというが、アメリカには同じようにレベルの高い大学が何十とありますからね。

井村●それは大きな問題でしょうね。しかも、アメリカでは大学間のランキングはしょっちゅう入れ替わっています。しかし、日本のランキングは変わらない。だから、強制的にほかの大学に

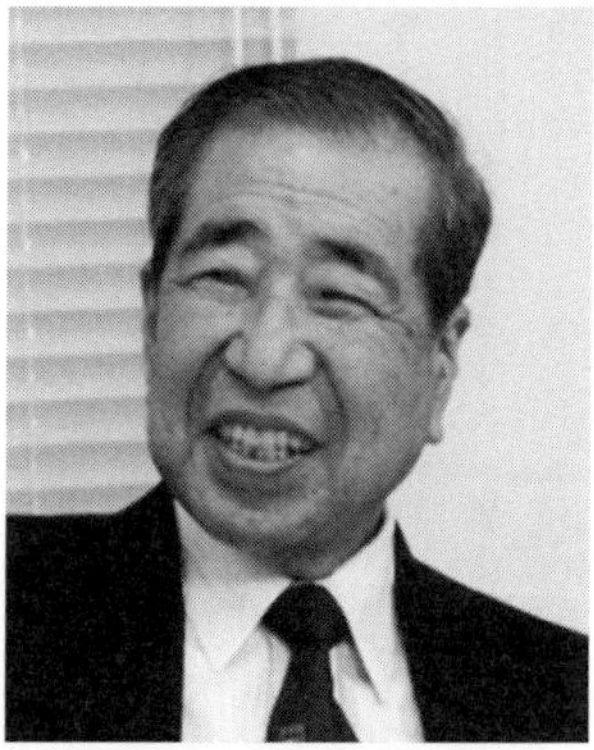

岸本忠三

公益財団法人
千里ライフサイエンス振興財団
理事長

きしもと・ただみつ。1939年大阪府生まれ。大阪大学医学部卒業後、同大学院医学研究科修了。米国ジョンズ・ホプキンス大学研究員および客員助教授、大阪大学医学部教授、同大学細胞工学センター教授、医学部教授、医学部長を歴任し、1997年から2003年まで総長を務める。内閣府総合科学技術会議常勤議員をへて2007年から現職。免疫に関わる多機能な分子、インターロイキン6（IL6）の発見とその研究で世界的に知られ、関節リウマチ治療薬の開発にも貢献。現在も大阪大学免疫学フロンティア研究センターで研究を続ける。おもな受賞・受章は、日本学士院賞・恩賜賞、ロベルト・コッホゴールドメダル、クラフォード賞、文化勲章など。

進ませるというのは、弊害も出るかもしれませんね。
岸本●もう一つは研修医。卒業生の臨床研修が義務化され、研修先は自分で選ぶようになった。結局、外の病院に出る卒業生が増えるような制度に変わりましたね。これもアメリカの制度を取り入れた結果です。けれども、この前の医学会総会でも指摘されていましたが、その結果として「白い巨塔が、白い廃墟」になった……。
井村先生は、白い巨塔の典型的な時代の内科の教授ですが、どうでしょうか。（笑）
井村●いや、大阪大学とはだいぶ違いまして、白い巨塔ではなかったですよ。（笑）
岸本●大学病院の医局制度は教授が大きな力を持っていて、封建的などと言われましたけれど、医者を訓練し、また医者が地域に偏在しないように各地に分散させるなどの方策の一環でもありましたからね。すべての仕組みがそれで維持されていたようなところがありましたね。それを急に揺り動かしたがために、医者の偏在というものすごく大きな問題になっている。そうすると、考えてみたら白い巨塔のほうがよかったのではないかと。（笑）
井村●私はそうは言えないだろうと思いますけどね。ただ、医療全体がきわめて難しい状況にきているときに、改変をやったわけです。昔のように、医者になればすべてよかったという時代ではなくて、医療費抑制政策の中で、病院の医者も少ない給料で苛酷な労働を強いられる。だから今、ものすごい勢いで開業医が増えています。医療全体が崩壊しかけている状況の中でやったから、そういう医者の偏在もひどくなったのではないでしょうか。

岸本●そういう井村先生は神戸大学から京都大学に戻られて、それから医学部長、大学総長になられた。総長をされてみてどうでしたか。

井村●六年間やってみると、やはりチャレンジングですから、ある意味では面白かったですね。総長の間に、四つの独立研究科をつくりました。生命科学研究科もその一つです。まだガチガチの学部自治の時代で、総長は学部には絶対に手を入れるなという状況でしたけど、「学部の枠を越えることは、すべて本部でやるよ」と言いましてね。同時に、研究所も少し改組しようということで、再生医科学研究所をつくりました。

岸本●そこから、ＥＳ細胞（胚性幹細胞）と、その後iPS細胞の研究も出てきていますね。

井村●当時、分子遺伝学をやっていた西川伸一君が、「再生がいい」って言いましてね。「再生医学って、なにをやるの」と言っていたら、『サイエンス《“Science”》』に特集が出ましてね、それを読むとなかなか面白い。京都大学にとってはたいへん良い選択でした。

岸本●再生医学という概念も、あれが最初ですか。

井村●日本ではそうかもしれません。

岸本●それが神戸の発展にもつながっていますね。理化学研究所の発生・再生科学総合研究センターができた。西川君もそちらに異動して副センター長を務めましたね。

一方、先生の総長最後の年、僕が大阪大学の総長になった年から、「大学を法人化する」議論が起こりはじめました。結局、独立行政法人になりましたけど。

井村●私は、流れとしては止むを得ないかもしれないと判断していました。日本の国立大学は法人格を持っていませんでしたから、ある面ではやりにくいところもあった。

ただ、今のように交付金がどんどんカットされるような時代になると、とくに地方の大学は困るでしょうね。そのぶん競争的研究資金が入っているといっても、やはり旧帝大に偏っている。とくに困るのは大学病院で、二パーセント・カットです。これはもう、大学病院としてはぎりぎりのところまできているのではないでしょうかね。

岸本●たくさん外来患者を集めるなど、一般の病院と同じようなことをしないと経営できない状態になっていますね。

井村●日本で臨床研究が遅れている理由の一つとして、必ずしも大学病院にこなくてもいい患者さんがきて、こないといけないような患者さんがきていないという状況があります。欧米なら、たとえば岸本先生のところには免疫関係の病気の患者さんが集まって、それ以外の病気の人はそんなにこないでしょうね。しかし、稼げ、稼げと言われるようになると、そういう患者も大事にしないといけない。大きなロスをしていると思いますね。

日本発の医薬、医療技術の実現へ

岸本●井村先生は、トランスレーショナルリサーチ（基礎から臨床への橋渡し研究）を盛んにしたいと常に言われていますね。私も、そのとおりだと思います。日本は基礎的な研究ではすばらしいものが出ているのに、日本発の新しい医薬や医療技術、機器はなぜか出てこないという評価です。問題は、どこにあるんでしょうね。

井村●臨床の医者がそういうことの重要性を十分に理解していないことが問題です。私自身もそうでした。どちらかといえば、基礎的な研究をしているほうが面白いんです。

岸本●『ネーチャー《"Nature"》』や『サイエンス』に掲載されたら評価されるが、臨床の雑誌に載ってもなかなか評価されない面がありますね。

井村●ですから、私は教室員のみんなに、「一生に一度でもいいから『ニューイングランド・ジャーナル・オブ・メディスン《"New England Journal of Medicine"》』に論文を出せ」と言っていたんですよ。私も二つ出しましたが、よい論文を書くのはなかなか難しかったですね。でも、あとになってこの学術誌の編集委員になって愕然としたのは、日本からの論文掲載件数があまりに少ないことです。ランキングは常に一〇位以下ですよ。これをなんとかしないといけないと思い始めたのが、総長になったころでした。

そういうことがあって、神戸の先端医療振興財団に行ったときにトランスレーショナルリサーチを言い出したのです。といいましても、この最大の問題は、医者自身が臨床研究の重要性を十分に理解していなかったこと。その結果、先生がおっしゃるように評価されていないから、その浸透にたいへんな時間がかかる。岸本先生のＩＬ６受容体抗体薬はすばらしいお仕事ですが、やはり周知されるまでかなり時間がかかったでしょう。

岸本●できたのはいいけれど、「五年遅かったな」と言われましたよ。（笑）

井村●二つ目は、周辺の人材を養成していないこと。たとえば、医学の分野で統計を扱える人はほとんどいない。ところが、新しい治療薬を評価するときは、やはり統計学的にきちんとしたデザインができていないといけません。そういう人を養成しておかないといけないのに、日本の大学の教育は、簡単には変えられない。人材をどうするかというのはなかなか難しいですね。

三番目は、規制当局の力があまりにも足りないこと。規制当局のサイエンティフィックなレベルをもっと上げて、良いものとそうでないものとを見分ける力をつけて、良いものはいち早く認可することが必要だと思いますね。

岸本●企業も、いまだに外国の研究や製品をありがたがる風潮がありますしね。日本にも隠れた良いものがあるのに、それを掘り起こそうとする努力が足りん。

井村●そうだと思います。だから、たとえば日本の理化学研究所が情報を開示しても、さらなる情報を求めてくる企業はほとんどない。むしろ外国の企業がくる。

岸本●そういう意味で、ここの財団は研究者と企業との接着剤になって、両者が交流できるような、交流を盛んにするような場にしたいと考えています。神戸も同じだと思いますし、文部科学省の知的クラスターもそういうことが大事だと指摘しています。

井村●シーズの段階では、それぞれの研究者が自分のアイデアで研究する。そういうなかで、すばらしいシーズを見つけたときにどう実用化するか、その仕組みがこれまでの日本にはまったくなかった。やっと今、知的クラスターの制度ができて、大阪にはこちらの財団、神戸には私どもの財団もあって動きはじめた。ようやく少し出口が見えはじめた。

アメリカでは、実用化までに二つの越えないといけない障碍《しょうがい》があるといいますね。一つは、デビル・リバー（魔の川）。基礎研究を人による臨床研究にもっていくときに規制がある、倫理もある。それにマスコミをはじめ、市民の感情などの反対もありますからね。

岸本●日本では、とくにそれが大きいですね。

井村●魔の川を越えてやっと少し臨床試験をはじめる。それを一般臨床にもっていくには、もう一つデス・バレー（死の谷）を越えないといけない。これにはお金がかかるし、もっとたくさんの規制もある。このあたりを埋めていかないといけない。

今回、関西広域バイオメディカルクラスターということで、大阪府と神戸市が協調してライフサイエンスに取り組むことになりました。そこで、岸本先生と私が関わる二つの財団が中核機関になって、一緒にやることになりました。私が本部長で、岸本先生が顧問ですが、これを機会に、互いに力を合わせて、なんとか国際的に名の通ったプロジェクトにしたいものですね。

岸本●世界から顔の見えるものにしたいですね。

ところで、僕はいつも感じるのですが、講演でも会議でも、井村先生はいつもシャープでしょう。頭が衰えないというか……。（笑）なにか秘策はありますか。

井村●どうですかね。ボケると困るので、時間があれば勉強することにはしています。それに、講演を頼まれると、少しでも新しい情報を入れるなどの努力もしています。

岸本●ご著書も送っていただいていますが、ご自分で書かれているのですか。

井村●書くのは嫌いではないんです。しかし、まあこれも老化防止です。（笑）

岸本●老化という意味では、僕は井村先生よりも一〇年後から走ってきたのですが、井村先生はいつも一〇年先にいますよ。（笑）

井村●いやいや、岸本先生にはもっと活躍していただかないと。英語の格言がありましてね、「考えられることは、できるだけ明解に考えましょう。言うべきことは、できるだけ明解に言いましょう」というものです。じつは、私はこれをモットーの一つにしています。

岸本●そう実行されていますね。先生のお話は、いつもわかりやすいし的確。（笑）

今日はお忙しいところを、ありがとうございました。

鼎談

「地域創生に向けた兵庫の取り組み」から

健康・医療の未来をリードする兵庫

「地域創生に向けた兵庫の取り組み」として、新幹線のグリーン車で配布されている総合情報誌『月刊ウェッジ《Wedge》』の二〇一七年四号に掲載された鼎談。本稿は、制約された誌面のために省略された内容に一部加筆・修正している。

井村は、神戸市との関わりが深い。一九七一年には神戸大学医学部に教授として赴任して六年間を過ごしたほか、一九九八年から二〇〇〇年まで神戸市の中央市民病院長を務めている。二〇〇四年には神戸医療産業都市の中核機関としての先端医療振興財団の理事長に就任し、二〇一五年六月まで一一年間にわたり重責を果たしている。二〇一五年七月には名誉理事長に就任。

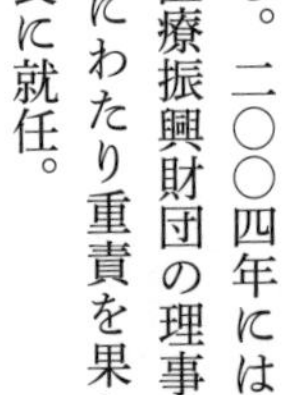

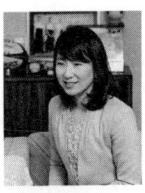

高曽根里恵
兵庫県広報専門委員

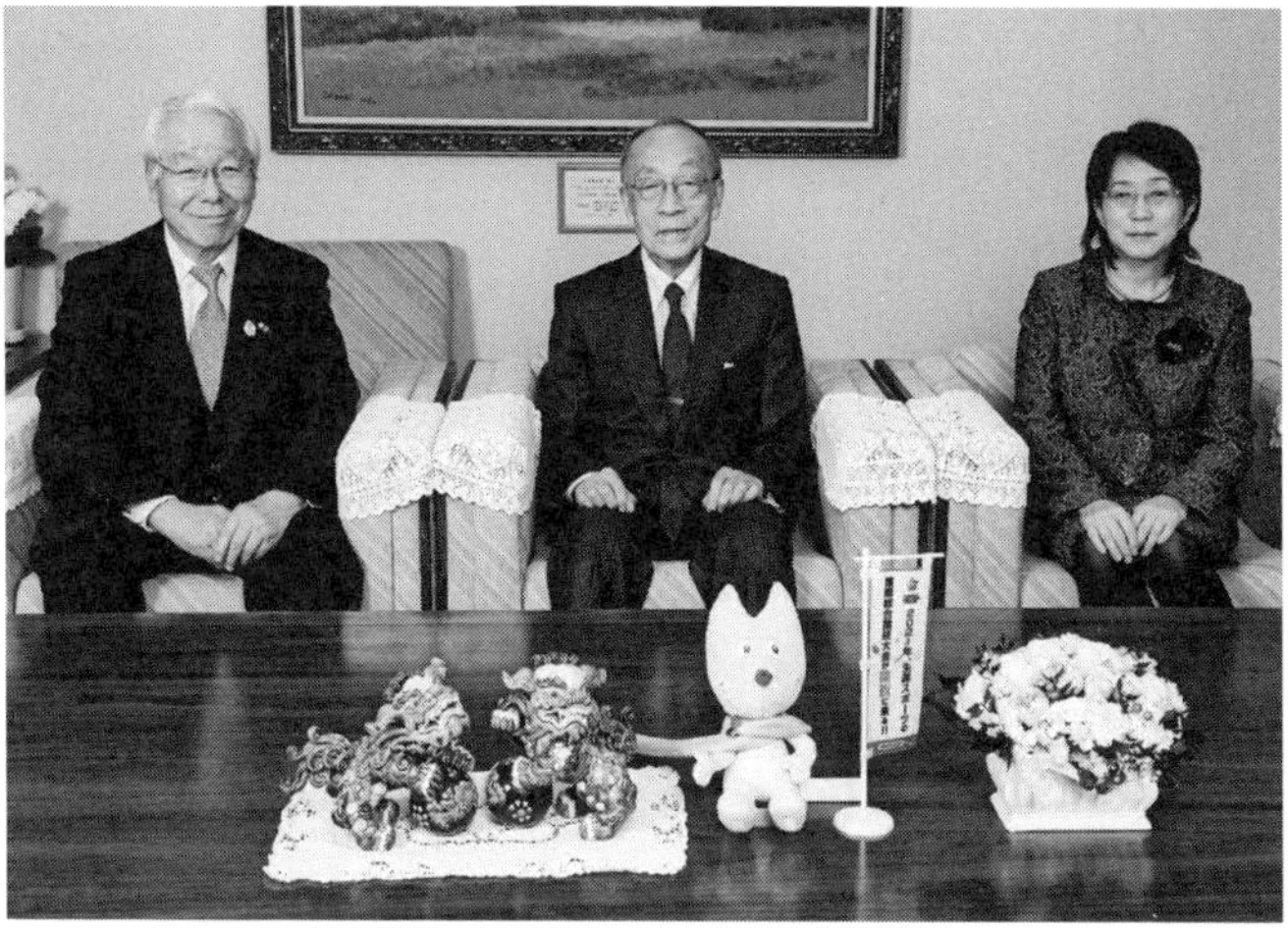

左から井戸、井村、高橋

❖出席　所属・肩書は当時❖

井戸敏三氏
兵庫県知事

高橋政代氏
理化学研究所多細胞システム形成研究センター
網膜再生医療研究開発プロジェクトリーダー

井村裕夫氏
関西健康・医療創生会議議長、
公益財団法人 先端医療振興財団名誉理事長

司会・高曽根里恵氏　兵庫県広報専門委員

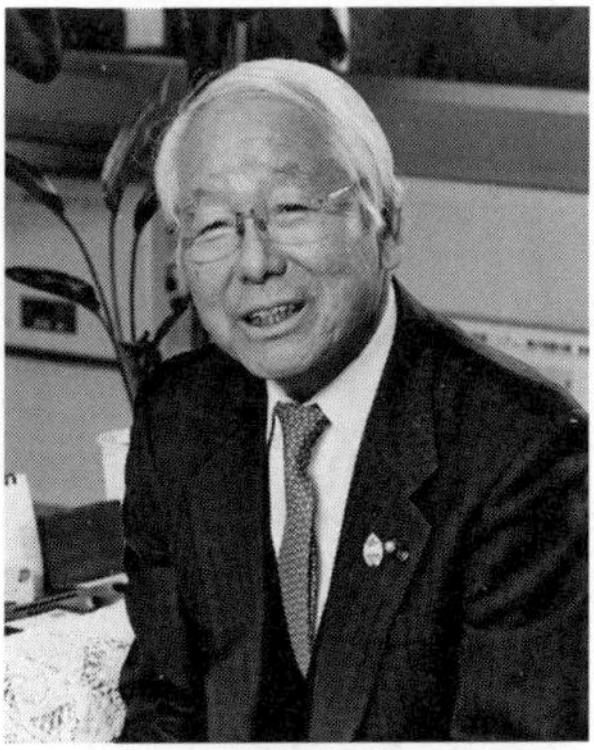

井戸敏三
兵庫県知事

いど・としぞう。兵庫県たつの市新宮町に生まれる。1968年、東京大学法学部卒業後、自治省入省。鳥取県、佐賀県、宮城県、静岡県、国土庁土地局、自治省税務局を経て、運輸省航空局、自治省行政局、財政局、大臣官房各課長を歴任。1995年、自治大臣官房審議官。1996年、兵庫県副知事。2001年から兵庫県知事。

人口の急速な減少に歯止めをかけつつ、地域活力の確保を目指す地域創生に積極果敢に取り組む兵庫県。井戸敏三知事が、井村裕夫（関西健康・医療創生会議議長）、髙橋政代（理化学研究所多細胞システム形成研究センター網膜再生医療研究開発プロジェクトリーダー）と「健康・医療の未来をリードする兵庫」をテーマに語り合う

再生医療の拠点としての神戸

高曽根●髙橋先生が世界で初めてｉＰＳ細胞を実際の医療に用いて、重い眼の病気を治療された

とのニュースは、今も記憶に新しいですね。

髙橋●二〇一四年にｉＰＳ細胞を用いた眼の手術に世界で初めて成功しました。眼科は治りにくい病気が多いので、約二〇年前から幹細胞の研究に取り組んできましたが、拒絶反応の出ないｉＰＳ細胞を使って再生医療が可能になったことは、意義深いと考えています。

井村●基礎研究の成果をできるだけ早く身近な医療に繋げることは重要です。そのための拠点をポートアイランドに築き、震災復興に少しでも役立てようと取り組んできました。それが、神戸医療産業都市構想で、髙橋先生たちの研究も、そうした取り組みの成果の一つです。

井戸●井村先生たちが中心となって進めてきた神戸医療産業都市構想は、先端医療センター病院と理化学研究所の多細胞システム形成研究センター《RIKEN Center for Developmental Biology》（ＣＤＢ）を核として進んできました。県としても、企業立地支援や、関西圏国家戦略特区の指定による優遇措置等の適用などの支援を行ってきた結果、今では三五〇近い企業や研究所が該当地域に進出しています。

髙橋●今秋（二〇一七年）には、眼の病気の研究から治療、就労支援までをワンセットで行う日本初の施設である「神戸アイセンター」も竣工します。

井村●「再生医療なら神戸」という認知が広く進むのは喜ばしいことですね。

髙橋●再生医療がさらに発展するには産学連携が重要です。ポートアイランドには、医療と産業とが物理的に近い位置にありますから、積極的に取り組んでいきたいと思っています。

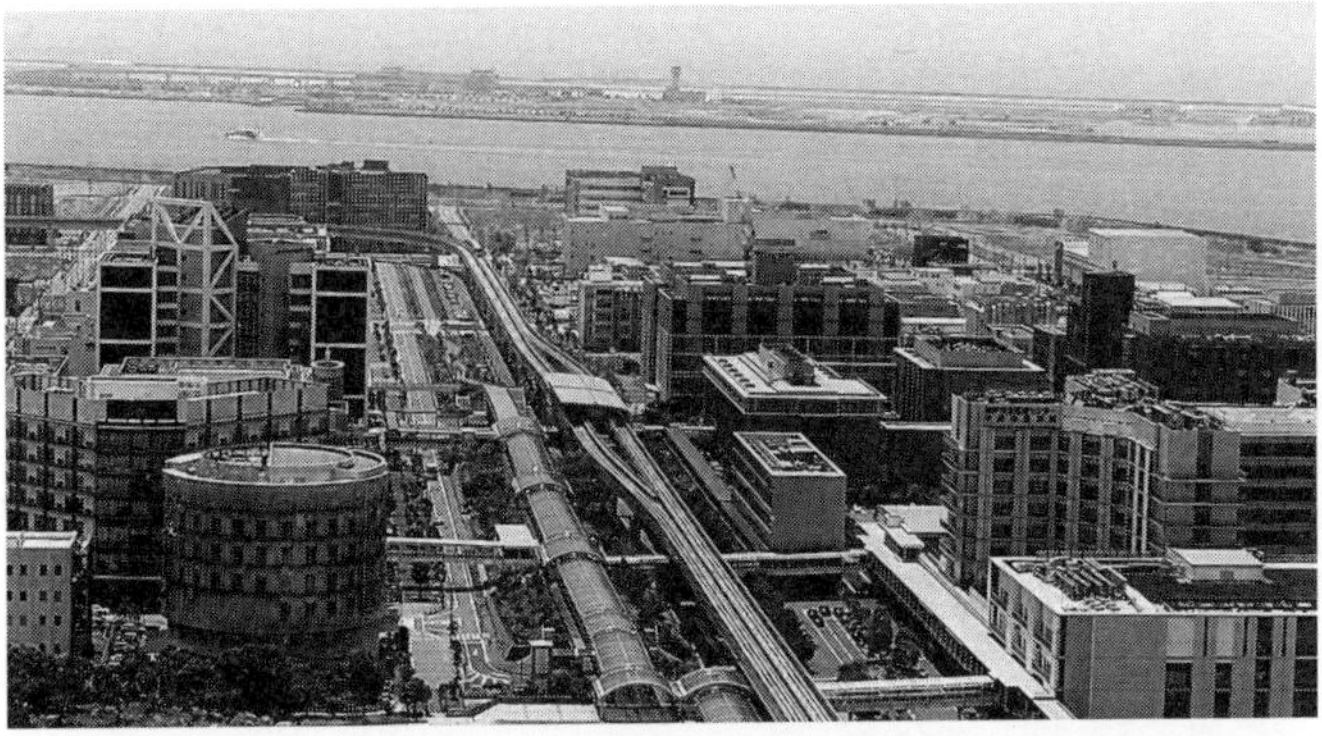

阪神・淡路大震災の復興事業として検討された神戸医療産業都市構想に基づき、神戸市にある人工島ポートアイランドにおいて先端医療技術の研究開発拠点として整備されたのが神戸医療産業都市。産学官の連携により、21世紀の成長産業である医療関連産業の集積を図る世界最先端の研究・開発施設が集積している

産学官連携のプラットフォームとしての関西健康・医療創生会議

高曽根●産学官連携の枠組みとして、二〇一五年度に「関西健康・医療創生会議*」が設立されましたが、どういった経緯で誕生したのでしょうか。

井戸●関西全体で取り組んだ「第二九回日本医学会総会二〇一五 関西」の成果を継続的なものとするために、「関西広域連合」の連合長としての私が、井村先生に議長をお願いしました。「医療データの共通基盤構築とその利用」、「遠隔医療による病理診断・医療のモデルづくり」、「医学の知識を活かした健康まちづくり」、「認知症の早期発見・早期診断のネットワークづくり」、「ＩＴと健康・医療を融合する人材育成」を研究テーマとする五つの分科会を作り、産学官の協力関係を作り上げていきます。関西全体で課題を共通認識することが重要だと考えています。

井村●東京は今後二〇年間人口が減らないのに、関西は減少が見込まれています。関西が元気を出さないと、日本全体が元気になりませんからね。

井戸●大阪、京都、兵庫と、それぞれ地域のカラーが違うことが、東京を中心とする関東と違うところですね。関西広域連合も、個性の異なる一つひとつのエリアが連携することで、個が力を発揮し全体としても力を向上させようという目的で発足しました。それには、ネットワークの強さを発揮していかなければならないと思います。

高齢化社会における健康寿命の延伸に向けて

高曽根●高齢化社会においては、一人ひとりが健康を維持することも重要ですね。

井戸●団塊の世代が七五歳以上となる二〇二五年には、兵庫県だけで七五歳以上人口が今より約二五万人増加します。そうなると、生活介護が必要な人を施設入所だけで対応するのは困難です。在宅サービス体制をどう作っていくかが大きな課題です。

井村●健康長寿をどうまっとうするかが、これからの医学の最大の課題です。医療費の公費負担が増えますから、これを抑制するうえでも病気の予防は不可欠です。病気でない状態から介入する「先制医療」を進める必要があります。例えば、四〇歳くらいで生活習慣病健診が行われます

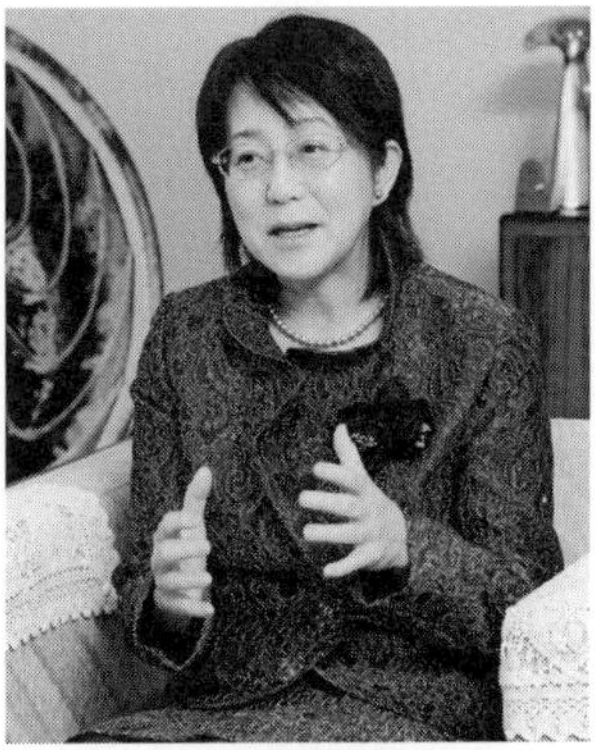

高橋政代
理化学研究所
多細胞システム形成研究センター
網膜再生医療研究開発プロジェクト
プロジェクトリーダー

たかはし・まさよ。1986年、京都大学医学部卒業。京都大学医学部助手、アメリカのソーク研究所研究員を経て2001年、京都大学医学部附属病院探索医療センター開発部助教授。2006年、理化学研究所CDB網膜再生医療研究チームリーダー。2012年から現職。

が、実は病気はその前から進んでいます。最近の研究では、母親のお腹の中にいるときから気を付けないと、健康長寿をまっとうできないこともわかっています。

高橋●老化した細胞を新しい細胞に置き換える再生治療は高齢化社会に求められる治療ですが、治療は早くすればするほどいいので、悪くなる前に取り換える時代が来るかもしれませんね。

井村●今の時代に生まれた先進国の子どもの約半数は、一〇〇歳まで生きると推測されています。ですから、働き方や年金制度などの社会の仕組みを根本的に変えなければなりません。仕事を続けている人は長生きで元気な傾向にありますから、仕事の量を減らしながら八〇歳まで働く時代も来るのではないでしょうか。

井戸●高齢になっても仕事を続ける、あるいは地域活動などで活躍するためには、健康であることがなによりも重要です。今後、就業人口の減少が見込まれていますが、ＡＩ（人工知能）などと組み合わせて高齢になっても働く人が増えれば、生産性が高まる可能性もあります。兵庫の未来の姿として、そういう社会の実現を目指していきたいと考えています。

＊関西健康・医療創生会議
本格的な少子高齢化、人口減少社会が到来するなか、関西が備えている科学技術、文化、ものづくりの高いポテンシャルを生かして、健康長寿を達成するための新たな産業の創造と、安心かつ健康に生活できる持続可能性のあるまちづくりを検討するために、産学官連携の新たなプラットフォームとして、二〇一五年七月に設立。

対談

科学と心

「日本の文化」を語る

これからの大学と学習社会

本稿は、京都市生涯学習総合センター「京都アスニー」が発行する『創造する市民』第五五号（一九九八年四月発行）に掲載され、その後、二〇〇五年に発行された単行本『千玄室対談集　国を想う――京都、日本、そして世界へ』（淡交社）に転載されたものである。この対談はやや古いが、教育についてふれたものとしてここに再録した。日本の高等教育が直面する問題は、現在も基本的に変わらず、グローバル化が進むなかで、いかに対応するかが問題とされているからである。とはいえ、初出から時間を経過したこともあって、かなり手を加えている。なお、ここに述べた、京都大学附属病院の総合診療部は、現在は活動していない。しかし日本全体では、総合診療ができる医師の必要性は高まっており、総合診療専門医の制度化が進められつつある状況である。

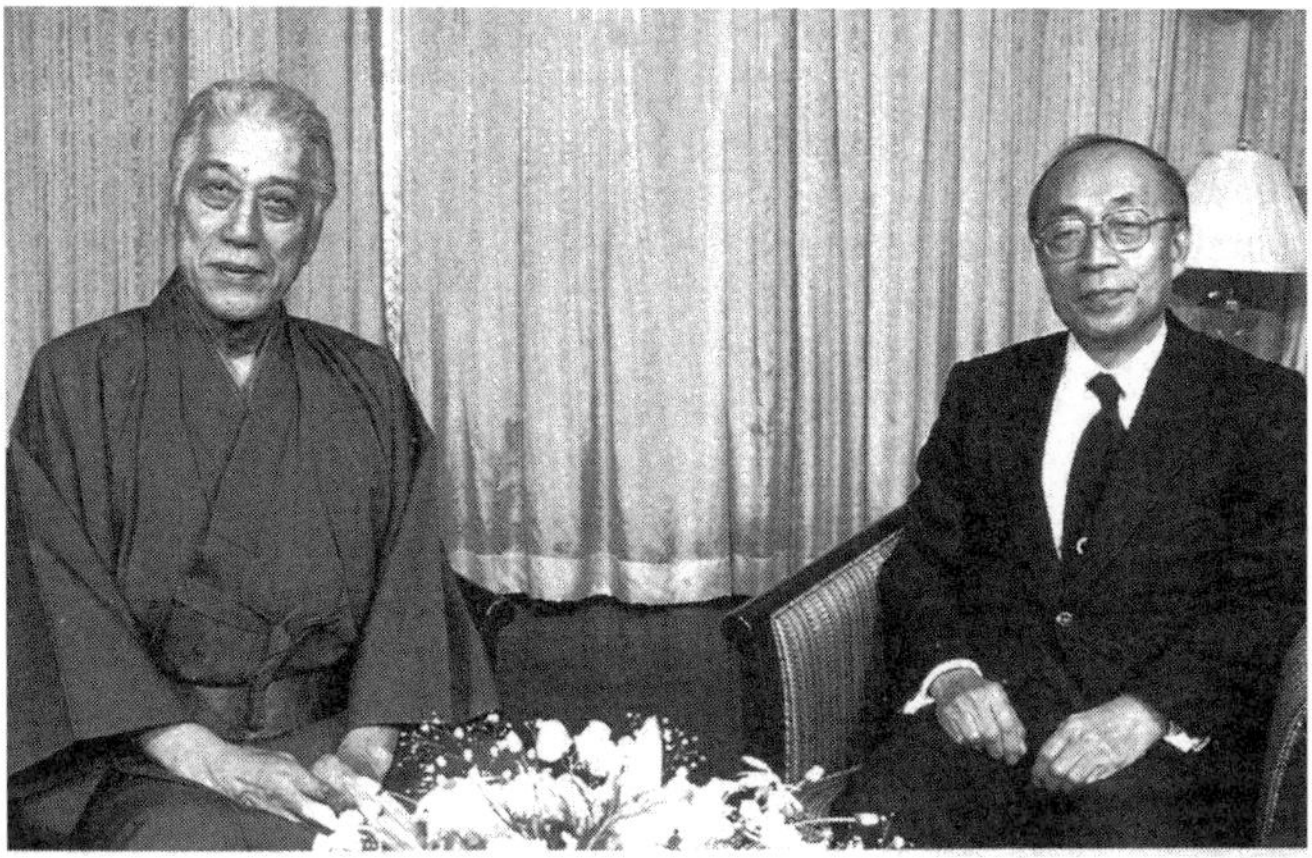
1998年 1 月 23 日、京都ブライトンホテルにて（写真は『創造する市民』から転載）

❖出席　所属・肩書は当時❖

千　玄室 氏
茶道裏千家 今日庵家元 一五代汎叟宗室

井村裕夫
前京都大学総長

ネットワーク時代の大学と生涯学習

千●今日は京都の学界の中心にいらっしゃいます井村先生にお出ましをいただいて、これからの京都の生涯学習などにつきまして、忌憚のないご意見をちょうだいできたらと思います。

井村●日本でも大学改革が進んでいますが、これは世界的な現象です。大学運営にお金がかかる一方で、学問はますます重要になるし、科学技術もどんどん進んでいますからね。

イギリスは一九九七年に、高等教育諮問委員会《The National Committee of Inquiry into Higher Education》で約一年間検討して、七冊の報告書を出していますが、そのタイトルが『学習社会における高等教育の将来』です。これからは生涯学び続ける人がどのくらいいるかによって社会の盛衰が決まるのではないかと考えます。

この報告書をつくったデアリング《Sir Ron Dearing》さんという人が京都にこられて一緒に食事をしたときに、「これからの大学は、イン・アンド・アウトの大学だ」というのです。インというのは社会人をどんどん入れること。アウトというのは、インターネットなどで講義をどこへでも流すこと。しかし、教育はやはり人間と人間との接触が必要ですから、先生も出て行って教える。たしかにそういう時代がきていますね。京都大学でも、社会人を大学院にとるようになりました。

千●先生は大学審議会など、国の教育行政のお仕事にも関わっていらっしゃいますが、欧米の大学は一般社会との情報交換が盛んですね。生涯学習というのは、そもそも大学が中心になってやっていただかなければならないことではないでしょうか。

井村●京都大学百周年記念式典の挨拶でも申しあげたのですが、教育面で大学が中心になるのは間違いない。ですが、一方では地方自治体などの社会教育もありますし、インターネットや放送大学、テレビ講座などでも多様な教育が進められています。そのように二一世紀は教育のネットワークの時代になるなかで、大学はなにをしないといけないかを考えないといけない。大事なのは、人間と人間との接触によって学ぶことです。お茶などはまさにそうだろうと思うのです。

千●まったくそのとおりです。一対一ですから。

古くて新しい大学改革の議論

井村●学問でも、われわれは「先輩の背中を見て学べ」と言われて学びました。しかし、いまの大学では五〇〇人ぐらいを講堂に入れて、先生はマイクを使って講義をする。しかし、これでは人間的な接触ができない。私は、「一〇人ぐらいで話しあいをする教育をやってくれ」ということで、新入生を対象にした小人数教育（ポケットゼミ）を京都大学でも始めました。やはり大学は、個の教育をやらないといけないだろうと思っています。このポケットゼミは、先生にも生徒にも、好評のようです。

千●私どもの大学時代は学生数も少なかったし、先生と、あるいは学生どうしがふれあうことを大事にしてきました。私が海軍に入る前、昭和一六、一七年ころの大学は、先生が個々にグループをつくって研究会をするゼミの前身のようなものがありました。そういう場で先生から直接に、こういう本を読めとか指導を受けたことが、いま役に立っています。いまの学生たちを見ていると、なんだか不幸な感じがするのです。教育の中心である人と人とのふれあいがどこにあるのだろうかと。講義中もしゃべったり、居眠りしていたりしている。（笑）

井村●学生があまりにも受け身になりすぎている。レールに乗っかっている。このごろはカリキュラムの充実がやかましいのですが、カリキュラムの語源は、ローマ時代に馬車の競争をした道がカリキュラム。しかし、大学では横にそれないといけない。

千●千葉大学は思い切って飛び級の入学を認めましたね。試験もユニークで、発想を重視するといいますかね。これは科学の分野だから許されるのですか。他の学問ではまだ早うございますか。

井村●すべての領域でいいと思います。私も意見を求められて、「基本的には賛成だ。どうして数学、物理だけでやるのか。いろいろな分野でやってもいいんじゃないか」と申しあげました。

千●こういう才能があるかないかは、自分で決めるわけにはいきませんけれども、小学生の子どもたちにしても優れた潜在的な可能性はたくさんあると思うのです。そういうものをいかに引き出し、どのように育てるかは教育の原点みたいなものではありませんか。

井村●まさにそうです。五年制のかつての旧制中学は、飛び級で四年から高等学校に入れましたし、専門学校から大学に行くこともできた。制度の多様性と柔軟性があった。それが戦後は一様になってしまった。大学審議会でも最大の課題は、大学をどう多元化するかです。

千●私も第一期の大学審議会の委員をさせていただいたことがあるのですが、そのときも、先生がおっしゃったようなことが議論されました。一二年くらい前で、結論は出なかったですね。

井村●一〇年たってもあまり変わらないことを議論している。日本の社会は変わりにくいですね。けれども、いつかはなんとか変えないといけない、そういうぎりぎりのところにきています。

千●せっかく議論を積み重ねて答申をお出しになっても、政府が思い切って実行しなければね。

井村●昔の私学はそれぞれ建学の理念がありました。同志社ですと、新島先生のキリスト教精神

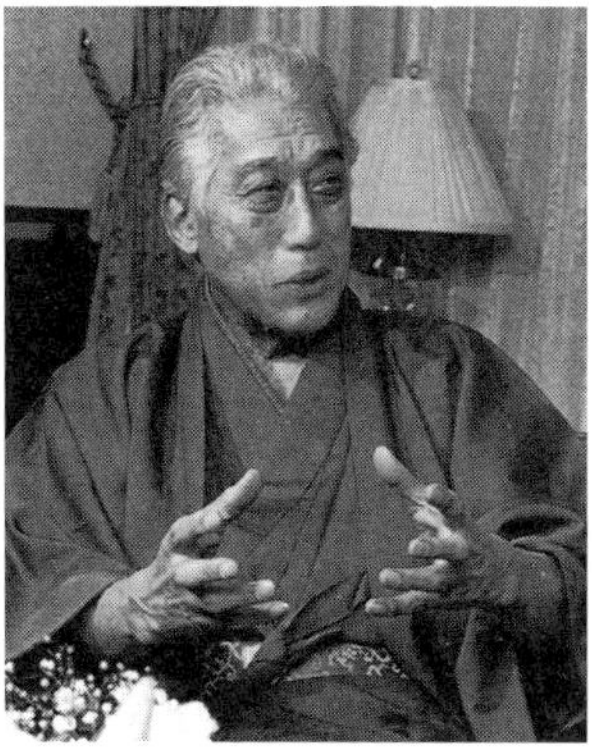

千 玄室
茶道裏千家 今日庵前家元

せん・げんしつ。哲学博士、文学博士。1922年、京都府に生まれる。同志社大学卒業後、ハワイ大学修学、韓国・中央大學校大学院博士課程修了。1949年、大徳寺管長後藤瑞巌老師のもとで修行得度、若宗匠となる。1964年には裏千家第15代家元となり、今日庵庵主として宗室を襲名。2002年12月、家元を嫡男千 宗之氏に譲座し、玄室大宗匠となる。「一碗からピースフルネスを」の理念を提唱し、道・学・実をもって世界60数か国を300回以上歴訪し、茶道文化の浸透・発展と世界平和の実現に向けた活動を展開している。

に基づいた教育という理念ですね。京都大学も最初の学長の入学式での挨拶を読むと、「本校は東京大学の分校ではない。小さな模型でもない」と。規模は三分の二くらいでしたが、やはり独自の資質をもたないといけない、学生に詰め込みはしない、自分で考え勉強させる方法をとることを言っています。それが京都大学の教育のガイドラインになったと思うのです。そして、政治・経済の中心から遠く、長い文化の伝統がある京都という街とうまくマッチして、このような独自の性格の大学ができた。そういう個性はこれからも大事にしないといけないし、それぞれの大学が個性を強くしていかないといけない。しかし、どうもみんな同じ型になりがちですね。

千●国立と私学の差もなくなって、特別な目的もなく、合格したから入ったという学生が増えた。

井村●予備校でも高校でも、偏差値で、「あなたはどこに行きなさい」と勧める。医学部に入ってくる学生に「なぜ医学部にきたの」と聞くと、「学校で勧められました」と答える

医学への志し

千●先生が医学部へお入りになったのは、お子さまのころにお体が弱かったからだとか。

井村●小学校時代は、しょっちゅう熱を出して病院に行っていました。そこに人体の模型とか細菌の模型とかが置いてあって、それを見て「大きくなったら医者になろうか」と。（笑）

千●そういう動機がおありになったから、先生は泰斗になられたのでしょう。いまや内分泌と糖

尿の権威者でいらっしゃる。

井村●私は、医者になって田舎に帰ろうと考えていたのですが、いよいよ医者になって最初の患者さんが、当時の医学では診断がつかないという経験をしてしまったのです。

千●よほど難病で。

井村●そうなんです。初めての患者さんは、医者にとって一生忘れられないものですが、その人はまだ予備校生で、腎臓がどんどん悪くなって、とうとう亡くなってしまった。ショックを受けて、もっと勉強しないといけないと……。

千●それで大学院に行き、カリフォルニア大学にも行かれた。

井村●そうです。大学院に入って勉強することになったのです。当時はまだまだわからないことがたくさんありました。私が医者になって四〇年ほどですが、この間の進歩はすごいのです。

ただ、学問が進めば進むほど、自分の専門を狭めないとついていけない。専門化が進みすぎたのです。冗談ですが、耳鼻科医の私の家内は、「大学でこれ以上、専門分化が進んだら、右の耳を診る医者と左の耳を診る医者とに分かれるんじゃないか」と。（笑）

専門診療と総合診療

井村●京都大学でも三年ほど前、どの病気でも機械はあまり使わずに診断をして、応急の処置ができるように学生に教えないといけないということで、総合診療部をつくったのです。

千●それに当たられる先生方は、総合的な判断・治療をしようという意欲に燃えた方々ですね。

井村●はい、担当教授は、アメリカでそういう勉強をしてきて一所懸命に教育してくれています。人間の体は一つで、人には心もあるし、生活の環境も違います。専門化が進むと病気は診られるが、病気の患者さん全体が診られない。人としての患者さんに対する配慮がなかなかできない。

千●人としての配慮というのは、大事なことですね。

昔はドイツの医学が最高のもののようにいわれておりましたが、現代ではアメリカですか。

井村●圧倒的にアメリカです。一九世紀はドイツの時代で、日本もドイツの医学を導入しました。これは正しかったと思います。しかし、第二次世界大戦後はアメリカが圧倒的に強くなりましたね。ナチスが、ユダヤ人の学者を追い出したからです。そういう人をアメリカが受け入れることで、アメリカの学問がぐっと進んだ。それにアメリカ人は進取の気性に富んでいる。西部を開拓した人たちですから、次々と新しいことに挑戦するのです。

千●アジアではどうなのですか。

井村●アジアでは日本が圧倒的に強い。しかし、中国、韓国、台湾、シンガポールなどが追いかけていて、だんだんと力をつけています。

千●私の友人のお医者さんにも、戦後にアメリカに留学し直した人がずいぶんいますね。

井村●アメリカでは、すでに三〇年くらい前から、専門化するだけではいけない、家庭医というものが必要だということで、家庭医コースをつくっています。最初は奨学金をつけたりしても、なかなか若い人は行かなかったのですが、最近はそちらのほうがかなり人気が出ています。

家庭医というのは一応なんでもできる。というのも、アメリカの田舎は広いでしょう。私もカリフォルニア大学に留学しているときに、ワイオミングの田舎町の診療所から募集がきましたが、ものすごく給料はいいのです。ただし、人口一万くらいの田舎町でも医者は二人しかいない。病院と名のつくところまで一〇〇キロメートル以上も離れていて、患者さんが出るとヘリコプターで運ぶ。その二人のお医者さんが歳をとったので若い人がほしいと、盛んに勧誘していました。

千●誰か行かれましたか。

井村●結局、誰も行かなかった。ちょっとした外科も、お産の処置もできる家庭医でないといけないが、当時のアメリカはまだ、そういう教育をしていなかった。みんな自信がなかったのです。

千●設備の整った大病院ばかりでなくて、カウンセラー的に人間の弱みを助けていただけるというホームドクター。これはいい制度ですね。

井村●総合診療部はその第一歩で、私が学部長のときから盛んに言って、やっとできました。患者さんの命を助けるために働くのですから、専門医も家庭医もどちらも必要なのです。どちらが上、どちらが下ということはないのですが、なんとなく専門医が上だという感じは、当時のアメリカにもあったし、日本にもあって、総合診療部に行ってやろうという人は少ないですね。

患者と医師の情報共有の難しさ

千●最近は、患者さんとのコンセンサスがうまくいかないと裁判になるなど、たいへんですね。

井村●私が学生時代によく遊びに行った外科の病院があるのですが、私はその先生を尊敬していました。真面目で手術が上手な方だったからです。ところが患者さんには、症状を説明しない。「俺に任せろ」でした。昔はそうだったのです。それをパターナリズムというのですが、戦後は患者さんの人権の問題が出てきて、最終的な決定権は患者さん自身にあることになった。私もそのとおりだと思うのです。とはいえ、これがなかなか難しい。患者さんは素人ですから、医者と同じレベルで理解することは難しい。医者が自分の裁量でどこまで決められるかは、まだ完全には決まっていない。しかし、いまはインフォームド・コンセントといって、すべて説明します。薬も副作用も伝えないといけない。あまり言うと患者さんは混乱してしまうのですが……。

千●私の海軍時代に、風邪をひくと病院に行くのですが、軍医長の「よし」というひと言で安心して治ってしまったりした。（笑）

井村●薬の副作用にしても、一万人に一人でも出ると新聞はワーと書くから、患者さんは怖がってその薬を飲まなくなる。飲まないことで病気が悪くなる危険性のほうがはるかに高いのですよ。

千●アメリカなどでもそうですか。

井村●そうですね。善いことも悪いこともアメリカから入ってきますからね。あの国では、医者は収入のかなりの部分を失敗したときのための保険に払わないといけない。裁判が多くなるからその保険料はどんどん上がる。アメリカのドクターと会うと、「日本人に一つだけ忠告する。あまり弁護士を増やしなさんな」というのです。

千●それと、向こうは補償額もたいへんなものですものね。

井村●日本は日本のいいところを保ちながら、しかしこういう国際化時代ですから、国際的なスタンダードに合わせないといけない。そこが難しい。やはりお家元などの活動が大事なのです。

千●先生方のおやりになる先端の科学技術の中に、われわれのような精神的なものが入り込んで一体化できると、人間の精神的なものに対する新しい高揚に役立つのではないかと思います。

心と科学をつなぐ時代に

井村●次の世紀、学問の世界でいちばん大事なのは人間の心の問題だと思います。

じつは、京都大学の百周年の記念シンポジウムで、哲学者の藤澤令夫さん、経済学者の森嶋通夫さん、科学者の利根川進さん、数学者の広中平祐さんの四人に議論してもらったのです。そうすると、話題は心の問題になったのです。利根川さんは、「たぶん科学で人間の心もわかるだろう」とおっしゃると、藤澤さんあたりがそれにものすごく反発された。いまの科学の方法で、どこまで心がわかるかはたいへん大きな問題で、もちろん限界はあると思います。その一方で、人間の精神の科学、芸術、文化というものも大事にしていかないといけない。

千●人間には生きるうえで精神的なものが大事であるし、どんな面においてもいちばん用いられるのは心だと思うのです。心がなくては科学技術の進歩も中途半端になります。これからの世紀には、人間の心というものをもっと大事にするシステムが必要ではありませんか。

井村●二、三年前にイギリス中部の古い街のヨーク大学を訪問して、キャンパスを案内してもらっていると、お琴の音が聞こえてきたのです。驚いて、「誰がお琴を弾いているのか」と聞いたら、日本の人が音楽学部で教えていました。学問も大事だけれど、同時に人間の精神を豊かにするための芸術が総合大学にあってもいいのではないかと思いますね。

千●私も、それをかねてから思っていました。ハーバード大学で講義をしたときに、キャンパスで学生が座禅をしていました。大学にもそういう人間性を深めるような雰囲気が大事ですね。

井村●日本には欠けていますね。それに心のゆとりでしょうか。

茶道好きの医者たち

千●私は、日本各地に出かけるのですが、多くの京都大学の出身者の方にお目にかかります。私どもでは、「心茶会」という会を一九四〇年（昭和一五）からやっておりますが、医学部、理学部、工学部などの方に多く参加していただいています。そういう方は、三高、京大で京都に長くおられましたから、下宿などでずいぶん親切にしていただいたとおっしゃいます。

井村●京都で学ぶと、伝統文化に触れる機会もありますね。これは京都のメリットですね。じつは、医学部だけのお茶の会もあるのです。そういう経験は一生忘れがたいですね。

千●みなさん、「京都になにか恩返しをしたいと思っている」とおっしゃいます。

井村●私は弓道部だったのですよ。戦後、武道は禁止されていましたが、再開しても弓道場はなかった。それで、御所の中の済寧館をお借りしたり、銀閣寺にあった小さな弓道場をお借りしたりして練習していました。いろいろな方のご厚意です。

京都大学百周年では、弓道部も記念行事をしました。弓道部は正確には一年足りないのではないかと思うのですがね。（笑）たくさんの人が集まって、あちこち借りて歩いた当時を懐かしみました。

千●弓道は精神統一にいいですからね。

井村●お茶も少し習ったのですよ。大学のそばのお寺、知恩寺に裏千家のお茶を教えてくれるところがあって、少し通ったのです。

千●お医者さんには、お茶や武道が好きでやっていらっしゃる方が多いですね。

井村●私も続けるべきだったと、いまになって後悔するのですが。

千●私どものアメリカ人の弟子で、いちばん多いのはお医者さんです。しかも、茶箱といいますが、ポータブルの箱の中に全部の道具が入っていて、魔法瓶とか瓶掛でやるのです。外科の先生などは、出したり入れたりする順序が手術をするオペの順序と同じで、冷静に扱えるというのです。ロサンゼルスの病院で外科部長をやっていらっしゃる方などは、かなり上のクラスの稽古をしておられました。精神的に落ち着きたいというお気持でしょうね。

井村●外科の手術はたいへんですから、手術のあとにくつろぐ時間が必要ですね。

千●お酒を飲むよりも、お茶を点ててという……。

井村●そのほうが健康にもいい。（笑）

糖尿病の原因と予防

千●先生は糖尿病の権威でいらっしゃいますが、糖尿病はこのごろ多くなりましたね。私も血糖値が多少高いので、毎日七、八〇〇〇歩は歩きます。それに、抹茶が良き効果を上げています。

井村●なぜ急に増えたかは、完全にはわかっていません。でも、人間というのは長い間、どちらかというと飢えにさらされながら生き延びてきました。ですから、飢えに強い人だけが残っているのです。日本でお腹いっぱい食べるようになったのは、ここ二、三〇年でしょう。人類の何百万年という歴史からみると、ほんの一瞬です。その間にガラッと生活が変わってしまった。狩猟採集というのはそうとうな肉体労働ですから、縄文時代の人骨を調べると骨も筋肉も発達していたそうです。それがいまや車に乗って、運動しない。私もここに車できたのであまり言えませんけれどもね。（笑）

千●縄文時代の人が食べた量は、いまの三分の一くらいでしょうか。

井村●当時は一日一食だったという説もありますが、せいぜい二食。三食も食べだしたのは最近。

ナウルという南太平洋の島は、燐鉱石が採れていた当時はずいぶん豊かだった。すると糖尿病が増えて、四〇歳以上の人の六〇パーセントくらいが糖尿病になった。贅沢して動かなくなっていた。ところが採り尽くしたら、途端に糖尿病が減ったのですよ。

千●糖尿病予備軍もたくさんいると思いますので、最後になにかアドバイスがあれば……。

井村●やはり腹八分目で運動する、お歩きになるのがいちばんですね。明治時代までは人間はどこに行くにも歩いていたわけですから、それがいちばん自然な人間の運動です。

千●学生時代の私も、高ゲタを履いて学校から街まで歩いていましたよ。

井村●三高時代の私も、毎日のように京極まで歩いて、映画を見て……。

千●しかも、そんなに食べてなかったでしょう。

井村●生物としての自然に近い生活をできるだけすることが大事ですね。

千●本日は大事なお話をおうかがいできました。ありがとうございました。

私の研究の歩み
出版した図書を中心に

医学の研究者がまずなすべきことは研究の成果、臨床医学の場合には症例の観察も含むが、その中から得られた新しい知見を論文として発表することである。これを原著論文《original article》という。現在のような国際化した時代には英文で書き、できれば国際的な一流雑誌に掲載することが望ましい。ときには、ある分野の多くの研究成果をとりまとめて紹介することもあり、これを総説《review》と呼ぶ。総説は学術雑誌、または単行本の中に掲載される。さらに余裕があれば、学生向けの教科書や専門家以外の人を対象とする一般的な学術書、ないしは啓発書として出版することもある。

内科学の現職の研究者の時代には「時間があれば、まず原著論文を書け」、これが私自身に、また教室員にも言い続けてきたことであった。したがって、私が出版した図書はそれほど多くはないが、これまでまとめたことがなかったので、この機会にとりまとめた。

（編）と書いたのは全体の編集と一部を執筆したもの、監修としたものは編集の相談を受けたが執筆はしていないものである。多様な内容が含まれているので、分野別に書くこととする。また、専門以外の人を対象としたものには、行頭の数字に○をつけている。

1. 医学一般

① 岡本道雄、井村裕夫（編）『全人的医学へ』岩波書店、2004

② 岡本道雄、井村裕夫（編）『こころを医学する』岩波書店、2004

③ 岡本道雄、井村裕夫（編）『幸福と医学』岩波書店、2004

以上は、これからの医学が目を向けねばならない課題についてシンポジウムを開催し、その内容をとりまとめている。

④ 井村裕夫（編）『医と人間』岩波書店、2015

2015 年の第 29 回日本医学会総会の開催にあたって、現代医学の重要課題について最前線の研究者または臨床家に書いてもらっている。

5　伊藤正男、井村裕夫、高久史麿（編）『医学書院　医学大辞典』医学書院、2003（初版）

医学に関する代表的な辞典で、臨床家にも用いられている。

6　稲富昭太、宇山昌延、所 敬、井村裕夫（編）『眼の病変── 各科臨床医のために』金芳堂、1991

各科の臨床医にとって必要な眼の病変の知識をまとめている。

7　井村裕夫、松原謙一、辻 省次、豊島久真男、新川詔夫（編）『システムとしての身体』メジカルビュー社、1996

8　日野原重明、井村裕夫（監）『看護のための最新医学講座』（全 36 巻）中山書店、2002-2009

進歩の著しい医学の諸領域を看護学の立場からまとめた全書、他に類を見ない大系である。

2. 内科学一般

1　井村裕夫、尾形悦郎、高久史麿、垂井清一郎（編）『最新内科学大系』（全 80 巻）、中山書店、1992-2010

2　井村裕夫、尾形悦郎、金澤一郎、高久史麿、垂井清一郎、福井次矢（編）『最新内科学大系　プログレスシリーズ』（全 12 巻）中山書店、1996-98

内科科学大系は、内科学の総論から各論までを網羅した大系で、類書は見られない。発刊にかなりの年月を要したので、進歩の著しい分野はプログレスシリーズとして追加発刊した。

3　井村裕夫（編）『わかりやすい内科学』文光堂、1999（初版）

コメディカルのために内科学をわかりやすく述べている。医学生にも使われている。

④　井村裕夫『医のフィリア── 内科学におけるサイエンス・アート・ヒューマニティー』中山書店、1995

内科を離れてから、その歴史と現在の課題を学生、一般向けに書いた。

5　古庄敏行、井村裕夫（編）『臨床DNA診断法』金原出版、1995

DNA 診断が臨床でようやく問題になり始めたころのもの。

私が所属した京都大学医学部旧内科学第二講座には、常に専門分野が異なる複数の研究グループがあり、比較的広く内科学を見る伝統があった。大学院に入学するまでの 3 年間は、大学および一般病院で研修する必要があり、その間、症例報告ではあるが3編の論文を発表していた。しかし、内科学をより広い視野から見る必要を感じたのは、1971年に神戸大学内科学の教授に就任してからである。京都大学教授に就任してからは、大規模な内科学の教科書の編纂に参加した。

3. 内分泌・代謝学の関連のもの

1 吉村不二夫、川上正澄、井村裕夫、東條伸平（編）『内分泌学』 南山堂、1978
2 Francis S. Greenspan, Peter H. Forsham（著）、井村裕夫（監訳）『内分泌学』金芳堂、1988
3 井村裕夫、多田啓也、垂井清一郎（編）『臨床代謝学』朝倉書店、1984
4 井村裕夫、清野 裕（編）『内分泌・代謝病学（New Integrated Medical Lectures)』医学書院、1997（4版）

以上4編は内分泌・代謝学全体にわたる教科書、4は新しい型の臨床講義を試みたもので、長く版を重ねることができた。

5 井村裕夫、堀 哲郎、村松 繁（編）『神経内分泌免疫学』朝倉書店、1993
6 井村裕夫（編）『神経内分泌（4）疾患』中外医学社、1986
7 景山直樹、井村裕夫（編）『下垂体腺腫』医学書院、1986
8 井村裕夫、宮井 潔（編）『下垂体――基礎と臨床』医歯薬出版、1974
9 Imura, H (ed.) “The Pituitary Gland” Raven Press, 1995
10 井村裕夫（編）『クッシング症候群』金原出版、1984
11 井村裕夫（編）『オピオイドペプチド』中外医学社、1985

以上7編は、研究のなかでもとくに力を入れた視床下部、下垂体系の基礎的、臨床的研究に関するものである。9は再版も出版され、かなり利用された。英国内分泌学会からDale Medalを受賞した内容も含まれている。

12 石川七郎、笹野伸昭、井村裕夫（編）『ホルモン産生腫瘍』医学書院、1977
13 井村裕夫、高久史麿（編）『腫瘍随伴症候群』サイエンスフォーラム、1987

がんにともなって起こる内分泌異常は、もう一つの力を入れた研究分野であった。文部省のがん特別研究の班長、日本癌学会会長も務めた。

14 吉田 博、井村裕夫（編）『レセプター――基礎と臨床』中外医学社、1983
15 井村裕夫、岡 哲雄、芳賀達也、岸本英爾（編）『レセプター――基礎と臨床』朝倉書店、1993

ホルモン作用機構とその異常も20世紀後半に発展した領域であり、厚生省難病研究の班長として研究に力を入れた。

16 井村裕夫、松尾壽之（監修）、中尾一和、寒川賢治（編）『ナトリウム利尿ペプチドファミリー――その発見から世界最初の臨床応用へ』講談社サイエンティフィック、1995

心血管系ホルモンは、心房性ナトリウム利尿ペプチドの発見によって内分泌学の新しい分野として注目されるようになった。教室でもっとも力を入れた分野の一つで、国際シンポジウムも開催した。Matuo, H. Imura, H. "Atrial and Brain Natriuretic Peptides. Proceedings of the Kyoto Symposium on Atrial Natriuretic Peptide 1988"（講談社サイエンティフィック、1991）として公刊。

⑰ 井村裕夫『生命のメッセンジャーに魅せられた人びと――内分泌学の潮流』羊土社、1992

現場を離れてから、内分泌学の進歩と自分が歩んだ道のりとを重ね合わせて執筆した。

4. 進化医学について

① 井村裕夫『人はなぜ病気になるのか――進化医学の視点』岩波書店、2000

② 井村裕夫『進化医学からわかる肥満・糖尿病・寿命』岩波書店、2008

3 井村裕夫『進化医学――人への進化が生んだ疾患』羊土社、2012

人のさまざまな病気の成因をよりよく理解し、新たに現れる病気への対策や治療法の開発のためには、生命進化の過程からの理解が必要である。3は、医学部の学生、若い医師向けに書いた。新しい学問の分野と言えるかもしれない。

5. 臨床研究について

① 井村裕夫『臨床研究イノベーション』中山書店、2006

2 井村裕夫（監）『臨床研究のススメ』最新医学社、2014

3 John I. Gallin, Frederick P. Ognibene（編）、井村裕夫（監）、竹内正弘、花岡英紀、藤原康弘、山本晴子（監訳）『NIH臨床研究の基本と実際（原書3版）』丸善出版、2016

多数の人を対象としてなされた病気の成因や治療効果、予後の研究成果を理解することは、よりよい医療のために必要である。新しい治療法の開発の場合にも、人を対象とした慎重な研究が求められる。このような人を直接の対象とした規模の大きい研究は、わが国でかなり遅れていることから、一般の理解を高め、また政策のへの提言のために執筆した。

6. 先制医療をめぐって

1 井村裕夫（編）『日本の未来を拓く医療――治療医学から先制医療へ』診断と治療社、2012

2 井村裕夫、稲垣暢也（編）『実験医学増刊　発症前に診断し、介入する先制医療――実現のための医学研究』羊土社、2015

③ 井村裕夫『健康長寿のための医学』岩波書店、2016

急速に少子高齢化が進み、医療が危機を迎えようとしているなかで、発症前に病気を予測し、対策を立てる「先制医療」が必要となる。この考え方は、科学技術振興機構研究開発戦略センターでの討議を通して生まれたもので、それが1であり、もう少し詳しく医学の立場から論じたものが2である。それを一般向けに書いたのが③であるが、一部最新の科学的な内容も含まれている。

7. その他の分野

① 井村裕夫『21世紀を支える科学と教育――変革期の科学技術政策』日本経済新聞社、2005

科学技術政策と高等教育の重要性について、総合科学技術会議議員時代の経験をもとに執筆した。

2 井村裕夫（監）、浅原孝之（編）『血管再生治療――現状から未来を展望する』診断と治療社、2012

3 井村裕夫、高橋 淳（監）、河﨑洋志（編）『脳神経系の再生医学――発生と再生の融合的新展開』診断と治療社、2015

4 井村裕夫、清野 進（監）、石井秀始（編）『膵島の再生医療――膵β細胞の発生と再生をめぐる新展開』診断と治療社、2015

再生医療は興味をもち続けた分野の一つである。若い研究者に編集をしてもらった。

井村裕夫の略年譜

幼少・青少年期	
1931年2月4日	父・井村平三郎、母・寿がの長男として滋賀県神崎郡八日市町(現在の東近江市八日市金屋町)で生まれる。
1937年4月	八日市町立八日市小学校に入学。
1940年11月	肺門リンパ腺結核を疑われて4か月休学し、本を読んで過ごす。
1941年12月	太平洋戦争開戦。
1943年4月	滋賀県立八日市中学校(旧制)に入学する。入学試験は内申書と口頭試問だけだった。
1945年4月	勤労動員として八日市の陸軍飛行場で、本土決戦に備えて飛行機を温存する格納庫造り、後には食糧増産のため琵琶湖干拓事業などの仕事をする。
1945年8月	終戦。お盆休みで自宅で玉音放送を家族で聞く。軍国少年は奈落の底に。その後の半年間の記憶は少ない。
1947年4月	四修(飛び級)で第三高等学校入学。京都西陣に下宿する。第二外国語でフランス語を学び、フランス映画にはまる。三高の徹底したリベラルアーツの教育が人格形成や知的好奇心を育成したと考える。
1948~49年	フランス語の伊吹武彦、生島遼一、数学の小堀 憲などの名物教授の講義に耳を傾ける。
1949年	湯川秀樹博士がノーベル賞を受賞し、母校の三高で講演。基礎研究に心を動かされる。
医学生	
1950年4月	京都大学医学部医学科に入学。
1951年	弓道部に所属して京都御苑、銀閣寺などで練習する。裏千家の茶道も学ぶ。
1954年3月	京都大学医学部医学科を卒業。
臨床研修および大学院生	
1955年6月	第18回医師国家試験合格。

1955年7月	京都大学医学部附属病院第二内科の無給医局員の副手に。最初に受け持った急性腎炎の患者は予想外の経過で約1年後に亡くなり、適切な診断、治療ができなくて自信を失う。
1956年3月	大津赤十字病院に赴任、その日から12床の一般病棟の主治医に。週末はヨットを楽しみ、滋賀県民体育大会ではスナイプ級で2位にはいる。
1956年12月	処女論文「先天性溶血性黄担―― 一家族例を中心とする考察」を雑誌『日本臨床』に発表する。
1957年	友人の紹介で、後に妻となる田中晴美と知りあう。
1958年4月	京都大学大学院医学研究科博士課程に。三宅 儀教授の最初の大学院生となる。研究テーマは「糖質コルチコイドの投与による副腎皮質不全に関する実験的研究」。
1959年4月	晴美の府立医科大学卒業を待って結婚。
1960年12月	長女眞理誕生。
1962年6月	京都大学大学院医学研究科博士課程を修了、附属病院助手に採用される。
米国留学	
1963年	カリフォルニア大学サンフランシスコ校の Peter H. Forsham教授が日本医学会総会にあわせて来日。研究について相談し、留学の話がまとまる。
1963年7月28日	父・井村平三郎が大腸がんで死去。
1963年11月	Forsham教授の招きで、カリフォルニア大学内科研究員として留学。ACTHの研究に打ち込む。後に妻子も合流。
1964年	アメリカ東部旅行で、著名な内分泌学の研究室を訪問。Solomon A. Berson博士のニューヨークの研究室も訪れる。
京都大学講師	
1965年2月	米国で2編の論文をまとめて帰国。助手に復職。
1965年4月	福岡での日本内分泌学会のシンポジウムで、アメリカでの研究成果を中心に発表し、注目される。
1965年9月	京都大学医学部講師として採用される。
1966年3月	長男徹也誕生。

1968年	大学紛争が活発化し、研究室が封鎖されて研究ができなくなる。京都大学医学部内科教室では無給医会の勢力が強く、助教授・講師からなる助講会が突き上げられる。深刻な傷跡を残すも、古い体質への警鐘という意味では一定の成果はあった。
1968年6月	メキシコでの第3回国際内分泌学会に出席。初めての国際学会。
1969年7月	京都での第12回日本糖尿病学会の招請講演の演者としてシカゴ大学のDonald F. Steiner教授を招き、交流が始まる。
1971年3月	大学紛争も下火になり、学外で大学院の入試を実施される。
神戸大学医学部教授	
1971年9月	神戸大学医学部内科で教授の公募があり、新設の第三内科教授として着任するが、赴任初日に「井村教授は罷免した」との立て看板に迎えられる。
1972年6月	ワシントンでの第4回国際内分泌学会議で初めて、シンポジウムの演者に選ばれる。
1976年7月	ハンブルクでの第5回国際内分泌学会議の「プログラム委員会」のメンバーとなり、学会には神戸大学の若手研究者とともに参加。
京都大学医学部教授	
1977年4月	京都大学内科学第二講座の第6代教授に選ばれて着任する。
1980年2月	オーストラリアのメルボルンで開催された「第6回国際内分泌学会」で、日本人として初めて特別講演の機会を与えられる。
1984年6月	第7回国際内分泌学会(ケベック)のプログラム委員長として参画。
1985年3月	母・井村 寿が逝去。
1985年3月	英国内分泌学会Dale Medalを日本人として初めて受賞。
1986年11月	武田医学賞を受賞。
1987年6月	京都での第30回日本糖尿病学会の会頭を務め、留学時代の師のForsham教授を招聘する。
1988年7月	第8回国際内分泌学会を、組織委員長として京都で、現在の天皇皇后陛下のご臨席を得てアジアで初めて開催。その後は、国際内分泌学会(ソサイエティ)の執行委員長、会長、名誉会長を歴任。
1988年12月	第25回エルウィン・フォン・ベルツ賞一等賞を獲得。

京都大学医学部長	
1989年4月	京都大学医学部長に就任。学生定員を120名から100名に減らすかわりに、大学院脳統御医科学系を新設して1部門4名の教員増を獲得する。
1991年11月	日本医師会医学賞を受賞。
1991年4月	第23回日本医学会総会（京都）の準備委員長、第88回日本内科学会会頭を務める。

京都大学総長	
1991年12月	京都大学総長に就任。教育、研究、臨床の現場を離れる。
1992年	京都大学の施設の老朽化が雑誌で取り上げられ、調査・改善に努める。また、京都大学将来構想検討委員会を発足させる。
1993年	文部省大学審議会委員に。
1993年5月	日米医学協力委員会委員に就任、日米が交互に毎年開催するジェネラルミーティングに出席(～2002年７月)。
1994年	文部省学術審議会委員に。
1994年	ブラウン大学から名誉博士号を贈られる。
1994年	日本学士院会員に選定される。
1995年1月	阪神・淡路大震災に際し、救護班、薬品などを送る。
1995年	アメリカ芸術科学アカデミー名誉会員に。
1995年	Asia and Oceania Medal（英国）を受賞
1997年	Robert H. Williams Distinguished Leadership Award（米国内分泌学会）を受賞。
1997年11月	京都大学創立百周年に、町村信孝文部大臣、蓮實重彦東京大学総長をはじめ多くの外国の学長などの出席のもと記念式典を開催。ドイツの哲学者Jürgen Habermas教授などを招いての記念講演会、シンポジウム、記念音楽会なども実施。
1997年12月	京都大学総長の職から解放され、京都大学名誉教授となる。

科学技術会議・総合科学技術会議議員、神戸市立中央市民病院長	
1998年4月	神戸市立中央市民病院長として着任(～2000年7月)。
1998年5月	文部省学術顧問に就任(～2001年)。
1998年	文部省保健体育審議会会長に(～2001年)。 東京で暮らすことになる(～2004年)。

1998年６月	カーネギー・グループ会合（先進国政府首脳科学顧問会合）メンバーに（～2004年）。
1998年6月	科学技術会議常勤議員に就任（～2001年1月）。
1999年	第11回日本糖尿病学会 坂口賞を受賞。
2000年	フランス国家功労賞を受賞。
2000年	ミレニアム・ゲノムプロジェクト評価助言会議議長に（～2004年）。
2001年1月	行政改革にともない発足した総理を議長とする総合科学技術会議常勤有識者議員に（～2004年1月）。
2002年	第1回日本内分泌学会特別功労賞を受賞。
JST顧問、JST-CRDS首席フェロー、先端医療振興財団理事長、稲盛財団会長など	
2003年6月	公益財団法人稲盛財団会長に就任。
2004年	ハーバード大学客員教授（公衆衛生大学院）に。
2004年1月	科学技術振興機構（JST）顧問に就任（～2010年1月）。
2004年1月	先端医療振興財団理事長に就任（2015年6月）。
2005年12月	科学技術振興機構 研究開発戦略センター（JST-CRDS）首席フェローに就任（～2011年3月）。 先制医療の提言をする。
2005年春	瑞宝大綬章を叙勲される。
2006年	名誉大英勲章（CBE）受章。
2007年	文部科学省事業 世界トップレベル研究拠点プログラム（WPI）初代委員長に就任（～2015年）。
2009年7月	国際生物学オリンピック2009の組織委員会委員長を務める。
日本医学会総会会頭、関西健康・医療創生会議議長など	
2011年4月	第29回日本医学会総会2015関西の会頭に就任。
2014年12月	神戸市名誉市民の称号を受ける。
2015年4月	第29回日本医学会総会2015関西を開催。
2015年4月	関西広域連合顧問に就任。
2015年7月	先端医療振興財団名誉理事長に就任。 関西健康・医療創生会議議長に就任。
2016年2月	特定非営利活動法人 関西健康・医療学術連絡会理事長に就任。
2017年9月	日本学士院第２部（自然科学部門）部長に選定され、就任。

おわりにかえて
内分泌学における温故知新
日本内分泌学会創立九〇周年の機会に

日本内分泌学会創立九〇周年記念式典での講演の要旨を本書の最後に掲載し、「おわりに」にかえたい。この学会は、私の恩師である三宅 儀先生のさらに師である辻 寛治先生が設立された学会である。

この講演では、辻先生が内分泌学を専攻されるに到った経緯を述べ、先生が関心をもっておられた体質という問題を、「遺伝と環境因子の相関」によって形成される形質あるいは病気への感受性と捉えれば、きわめてアップ・トゥ・デートの問題であると考えられると結論した。これは激しく変化する医学のなかで、現在も変わらない重要な問題で、辻先生はそれをある程度見通しておられたのではないかと考えられる。

以下は式典での講演要旨である。

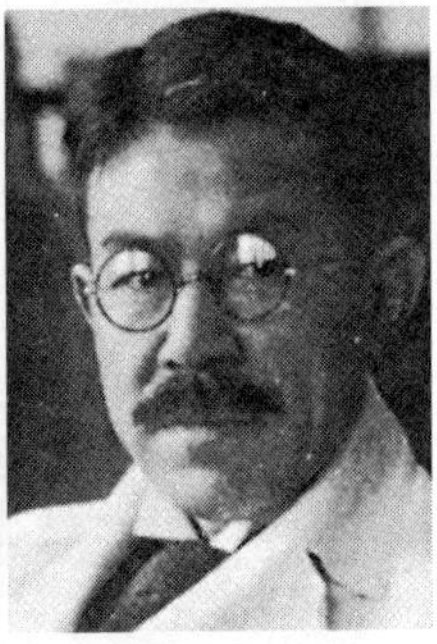
辻 寛治教授

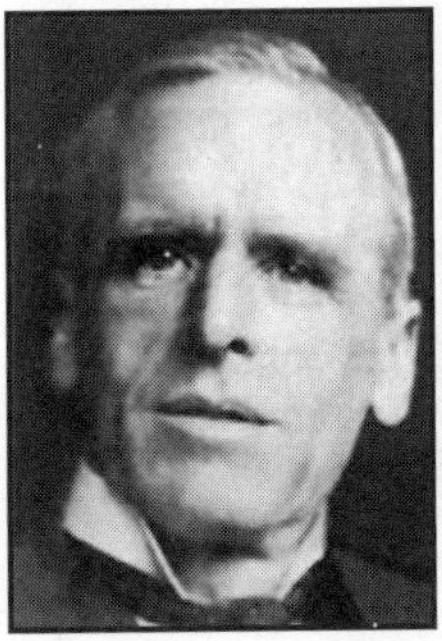
E.スターリング

内分泌学の誕生

内分泌学への胎動は、一九世紀後半に始まったと言ってよいであろう。一八五五年、T・アジソン《Tomas Addison》が原因不明の貧血患者で、副腎に病変があることを初めて報告すると、C・E・ブラウン＝セカール《Charles Edward Brown-Sequard》は、さっそく動物で副腎摘出を行い、副腎が生存に不可欠であることを報告した。

彼は当初、副腎の役割は有害な物質を除去することにあると考えていたが、やがて生理活性を有する物質を産生すると考えるようになった。そして、副腎に血圧を上昇させる物質があることが認められ、それが一九〇〇年の高峰譲吉によるアドレナリンの結晶化へと発展した。

このように、生体の臓器がなんらかの生理活性を有する物質を産生するという考え方は、一九世紀後半になってしだいに醸成されたと言ってよいであろう。そして副腎のみでなく、甲状腺、性腺、下垂体などにも注意が向けられた。しかし、現在の内分泌学の概念を確立したのは、E・スターリング《Earnest Starling》である。

スターリングは、一九〇二年に義兄弟であるW・ベイリス《William Bayliss》とともに、腸管から膵液の分泌を促す物質が分泌されることを見出し、これをセクレチンと名付けた。当時、消化液の分泌は自律神経系によって調節されているという考え方が一般的であったので、二人は注意深く自律神経系を除去し、腸管に食物が入ると液性因子によって膵液が分泌されることを証明した。さらに小腸に膵液分泌促進物質が存在することを、複数の動物で証明した。

スターリングは一九〇五年に、このように血液を介して運ばれて作用する化学メッセンジャーを、ホルモンと命名した。ホルモンはギリシャ語で、「興奮する、刺激する」という意味である。したがって、なんらかの促進作用を有するものをホルモン、抑制作用を有するものをカロン《chalone》と名付けるべきという考え方も当初にはあったが、やがていずれもホルモンの名称に統一された。

内分泌という言葉は、C・ベルナール《Claude Bernard》が一八五五年に、グルコースが肝臓から血液中に放出される現象に対して用いたものである。したがって、そこには化学メッセンジャーの概念は含まれていない。しかしホルモンの概念が提唱されてからは、化学メッセンジャーが血液中に放出されて遠隔臓器に作用する現象に対して、内分泌という言葉が用いられるようになった。かくして、内分泌学は二〇世紀の学問として発展することになったのである。

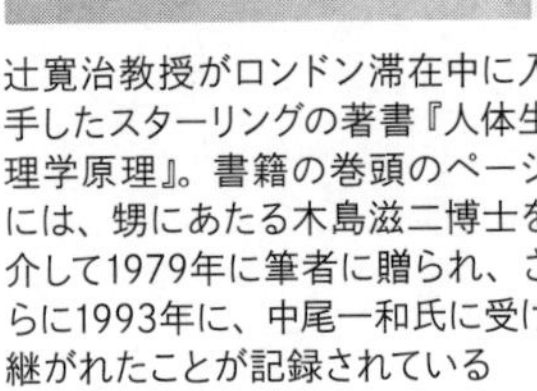

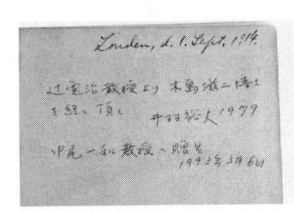

辻寛治教授がロンドン滞在中に入手したスターリングの著書『人体生理学原理』。書籍の巻頭のページには、甥にあたる木島滋二博士を介して1979年に筆者に贈られ、さらに1993年に、中尾一和氏に受け継がれたことが記録されている

スターリングは幅広い分野に関心をもった生理学者で、リンパ液の産生、心臓の機能、腎糸球体などの研究論文も発表している。一九一二年には、『人体生理学原理《“Principles of Human Physiology”》』という書物を単著で出版した。これが偶然に、日本の内分泌学会の発足につながったのである。

日本内分泌学会の発足

日本内分泌学会は、一九二七年に京都大学の辻 寛治教授によって創設された。辻教授は一九一四年に文部省の在外研究員としてドイツに留学されたが、まもなく第一次世界大戦が勃発した。日本は連合国側についたのでドイツで日本人の拘束が始まり、先生は難を逃れてロンドンに移られた。当時のことについて書かれた記録は見当たらないが、先生の甥にあたる故木島滋二元岐阜大学教授からうかがったところによると、しばらくはロンドンで本を読んで過ごされた。そのときに、スターリングの『人体生理学原理』によって内分泌学に関心をもたれ、スターリングのもとで約二年間研究されることになったという。

帰国後は、京都大学第一内科学教室で甲状腺ホルモンおよび甲状腺疾患を中心に、糖代謝など幅広く研究された。辻教授は甲状腺ホルモンの他の内分泌腺、すなわち下垂体、副腎皮質、糖代謝などへの影響、さらに神経系や筋肉への影響、気管支喘息への影響にも関心をもって研究を進められた。気管支喘息については、ドイツ語の著書を出版しておられる。

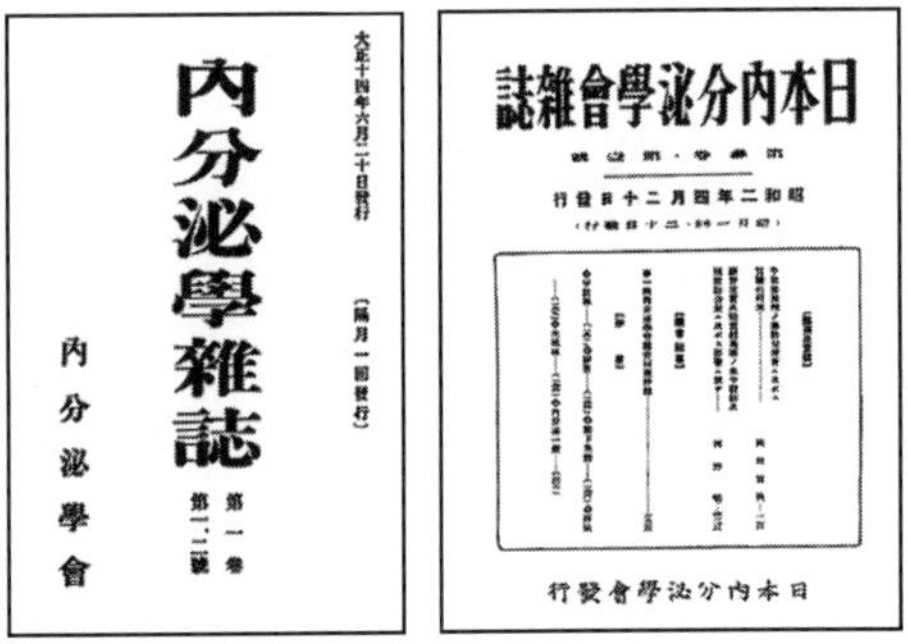

『内分泌学雑誌』の創刊（1925）と改称（1927）

辻教授は一九二五年に『内分泌学雑誌』の刊行を始められ、二年後に日本内分泌学会を発足させると同時に、この雑誌を『日本内分泌学会雑誌』と改称された。したがって、学会開催の回数と雑誌の巻数とにずれが生じた。辻教授は第一三回まで連続して日本内分泌学会会長を務められ、第一四回以降は会長が毎年交代する現在の形となった。なお、日本内分泌学会は、北米の内分泌学会《The Endocrine Society》に次いで、世界で二番目に古い内分泌学会である。

当時の医学、とくに内科学を振り返ってみると、内分泌学は比較的専門家が少ない領域であったと思われる。二〇世紀に入って生化学、生理学などが進歩すると、内科学の臨床にも研究にも、その知見が応用されるようになった。その結果、消化器病学、循環器病学、呼吸器病学などの臓器別内科学がしだいに発展してきた。そうしたなかで内分泌学は、全身を総合的にみる学問として、ユニークな立場にあったと見なすことができる。このことは、辻教授の研究業績や雑誌の論文からも推測できる。

辻先生は一九三九年に定年退官されたが、退職金を寄付して「財団法人体質研究会」を一九四二年に発足させられた。先生がその意図について書かれたものは残されていないが、文部省から認可された事業内容として、「体質およびこれに関連する遺伝・内分泌・代謝・免疫・加齢並びに血液・微生物・悪性新生物に関する研究を行い、かつ研究の成果を実施し、もって学術の発達に寄与し体質の改善、疾病の治療・予防、健康の増進に寄与することを目的とする」とされている。残念ながら第二次世界大戦の勃発と、戦後の激しいインフレのため、この財団では先生の意図された研究はごく一部しか実施できなかった。

しかし、体質およびこれに関連する遺伝・内分泌・代謝・免疫・加齢という言葉から、辻教授の目指しておられた医学の方向を読み取ることができるのではなかろうか。それは臓器別でなく全人的なものであり、遺伝と加齢が重視されているところにも特徴があると言えよう。

二〇世紀後半の内分泌学の進歩

内分泌学は二〇世紀後半に入って大きく発展するとともに、その内容もまた変わったと言うことができる。変化にはいくつかの要素があった。まず、蛋白・ペプチドホルモンが次々に発見されたことである。それらは内分泌器官のみでなく、神経系、循環器系、消化管など、生体の多くの組織から見出された。しかもラヂオイムノアッセイ《Radioimmunoassay》（ＲＩＡ＝放射免疫測定）と呼ばれる鋭敏な測定法の導入によって、血液やその他の体液、細胞などから微量のホルモンを鋭敏に測定できるようになった。

この結果、化学メッセンジャーは当初考えられたように血流を介して運ばれて作用する、いわゆる内分泌《endocrine》の他に、分泌された局所で近隣の細胞に作用する傍分泌《paracrine》、自身の細胞に作用する自己分泌《autocrine》、あるいは神経系のシナプスなどから分泌され作用する神経分泌《neurocrine》など、多様な作用形式を持つことが明らかになった。したがって内分泌学という言葉は適切ではなく、ホルモン学《hormonology》とすべきとの考えもある。

さらに免疫系では、ホルモンと同様に血流を介して運ばれ、または分泌された局所で作用する化学メッセンジャー、サイトカインが次々と見出された。また多くの細胞で、細胞の増殖を促進または抑制する細胞増殖因子として、TGF《Transforming growth factor》、GDF《Growth Differentiation Factor》などの物質も見出された。したがって、生体のすべての組織がなんらかの物質を産生して、情報伝達に関わっていると考えられるようになった。その意味では、骨も、筋肉も、脂肪組織も、すべて内分泌器官と言うこともできる。内分泌学の範囲は著しく拡がり、多様化した。

ホルモンは、レセプターに作用してシグナルをその細胞に伝えたり、遺伝子発現を調節したりすることが明らかになった。シグナル伝達の分子機構や遺伝子発現の調節は生化学の重要な課題であり、基礎内分泌学は生化学の一分野として、大きく貢献することができた。

内分泌学は基礎と臨床との距離が小さく、あるホルモンが発見されるとすぐに臨床に応用されて正確な測定が可能になるなど、診療に大きく貢献した。二〇世紀後半に分子の情報をもとに病気を理解しようとする「分子医学」という概念が登場したが、内分泌学は代表的な分子医学の分野となった。臨床医学のその他の多くの分野と異なって、ある分子の動態を定量的に把握することができるようになったからである。

私は、ペプチドホルモンの構造が決定され始めた一九六〇年ころから、副腎皮質刺激ホルモン、成長ホルモン、プロラクチンなどの下垂体ホルモン、インスリン、グルカゴンなどの膵ホルモン等のラジオイムノアッセイによる測定を行い、内分泌疾患の診断法の進歩にいささか貢献できたと考えている。従来は内分泌臓器と考えられなかった消化管、心臓などのホルモンについても、その生理的意義や治療への応用についても成果を挙げることができた。さらに、組み替えDNA技術が導入されたことで、副腎皮質刺激ホルモン前駆体などの研究にも力を入れ、国際的に評価される研究を行うことができた。内分泌学の高度成長期に、多くの若い研究者とともに研究に没頭できたことは幸せであったと考えている。

二〇世紀の後半になると、医学の専門分化が進み、内科学も臓器別に細分化されるようになった。それは基礎的な医学の進歩だけでなく、内視鏡などの技術の進歩、薬剤の進歩と使用法の複雑化などによるものであろう。内分泌学と糖尿病学とは一部では分離される傾向になり、内分泌学は主として甲状腺、下垂体などの内分泌臓器の疾患を取り扱うことになって、臨床的にはその範囲はやや狭くなった感がある。

こうした専門分化は学問の急速な発展の帰結であるが、人を全人的に診療するのではなく、個々の疾患を別々の医師が診察するという弊害をもたらしたことは否めない。

二一世紀の医学の特徴――ゲノム医学

二一世紀の医学の特徴の第一は、ゲノム研究の進歩であろう。一九九〇年に始まった国際コンソーシアムによるヒトゲノムの解読は二〇〇三年に終了し、標準的なヒトゲノムの構造が明らかになった。その後もゲノム配列を解読する技術は急速に進み、解読にかかるコストも安くなって、臨床的にも使われるようになった。まず、がんや腺腫を起こす責任遺伝子の解明が進み、がんの臨床が徐々に変わりつつある。内分泌腺では、副腎や下垂体などに腺腫ができる分子機構も注目されている。内分泌学の分野では希な遺伝性疾患も比較的多いが、その責任遺伝子も徐々に解明されるようになった。

今後の課題は、糖尿病やバセドウ病のような数の多い多因子疾患の遺伝素因の解明である。これらの病気に遺伝素因が関係することは、家族や双生児の観察から明らかである。

そこで、ヒトゲノムの中に多数存在する一塩基多型、たとえばアデニンであるところがグアニンに置換されたものでＳＮＰ《Single Nucleotide Polymorphism》と呼ばれるが、これを指標として病気のある人とない人とを多数の症例で比較して、差が生じればその近くに病気の遺伝子が存在するという発想の研究が始まった。

全ゲノム関連解析と呼ばれる方法である。この方法を用いて人の表現型、たとえば身長・瞳の色などの形質や、高血圧などの疾患に関連する遺伝子の解明が進んだ。

この方法で調べると、2型糖尿病や高血圧でも一〇〇以上の関連遺伝子座が見出された。しかし、個々の遺伝子座の影響力は小さく、全体でも遺伝性の一〇パーセント程度しか説明できない。その理由はまだ明らかでないが、一つには環境因子の影響があると考えられる。

最近になって、胎生期や生後早期の環境が後年の健康に影響することが明らかになり、発達プログラミングまたはＤＯＨａＤ《Developmental Origin of Health and Disease》説として注目されている。影響する因子としては、栄養、ストレス、社会環境、大気汚染、化学物質などである。たとえば、栄養が不良な環境に育つと後年に肥満、高血圧、糖尿病、心血管系疾患が多くなり、ストレスの場合には統合失調症やパーソナリティ障害などが多くなると報告されている。

そのメカニズムとして、遺伝子そのものへの影響ではなく遺伝子発現の変化、すなわちエピジェネティッ

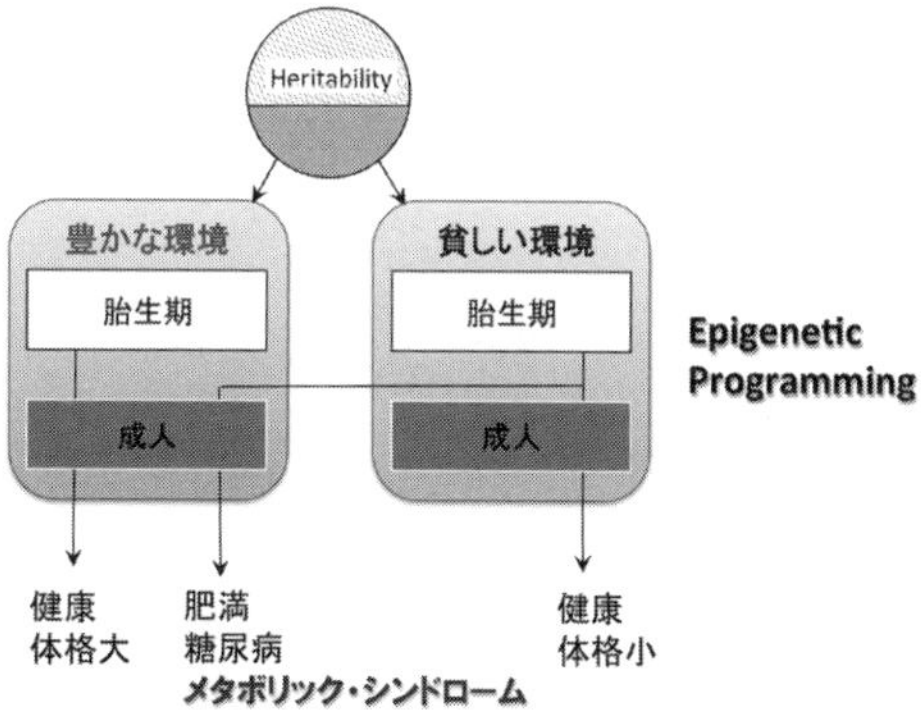

発達プログラミングまたはDOHaD説
(Developmental Origin of Health and Disease)

クな変化によるとする結果が得られている。しかも、こうした変化の一部は次の世代に遺伝することを示す結果も報告されている。「生物はゲノムの多様性を維持することによって、環境に適応してきた」と考えられてきたが、それのみでなく胎生期などの環境に適応して生き延びるしたたかさも備えているようである。この遺伝子と環境因子とを結ぶもの、それはエピジェネティックな変化であり、今後の医学の重要課題であろう。

二一世紀の内分泌学への期待

日本内分泌学会の創設者辻 寛治先生が体質に深い関心を寄せておられたことはすでに述べたとおりである。「体質」とはギリシャ以来の古い概念で、人の形質についての思弁的な分類である。それを二一世紀の言葉で言えば、「遺伝と環境の相互作用によって形成される形質、ないしは健康状態や疾患」と言えよう。

すでに述べたように、二一世紀の医学の特徴はゲノムに基礎をおいていると言えるが、ゲノムも環境の影響を受けて、その発現を変えることによって、生物はしたたかに進化してきたと考え

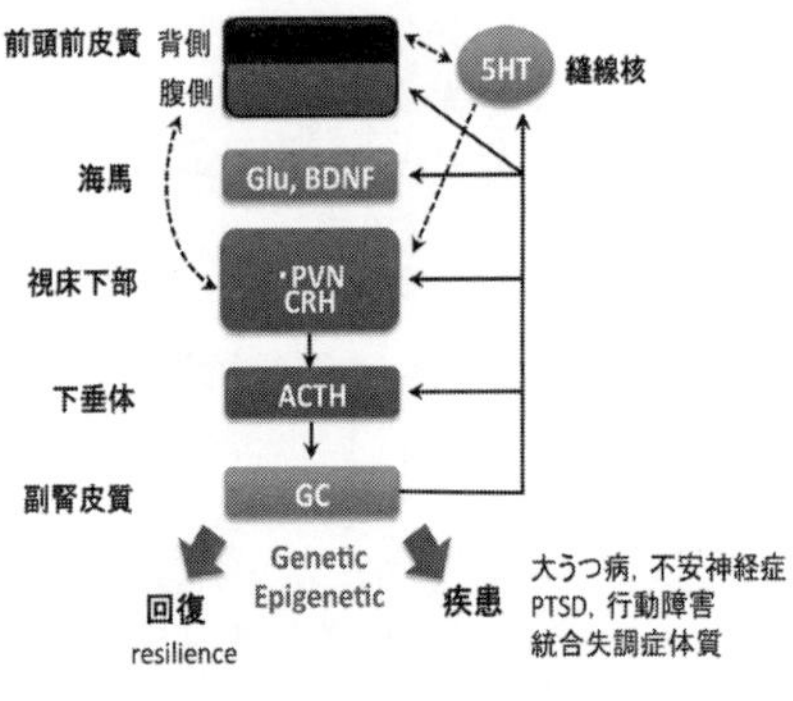

ストレス応答系とその異常

られる。こうした医学の新しい時代にあっては、人をより総合的に、すなわちホリスティックに捉えることが必要である。

内分泌学は、個々の臓器ではなく人を全体として捉える学問である。その意味で二一世紀の医学の一つのフロンティアになり得ると考えられる。しかも内分泌系は、免疫系や神経系などと関係しあって生体を統御している。これらの系との相互作用を解明することも、今後の重要な課題であろう。

内分泌学のもう一つの特徴は人を、胎生期、成長期、成熟期から老化まで、時間軸に沿って捉えるところにあると言えよう。これらのライフステージに沿って内分泌系が変化することはよく知られている。健康な長寿は、胎生期に始まるライフコース全体にわたるヘルスケアによって、初めて実現できるものであろう。内分泌学はその先頭に立って、新しい領域を開拓できる可能性があると考えられる。

最後に臨床内分泌学のあり方について、若干の私見を述べておきたい。

すでに述べたように、二〇世紀後半になって医学の分科が進んだが、その弊害も明らかになりつつある。総合診療医が求められるようになってきた由縁である。しかし、総合診療医の活動の場としては、現在は主として第一線の医療、プライマリー・ケアが想定されている。しかし高齢者の増加とともに、医療の目標が病気の治療から生活の質重視へと変わりつつあるので、大学病院などにおいても、全人的な医療のあり方が問われるようになってきている。その全体像はまだ見えていないが、人体を総合的に診る内分泌医こそ、この新しいホリスティックな医療に向けて挑戦すべきであろう。

新しい挑戦を

二〇世紀の内分泌学の進歩を振り返り、今後のあり方について若干の私見を述べた。今世紀の医学の特徴はゲノムに基礎をおいているところにあると述べたが、これ以外にも新しい学問分野が勃興しつつある。その一つが情報学である。生命現象をコンピュータの中で再現しようとするシステム生物学も発展しつつある。フィードバック調節を基礎とした内分泌系の統御機構は、こうしたシステム生物学の対象として適していると考えられる。すでに述べたように、内分泌系はライフコース全体にわたって捉えることが重要であるが、厖大な情報をどう蓄積し、活用するかも課題である。これまた、データ・サイエンスの名で呼ばれる情報学の活用が求められる領域である。

科学技術の進歩は加速される傾向がある。このため、研究者も医師も、ややもすれば専門領域の中に閉じこもりがちである。もちろん専門の深化はなによりも重要であるが、ときには歴史を振り返り、また広い世界に視野を拡げて、学問の大きな流れに注目して自らの進むべき方向を定め、新しい挑戦をしてほしいと思う。

むすびに

本書の第一部では、老境にある私の心象風景のようなものを、「いのちの断章」と題してとりまとめた。第二部は、私の人生航路を「ひとすじの航跡」として書き下ろしたものである。それらに、対談や鼎談の記録の一部、出版した書籍のリスト、略歴などを加えた。最後に二〇一七年一一月二五日、神戸で開催された日本内分泌学会九〇周年記念式典での講演の要旨を掲載して、終章とした。

それらをとおして感じたことは、じつに多くの人に支えられて今日まで歩んできたということである。両親、妻をはじめ家族、恩師、先輩、友人、共同研究者、そして、さまざまな仕事で協力していただいた多くの人たちなど、数えることもできないほどである。本書の目的の一つは、そうした多くの方がたに感謝することにあると言ってよいであろう。

この書を出版するにあたって、対談および鼎談記事の転載とその加筆修正を快くお許しいただいた井戸敏三、岸本忠三、千　玄室、髙橋政代、平野俊夫、山極壽一、山中伸弥の各氏に心からの感謝を申し上げる。本書が、将来少しでもお役に立つことがあれば、それは望外の幸せである。

最後に、短期間で編集していただき、種々助言していただいた京都通信社の中村基衞氏・井田典子氏をはじめとするみなさん、関西健康・医療創生会議事務局長の中村泰三氏、先端医療振興財団の猪狩（鍛示）愛子氏に感謝する。

著者の略歴

井村 裕夫（いむら・ひろお）

1931年、滋賀県に生まれる。1954年に京都大学医学部を卒業。卒業後の最初のライフステージ37年間は、医師として臨床、研究、教育の現場で過ごす。第二のライフステージは、60歳から現在までの27年間で、高等教育、国家および地域の科学技術政策、健康政策などの分野で活動する。高齢社会を生き抜く人生戦略、それが現在の最大の関心事である。

医の心
私の人生航路と果てしなき海図

二〇一八年二月四日　初版第一刷発行

著者――井村裕夫
発行人――井田典子
発行所――京都通信社
京都市中京区室町通御池上る御池之町三〇九
郵便番号 六〇四 - 〇〇二二
電話 〇七五 - 二一一 - 二三四〇
印刷――共同印刷工業 + 寺平美術平版
製本――大竹口紙工

Printed in Japan
ISBN978-4-903473-24-6　C0047
◎書店にない場合は、
京都通信社のホームページからお求めいただけます